轻松学习系列丛书

轻松学习病理学
Pathology Made Easy
（第 2 版）

主　编　李　良

副主编　戴　洁

编　者　（按姓氏笔画排序）

王　苗　　王大业　　刘　瑜

刘玉婷　　孙　静　　李　良

宋丽娜　　袁　远　　戴　洁

北京大学医学出版社

QINGSONG XUEXI BINGLIXUE

图书在版编目(CIP)数据

轻松学习病理学/李良主编. —2 版. —北京：
北京大学医学出版社，2014.8
ISBN 978-7-5659-0880-4

Ⅰ. ①轻… Ⅱ. ①李… Ⅲ.①病理学—医学院校—教
材 Ⅳ.①R36

中国版本图书馆 CIP 数据核字(2014)第 134471 号

轻松学习病理学(第 2 版)

主　编　李　良
出版发行：北京大学医学出版社(电话：010-82802495)
地　　址：(100191)北京市海淀区学院路 38 号　北京大学医学部院内
网　　址：http://www.pumpress.com.cn
E - mail：booksale@bjmu.edu.cn
印　　刷：北京画中画印刷有限公司
经　　销：新华书店
责任编辑：高　瑾　黄　越　　责任校对：金彤文　　责任印制：李　啸
开　　本：787mm×1092mm　1/16　　印张：17.25　　字数：442 千字
版　　次：2014 版 8 月第 2 版　2014 年 8 月第 1 次印刷
书　　号：ISBN 978-7-5659-0880-4
定　　价：36.00 元

第 2 版前言

《轻松学习病理学（第 2 版）》是在第 1 版的基础上，参考国家卫生和计划生育委员会（原卫生部）第 8 版规划教材编写完成的。按照第 8 版教材，本次改版增加了"环境和营养病理学"一章，"心血管系统疾病"一章增添了"先天性心脏病"一节，"内分泌系统疾病"一章增添了"弥散神经内分泌系统肿瘤"一节，"神经系统疾病"一章增添了"脱髓鞘疾病"一节，在"病理学常用技术的原理及应用"一章中，增添了图像采集内容。

本书的编写继续保持了原有的形式，"轻松课堂"以图表笔记的形式将每一章的内容进行总结归纳，关键词汇配以英文标记，同时还以"轻松提示"或"轻松记忆"的形式对重点、难点知识做特别总结。"轻松应试"包括名词解释、选择题和问答题等形式，可以帮助读者自我检测对所学知识的掌握情况。在每一章后我们还配有"轻松诊断"，此部分采用病例分析的形式，通过对患者的临床症状、体征、生化及影像学检查结果，以及病理标本的检查结果进行综合分析，对疾病做出正确的诊断。

参与本书编写的编者都是有着丰富教学经验的一线教师，本书的编写以教师的教案和课堂课件为蓝本，可以帮助学生更好地掌握并梳理课堂上所学的知识点，使知识框架更加明了清晰，让"厚"书变"薄"，让枯燥的医学知识变得轻松易学。特别是病例分析，可以让学生将学过的相关医学基础知识、临床知识，尤其是病理学的相关知识融合在一起，培养学生综合分析问题、解决问题的能力。

书中存在的问题和不足还希望读者给予批评、指正。

编　者
2014 年 4 月
北京，首都医科大学

出 版 说 明

如何把枯燥的医学知识变得轻松易学？

如何把厚厚的课本变得条理清晰、轻松易记？

如何抓住重点，轻松应试？

"轻松学习系列丛书（第1版）"自2009年出版以来，获得了良好的市场反响。为进一步使其与新版教材相契合，我们启动了第2版的改版工作。"轻松学习系列丛书（第2版）"与国家卫生和计划生育委员会（原卫生部）第8版规划教材和教育部"十二五"规划教材配套，并在前一版已有科目基础上进一步扩增了《轻松学习局部解剖学》《轻松学习药理学》《轻松学习医学细胞生物学》《轻松学习医学微生物学》《轻松学习遗传学》《轻松学习内科学》和《轻松学习诊断学》分册。形式上仍然沿用轻松课堂、轻松链接、轻松记忆、轻松应试等版块，把枯燥的医学知识以轻松学习的方式表现出来。

"轻松课堂"以教师的教案和多媒体课件为依据，把教材重点归纳总结为笔记形式，并配以生动的图片。节省了上课做笔记的时间，学生可以更加专心地听讲。

"轻松记忆"是教师根据多年授课经验归纳的记忆口诀，可以帮助学生记忆知识的重点、难点。

"轻松应试"包括名词解释、选择题和问答题等考试题型，可以让学生自我检测对教材内容的掌握程度。

本套丛书编写者均为北京大学医学部及其他医学院校的资深骨干教师，他们有着丰富的教学经验。丛书的内容简明扼要、框架清晰，可以帮助医学生轻松掌握医学的精髓和重点内容，并在考试中取得好成绩。

目　录

第1章 细胞和组织的适应与损伤

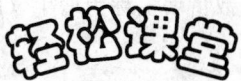

细胞和组织的损伤（injury）是疾病最基本的病理变化，其损伤的程度一方面取决于损伤因子的种类、损伤强度和持续时间，另一方面还取决于受累细胞与组织的种类和分化状态，组织细胞可表现为适应、可逆性损伤和不可逆性损伤等形态学改变。

第一节 适 应

定义：细胞、组织及器官对于内、外环境中各种损伤因子的刺激而产生的非损伤性应答反应称为适应（adaptation），形态学上表现为萎缩、肥大、增生和化生。

一、萎缩

1. 定义：萎缩（atrophy）是指发育正常的器官、组织或细胞的体积缩小，同时伴有代谢的减弱和功能的降低。

2. 分类

类型		举例
生理性萎缩		胸腺萎缩，卵巢、子宫、睾丸等更年期后萎缩
病理性萎缩	营养不良性萎缩	老年后脑萎缩
	压迫性萎缩	肾盂积水引起的肾压迫性萎缩
	失用性萎缩	长期卧床导致下肢萎缩
	去神经性萎缩	脊髓灰质炎引起患侧肢体萎缩
	内分泌性萎缩	卵巢功能下降引起的子宫内膜萎缩（生育期妇女）
	老化和损伤性萎缩	老年人的神经细胞和心肌细胞，慢性胃炎胃黏膜上皮

二、肥大

1. 定义：由于功能代谢增强而使细胞、组织、器官体积增大称为肥大（hypertrophy）。

2. 分类

类型		举例
生理性肥大	代偿性肥大	长期过度运动肢体的骨骼肌肥大
	内分泌性肥大	妊娠期子宫平滑肌肥大
病理性肥大	代偿性肥大	高血压导致左心室肌肥大
	内分泌性肥大	垂体腺瘤导致的肢端肥大症或巨人症

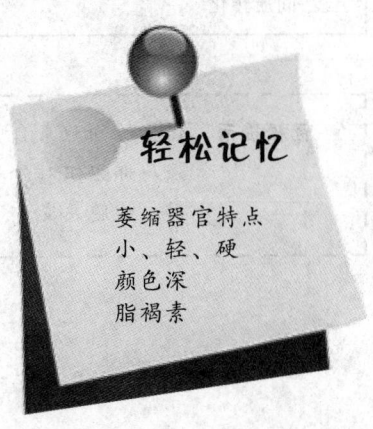

轻松记忆

萎缩器官特点
小、轻、硬
颜色深
脂褐素

☞**轻松提示**　可以出现假性肥大。

三、增生

1. 定义：组织或器官内实质细胞数量增多称为增生（hyperplasia）。
2. 分类

类型		举例
生理性增生	内分泌性增生	月经周期中子宫内膜的增生
	代偿性增生	高血压导致左心室肌肥大
病理性增生	内分泌性增生	雌激素过度分泌导致子宫内膜增生
	修复性增生	皮肤机械性损伤后局部组织的增生

☞**轻松提示**　增生与肥大两者常相伴存在，如垂体腺瘤导致的肢端肥大症或巨人症。

四、化生

1. 定义：一种分化成熟的细胞被另一种分化成熟细胞所取代的过程称为化生（metaplasia）。
2. 常见类型

类型		举例
上皮组织的化生	被覆上皮组织的化生（鳞状上皮化生）	支气管黏膜鳞状上皮化生
	腺上皮组织的化生（柱状上皮化生）	胃黏膜小肠或大肠上皮化生
间叶组织的化生		骨或软骨化生
上皮-间质转化		上皮细胞转化为间质细胞

☞**轻松提示**　化生的细胞来自具有多向分化潜能的干细胞，其作用具有双面性：可增强局部组织对外界刺激的抵抗力，但却使原有的组织功能丧失，并可能引起细胞恶变。

第二节　细胞和组织损伤的原因与发生机制

一、损伤的原因

类型		内容
外界致病因素	物理性致病因素	机械性、高温、低温、电流、射线
	化学性致病因素	各种化学毒物，如 CCl_4
	生物性致病因素	细菌、病毒、真菌、寄生虫、原虫等
	营养性致病因素	营养过剩、营养不良
机体内部因素	免疫因素	机体的免疫反应
	神经内分泌因素	神经内分泌激素分泌紊乱，如肾上腺素、去甲肾上腺素等
	遗传变异	基因突变、染色体畸变
	先天性因素	染色体异常
	性别	男性、女性
	年龄	婴幼儿、儿童、青年、老人
社会心理因素	社会	生活节奏过快、工作压力过大等
	心理	抑郁、躁狂、悲观、偏执等
	精神	各种精神疾病

二、损伤发生机制

1. 细胞膜的破坏

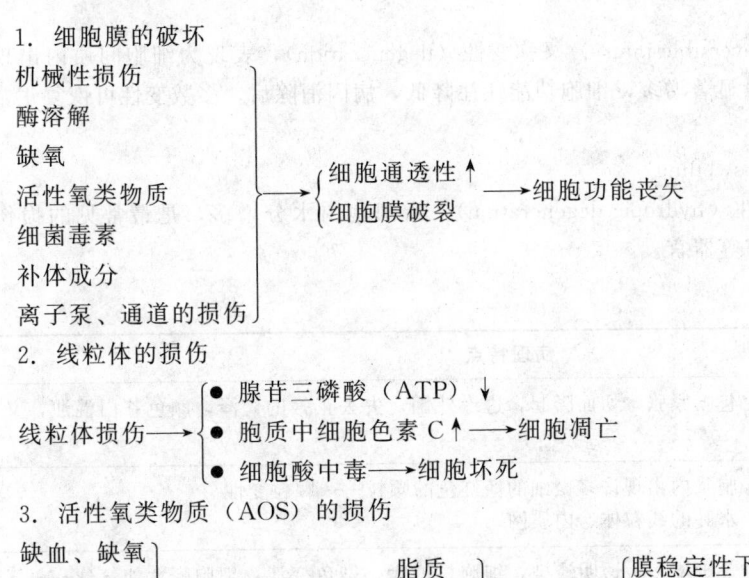

2. 线粒体的损伤

3. 活性氧类物质（AOS）的损伤

4. 细胞质内高游离钙的损伤

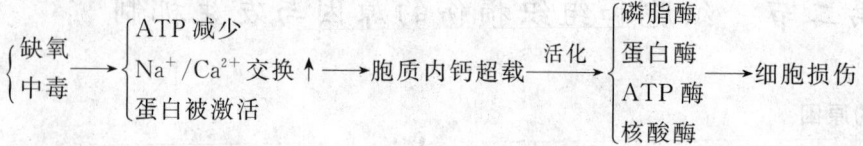

5. 缺血、缺氧的损伤

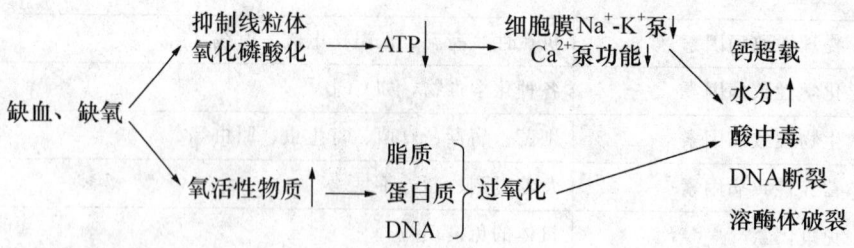

6. 化学性损伤

$$化学毒物 \begin{cases} ①直接细胞毒性作用 \\ ②代谢产物的细胞毒性作用 \\ ③诱发免疫损伤 \\ ④诱发 DNA 损伤 \end{cases}$$

7. 遗传变异

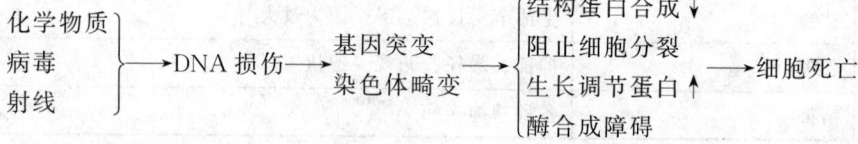

第三节　细胞可逆性损伤

定义：可逆性损伤（reversible injury）又称变性（degeneration），表现为细胞间质内出现一些异常物质或正常物质含量显著增多，细胞功能往往降低，病因消除后，多数变性可恢复正常的形态和功能。

1. 细胞水肿（cellular swelling）

（1）定义：又称水变性（hydropic degeneration），指细胞内水分增多，是最常见的损伤形式，主要见于肝、肾、心脏等器官。

（2）病变特点

病理特点		
肉眼		体积肿大，包膜紧张，切面隆起，边缘外翻，失去正常的光泽，颜色苍白混浊，又称混浊肿胀
镜下	早期	细胞肿大，胞浆内出现许多微细的淡红色的颗粒——颗粒变性 颗粒本质：水肿的线粒体、内质网
	晚期	胞浆内水分含量增多，透明淡染、细胞核增大、染色变淡、细胞膨大如气球——气球样变

2．脂肪变性（fatty degeneration）

（1）定义：除脂肪细胞外，细胞中出现中性脂肪的蓄积。

（2）肝细胞脂肪变性发生机制

①脂蛋白合成障碍 —→ 脂肪输出受阻 ╲
②中性脂肪合成过多 —→ 超过利用能力 —→ 肝细胞中蓄积
③脂肪酸氧化受损 —→ 脂肪利用障碍 ╱

（3）常见类型及病理特点

常见类型	病理特点	对机体影响
肝细胞脂肪变性	肉眼：体积增大，重量增加，色变黄，有油腻感——脂肪肝 镜下：胞浆中可见小脂肪空泡或大空泡，核位于一侧，似脂肪细胞	可引起脂肪性肝炎、肝硬化
心肌细胞脂肪变性	肉眼：左侧心室乳头肌和心内膜下，出现红黄相间的条纹，如虎皮样外观——虎斑心 镜下：胞浆中出现细小脂肪空泡，呈串珠状排列	影响心肌收缩功能

☞**轻松提示 1**　心肌脂肪浸润（fatty infiltration）是指心外膜大量脂肪组织浸入心肌间质内。病变以右心室重，常累及右心房。严重者可导致心脏破裂，引起猝死。

☞**轻松提示 2**　鉴别细胞脂肪变性与水变性时看细胞核的位置，细胞核在中心为水变性，核在旁边为脂肪变性。

☞**轻松提示 3**　冰冻切片采用苏丹Ⅲ特殊染色可确定细胞胞浆中的脂滴，脂滴呈橘红色。

3．玻璃样变性（hyaline degeneration）

（1）定义：又称透明变性，是细胞或间质中出现均质性粉红染、玻璃样、半透明的蛋白质蓄积物。

（2）类型及病理特点

类型	好发部位	发病原因	病理特点	对机体影响
细胞内玻璃样变性	肾小管上皮细胞 浆细胞 肝细胞	不同部位机制不同，如为蛋白质的包涵体，或骨架蛋白的变性	胞浆内出现均质红染小体，圆形（如 Russell 小体）或不规则形（如 Mallory 小体）	
血管壁玻璃样变性	细动脉	细动脉持续痉挛	在内皮细胞下可见均匀红染无结构物质，管壁增厚、变硬，管腔变狭甚至闭塞	细动脉硬化（arteriolosclerosis）局部组织缺血、缺氧损伤
纤维结缔组织玻璃样变性	瘢痕组织	胶原蛋白变性	胶原纤维增粗并互相融合成梁状、带状或片状的半透明均质物，呈灰白色，均质半透明，较硬韧	局部组织变硬，影响功能

4. 淀粉样变性（amyloidosis）

（1）定义：细胞间质、小血管基底膜出现淀粉样蛋白-黏多糖复合物沉淀。

（2）病理特点：镜下为淡粉染均质状物，刚果红染色为橘红色，遇碘则为棕褐色，再加稀硫酸呈蓝色。

（3）类型

类型		好发部位
局部性淀粉样变性		皮肤、结膜、舌、喉、肺、脑组织（阿尔茨海默病患者），霍奇金病、多发性骨髓瘤、甲状腺髓样癌等肿瘤的间质
全身性淀粉样变性	原发性	肝、肾、脾、心脏
	继发性	老年人、慢性炎症及某些肿瘤的间质中

5. 黏液样变性（mucoid degeneration）

（1）定义：组织间质内黏多糖和蛋白质的聚集。

（2）病理特点：间质疏松，充以染成淡蓝色的胶状液体，其中有一些多角形、星芒状细胞散在分布于黏液样基质中，并以突起互相连缀。

6. 病理性色素沉着（pathologic pigmentation）

（1）定义：在病理状态下各种色素增多并沉积于细胞内外。

（2）类型

名称	常见部位	形态特点	临床意义
含铁血黄素（hemosiderin）	巨噬细胞内 组织间隙	黄褐色颗粒	见于正常肝、脾淋巴结、骨髓组织中，陈旧性出血和溶血性疾病
脂褐素（lipofuscin）	附睾管上皮细胞内 睾丸间质细胞内 神经节细胞内 萎缩的心肌细胞及肝细胞内	黄褐色颗粒	器官萎缩，功能下降
黑色素（melanin）	黑色素细胞内 巨噬细胞内	黑褐色细颗粒	见于正常皮肤、色素痣、黑色素瘤等疾病
胆红素（bilirubin）	胆管	金黄色颗粒	红细胞破坏

7. 病理性钙化（pathologic calcification）

（1）定义：指骨和牙齿之外的其他部位组织内有固态的钙盐沉积。

（2）病理特点：肉眼呈白色石灰样坚硬的颗粒或团块。镜下苏木精及伊红（HE）染色切片中钙盐呈蓝色颗粒状。

（3）类型

名称	特点	发生部位
营养不良性钙化（dystrophic calcification）	无全身性钙磷代谢障碍	变性、坏死组织和异物内 如结核病灶内
转移性钙化（metastatic calcification）	有全身性钙磷代谢障碍，血钙和（或）血磷增高	血管、肾、肺和胃的间质组织

第四节　细胞死亡

一、坏死

以酶溶性变化为特点的活体局部组织、细胞的死亡称为坏死（necrosis），大多是由变性逐渐发展而来（渐进性坏死）。

1. 坏死的基本病理变化

核固缩（pyknosis）——→核碎裂（karyorrhexis）——→核溶解（karyolysis）

2. 坏死的类型

类型			好发部位	肉眼特点	镜下特点
凝固性坏死（coagulation necrosis）			心脏、肾、脾	灰白色、干燥、坚实的凝固体	早期可保存原有组织结构的轮廓
特殊类型	干酪样坏死（caseous necrosis）		结核病灶	颜色发黄、质地松软，状似干酪	无结构颗粒状红染物，坏死组织分解彻底
液化性坏死（liquefaction necrosis）			脑和脊髓，胰腺	呈液状，形成坏死腔，脑软化（malacia）	坏死细胞完全消化，组织溶解
特殊类型	脂肪坏死（fat necrosis）	酶解性脂肪坏死	胰腺周围脂肪组织	不透明的灰白色斑点或斑块——钙皂	细胞坏死，周围可见泡沫细胞
		创伤性脂肪坏死	乳腺、皮下脂肪组织		
纤维素样坏死（fibrinoid necrosis）			结缔组织及血管壁		灶状、颗粒状或小条块状无结构红染物质
坏疽（gangrene）	干性坏疽		四肢末端	干燥皱缩，呈黑褐色，与周围分界清楚	坏死合并感染
	湿性坏疽		内脏，如肺、肠、子宫、阑尾、胆囊	肿胀，呈深蓝、暗绿或污黑色，有恶臭，与周围分界不明显	
	气性坏疽		开放性创伤（肌肉）	组织呈蜂窝状，压之有捻发音	

3. 坏死的结局

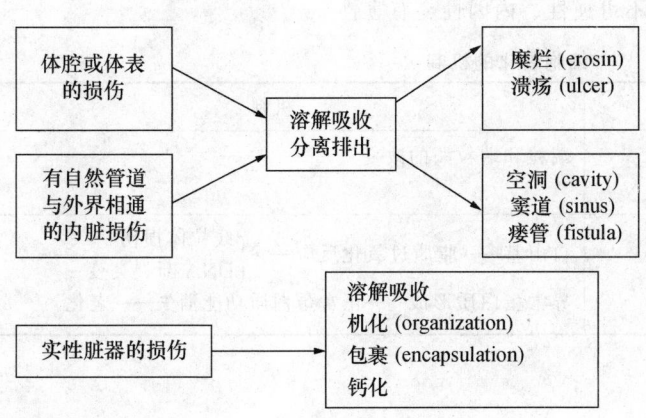

二、凋亡

细胞死亡包括 $\begin{cases} 坏死（necrosis）\\ 凋亡（apoptosis） \end{cases}$

坏死与凋亡的区别

	坏死	凋亡
原因	外界各种损伤刺激因子	生理性或轻微病理性刺激
机制	被动性损伤，各种损伤因子造成细胞结构破坏或功能降低，从而引起细胞死亡	主动性程序性死亡，受基因调控，如 Bad/Bax/Bak/p53 促进凋亡，Bcl-2/Bcl-XL/Bcl-AL 抑制凋亡
累及范围	大片状、灶状细胞	单个或数个细胞
病理特征	细胞肿胀，细胞膜结构溶解破裂，溶酶体酶释放	细胞固缩，细胞膜结构完整，形成凋亡小体
生化特征	DNA 规律降解，琼脂糖凝胶电泳常形成梯形条带	DNA 降解不规律，琼脂糖凝胶电泳不形成梯形条带
周围反应	炎症反应	无炎症反应
意义	造成组织损伤，影响功能	胚胎发育、细胞交替、生理性退化、萎缩、老化，肿瘤发生

第五节　细胞老化

定义：细胞老化（cellular aging）是细胞随生物体年龄增长而发生的退行性变化。

特点 $\begin{cases} 形态：细胞体积缩小，变形，细胞器减少，脂褐素堆积，合成功能下降，间质增生硬化\\ 特性：普遍性、进行性或不可逆性、内因性、有害性 \end{cases}$

细胞老化的机制

	原因	机制
遗传程序学说	基因 端粒结构	端粒和端粒酶的改变
错误积累学说	有害因子，如自由基	自由基 → 脂质过氧化反应 → $\begin{cases} 线粒体损伤\\ DNA 断裂突变 \end{cases}$ 异常蛋白质形成 → 正常蛋白质功能消失 → 老化

轻松应试

一、名词解释

1. 萎缩（atrophy）
2. 肥大（hypertrophy）
3. 增生（hyperplasia）
4. 化生（metaplasia）
5. 玻璃样变性（hyaline degeneration）
6. Russell 小体（Russell body）
7. 细动脉硬化（arteriolosclerosis）
8. 淀粉样变性（amyloidosis）
9. 黏液样变性（mucoid degeneration）
10. 虎斑心
11. 心肌脂肪浸润
12. 脂褐素（lipofuscin）
13. 含铁血黄素（hemosiderin）
14. 病理性钙化（pathologic calcification）
15. 营养不良性钙化（dystrophic calcification）
16. 转移性钙化（metastatic calcification）
17. 核固缩（pyknosis）
18. 核碎裂（karyorrhexis）
19. 核溶解（karyolysis）
20. 凝固性坏死（coagulative necrosis）
21. 干酪样坏死（caseous necrosis）
22. 液化性坏死（liquefaction necrosis）
23. 软化（malacia）
24. 坏疽（gangrene）
25. 钙皂（calcium soap）
26. 纤维素样坏死（fibrinoid necrosis）
27. 机化（organization）
28. 空洞（cavity）
29. 糜烂（erosion）
30. 窦道（sinus）
31. 溃疡（ulcer）
32. 瘘管（fistula）
33. 包裹（encapsulation）
34. 凋亡（apoptosis）
35. 凋亡小体（apoptosis body）
36. 细胞老化（cellular aging）

二、选择题

【A 型题】

1. 下述肝脂肪变性的描述中，哪一项是**错误**的
   A. 化学毒物使脂蛋白合成障碍，导致肝脂肪变性
   B. 糖尿病时，脂肪酸入肝过多，导致肝脂肪变性
   C. 缺氧时，可导致肝脂肪变性
   D. 食入脂肪过多，导致肝脂肪变性
   E. 白喉杆菌外毒素影响脂肪酸代谢，导致肝脂肪变性
2. 结节性多动脉炎的血管壁坏死是
   A. 液化性坏死
   B. 纤维素样坏死
   C. 干酪样坏死
   D. 脂肪坏死
   E. 固缩坏死
3. 液化性坏死常见于
   A. 脑
   B. 心
   C. 肾
   D. 脾
   E. 小肠
4. 化生是指
   A. 细胞体积增大
   B. 细胞数量增多
   C. 细胞大小形态不一致
   D. 一种分化组织代替另一种分化组织
   E. 细胞体积缩小
5. 下列哪个脏器**不发生**坏疽
   A. 肺

B. 下肢

C. 阑尾

D. 小肠

E. 脑

6. 骨化性肌炎，在肌肉组织内出现骨组织，称为

A. 萎缩

B. 增生

C. 化生

D. 肥大

E. 变性

7. 下列哪种肿瘤与化生有关

A. 甲状腺滤泡腺癌

B. 卵巢畸胎瘤

C. 肺鳞状细胞癌

D. 子宫内膜腺癌

E. 肾细胞癌

8. 下列有关细胞死亡的描述中，哪项**不正确**

A. 核固缩、核碎裂、核溶解是细胞坏死的主要形态改变

B. 干酪样坏死常由结核分枝杆菌引起

C. 胰腺坏死常为液化性坏死

D. 固缩坏死只见于细胞的生理性死亡

E. 坏疽是坏死组织经腐败菌作用的结果

9. 下述哪项肝细胞的病理改变与乙型肝炎病毒（HBV）感染有关

A. 细胞内大量糖原沉积

B. 核内出现假包涵体

C. 光面内质网大量增生

D. 前角蛋白细丝堆积

E. 粗面内质网增多

10. 下列哪项关于淀粉样变性的叙述是**错误**的

A. 可见于结核病

B. 可见于骨髓瘤

C. 可以是全身性疾病

D. 可以是局灶性病变

E. 由免疫球蛋白沉积而成

11. 关于凋亡的描述，哪项是正确的

A. 凋亡是生理性死亡

B. 常伴有明显的炎症反应

C. 凋亡小体是细胞核碎片

D. 肝细胞碎片状坏死是固缩性坏死

E. 肝细胞嗜酸性小体属凋亡

12. 关于脂肪变性的描述，正确的是

A. 磷中毒时，脂肪变性首先累及肝小叶中央的细胞

B. 肝淤血时，脂肪变性首先累及肝小叶周边的细胞

C. 肾远曲小管容易发生脂肪变性

D. 严重贫血时，心肌乳头肌可呈虎斑状

E. 心肌脂肪变性常严重影响心脏功能

13. **不属于**玻璃样变性的病变的是

A. Aschoff 小体

B. Russell 小体

C. Councilman 小体

D. Mallory 小体

E. Negri 小体

14. 萎缩的心肌细胞内常可出现

A. 橙色血质

B. 脂褐素

C. 疟色素

D. 含铁血黄素

E. 黑色素

15. 病毒性肝炎时，肝细胞的灶状坏死属于

A. 凝固性坏死

B. 液化性坏死

C. 干酪样坏死

D. 固缩性坏死

E. 坏疽

16. 转移性钙化可发生于

A. 血栓

B. 肾小管

C. 干酪样坏死

D. 粥瘤

E. 死亡血吸虫卵

17. 下列肝细胞的病理改变中，属于凋亡的是

A. 脂肪空泡形成

B. 嗜酸性小体形成

C. Mallory 小体形成

D. 病毒包涵体形成

E. 形成毛玻璃样细胞

18. 最常见的损伤因子是

A. 物理性因子

B. 化学性因子

C. 生物性因子

D. 免疫反应

E. 缺氧

19. 心肌脂肪变性引起"虎斑心"时，最易出现变化的部位是

A. 左心室前壁内膜下

B. 右心房内膜下

C. 乳头肌和内膜下

D. 室间隔内膜下

E. 近主动脉瓣内膜下

20. **不属于**萎缩的是

A. 发育不全的胆囊

B. 老年妇女的子宫内膜

C. 慢性硬化性肾炎的肾实质

D. 老年人的脑组织

E. 晚期癌症患者的心脏

21. 属于萎缩的是

A. 淋巴结结核残留的淋巴组织

B. 成人的胸腺组织

C. 空洞型肾结核的肾实质

D. 先天性食管闭锁

E. 高血压的左心室

22. 组织发生坏死时，间质发生变化的情况应该是

A. 和实质细胞同时发生

B. 较实质细胞出现更早

C. 一般不发生改变

D. 在实质细胞病变之后发生

E. 只发生轻度变化

23. 黏液样变性时，类黏液出现的部位在

A. 细胞质内

B. 细胞核内

C. 胶原纤维内

D. 组织间质内

E. 细胞器、特别是线粒体内

24. 下列哪一项**不是**营养不良性钙化时钙盐常沉积的部位

A. 结核病变的坏死灶内

B. 动脉粥样硬化的斑块内

C. 脂肪变性的肝细胞内

D. 牙齿组织中

E. 在组织内长期沉积的虫卵内

25. **不发生**机化的病变是

A. 赘生物

B. 梗死灶

C. 细胞脂肪变性

D. 阻塞性血栓

E. 脓肿灶

26. 下述器官体积增大仅由肥大引起的是

A. 哺乳期乳腺

B. 功能亢进的甲状腺

C. 高血压病之心脏

D. 妊娠期子宫

E. 垂体 ACTH 细胞腺瘤患者的肾上腺

27. 下列因素可直接破坏细胞膜，**除外**

A. 免疫反应

B. 脂酶性溶解

C. 遗传变异

D. 病毒感染

E. 药物

28. 急性胰腺炎时，其周围脂肪组织中可见一些灰白色斑块，其为

A. 凝固性坏死

B. 干酪样坏死

C. 钙皂形成

D. 湿性坏疽

E. 纤维素样坏死

29. 坏死对机体的影响大小与下列哪项**无关**

A. 坏死发生的部位

B. 坏死细胞的数量

C. 坏死细胞的再生能力

D. 发生坏死器官的储备代偿能力

E. 坏死灶周围的血供情况

30. 化生**不见于**

A. 支气管黏膜上皮

B. 胃黏膜上皮

C. 子宫颈黏膜上皮

D. 肿瘤组织

E. 神经组织

【X 型题】

1. 关于病理性钙化的描述，正确的是

A. HE 染色时呈蓝色颗粒

B. 营养不良性钙化多见

C. 转移性钙化多发生于肾小管、肺泡和胃黏膜

D. 营养不良性钙化多见于变性坏死组织

2. 符合变性的改变有

A. 细胞内出现异常物质

B. 细胞内的正常物质异常增多

C. 细胞核固缩

D. 为可逆性损伤

3. 干酪样坏死的形态学特征有

A. 镜下不见原有组织结构轮廓

B. 肉眼观坏死灶微黄、细腻

C. 周围有大量中性粒细胞浸润

D. 周围反应中常有异型性细胞存在

4. 可以形成空洞的器官有哪些

A. 心

B. 肝

C. 肺

D. 肾

5. 凋亡的病理特点有

A. 细胞质膜不破裂

B. 细胞不自溶

C. 无炎症反应

D. 有凋亡小体形成

6. 易发生化生的组织有

A. 上皮组织

B. 神经组织

C. 肌肉组织

D. 纤维组织

7. 下列哪种情况属于单纯性肥大

A. 高血压的心脏

B. 妊娠期子宫

C. 肾盂积水导致肾体积增大

D. 举重运动员上肢肥大

8. 发生脂肪变性的组织、器官可呈现

A. 病变器官的体积可轻度增大

B. 病变组织的质地可较正常坚硬

C. 病变组织的功能可仍保持正常

D. 病变组织、器官的色泽可稍变黄

9. 转移性钙化时，钙盐一般常沉积于

A. 肝细胞

B. 肾小管

C. 心肌纤维

D. 肺泡

10. 下列有关坏疽的论述哪些是正确的

A. 干性坏疽主要发生于四肢

B. 四肢也可发生湿性坏疽

C. 湿性坏疽发生于含水分较多的组织或器官

D. 脑是湿性坏疽常发生的部位

11. 关于细胞老化，下列哪种说法正确

A. 细胞老化是可以逆转的

B. 老化细胞体积缩小，功能下降

C. 不是所有的细胞都能发生老化

D. 细胞老化对人体是不利的

12. 关于细胞老化发生的机制，下列哪种说法是正确的

A. 细胞老化是由遗传因素决定的

B. 老化细胞端粒缩短

C. 细胞内外有害因素的积累可引起细胞老化

D. 氧自由基可引起细胞老化

三、问答题

1. 导致组织或器官体积增大的原因有哪些？其病变要点各为何？并举例说明其区别。

2. 举例说明组织、器官长期受压迫，能引起哪种类型的萎缩？简述其发生机制及演变过程。

3. 举例说明营养不良性钙化多在何种情况下发生。

4. 举出 3 种发生于肝细胞的变性类型，并说明其病变特点及意义。

5. 试举出 3 种易发生在间质组织的变性改变，并描述其病理特点。

6. 试述肝脂肪变性的发生机制及形态学特点。

7. 试述缺氧所致的细胞损伤机制。

8. 试述心肌脂肪变性和心肌脂肪浸润的区别。

9. 何谓玻璃样变性？血管壁玻璃样变性多发生于哪类血管？叙述其演变过程及可能造成的影响。

10. 何谓坏疽？有哪些类型？以四肢末端的干性坏疽为例说明产生干性坏疽的条件及其形态特点。

11. 何谓酶解性脂肪坏死？举例说明其发生机制和形态学特点。

12. 试述纤维素样坏死的病理特点。

13. 试述凋亡和坏死的区别。

14. 坏死的结局有哪些？分别加以论述。

15. 何为细胞老化？简述其发生机制。

选择题参考答案

A 型题

1. D　　2. B　　3. A　　4. D　　5. E　　6. C　　7. C　　8. D　　9. C　　10. E

11. E　　12. D　　13. A　　14. B　　15. B　　16. B　　17. B　　18. E　　19. C　　20. A

21. B　　22. C　　23. D　　24. C　　25. C　　26. C　　27. C　　28. C　　29. E　　30. E

X 型题：

1. ABCD　2. ABD　　3. AB　　4. CD　　5. ABCD　6. AD　　7. AD

8. ACD　　9. BD　　10. AB　　11. BD　　12. ABCD

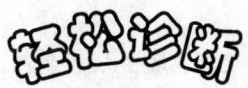

病历摘要

患者，男性，78 岁，有 50 年吸烟史，每日 1 包。有慢性支气管炎病史 35 年。开始时仅在每年冬季出现咳嗽，咳少量灰白色黏液痰，气喘，以后逐渐发展为全年均有症状。咳嗽、咳痰程度更为明显，有时痰为黄色脓性、黏稠，不易排出。近 10 年来呼吸和心脏功能均有下降，冬季易出现呼吸道感染，且可合并出现心功能不全。1 个月前因肺部感染和心力衰竭经治疗无效死亡。

病理检查结果

1. 呼吸道：各级支气管均受病变累及，呈弥漫性分布，但以细支气管最为严重。主要变化是黏膜上皮纤毛的倒伏和脱落，上皮细胞变性、坏死，部分区域黏膜上皮形成复层鳞状上皮；黏液腺数量比正常时明显增多，且细胞体积增大，黏液分泌增加；管壁平滑肌数量减少，体积纤细，纤维结缔组织增多。

2. 心脏：重量增加，右心室体积明显增大，切面上可见右心室壁肥厚，在肺动脉瓣下 2cm 处心室肌厚度为 6mm，乳头肌和肉柱也显著增粗。镜下见部分心肌细胞体积增大，核大深染。部分心肌纤维变细，胞浆内细胞核周围可见棕褐色颗粒。部分心肌细胞肌浆溶解，横纹消失。

3. 脑：体积减小，重量减轻，脑回变窄，脑沟加深加宽，脑室扩张。镜下见神经元数目减少，体积缩小，经刚果红染色可见部分血管壁呈橘红色，在神经元之间亦可见少量橘红色斑块。

4. 肝：体积增加，质地稍硬，切面可见红黄相间的花纹。镜下，肝小叶中央静脉高度扩张，肝细胞索变窄，汇管区附近部分肝细胞体积增大呈圆形，胞浆空亮，细胞核位于一侧，状似脂肪细胞。

5. 肾：双侧肾对称性缩小，表面不光滑，呈细小颗粒状。切面肾实质部分变薄，皮髓质界限不清。镜下，部分肾小球体积缩小，结构消失，呈一片红染索条状、毛玻璃样结构。部分肾小球结构正常，体积明显增大。细动脉管壁增厚，血管内膜下可见红染毛玻璃样物，管腔狭窄。间质内可见纤维组织增生和淋巴细胞浸润。

讨论题

1. 该患者可能的诊断是什么？

2. 在该患者病理学检查过程中，你发现了哪些属于适应性变化和损伤性改变？解释其演变过程。

病例分析

1. 诊断：慢性支气管炎，慢性肺源性心脏病，慢性肝淤血，脑萎缩，颗粒性固缩肾。

2. 该患者在病理学检查过程中，出现的适应性变化和损伤性改变有：

（1）适应性变化

1）化生：本病例中患者长期吸烟，支气管黏膜由于长期受到烟的损伤刺激，继而出现复层鳞状上皮的化生。这种变化有利于增加支气管黏膜对外界损伤的抵抗力，是机体的一种应对外界损伤刺激的适应性改变。然而，复层鳞状上皮不具有原有假复层纤毛柱状上皮的功能，使原有功能丧失。同时为肿瘤细胞的演进提供了可能。

2）肥大：由于患者患有严重的慢性支气管炎，导致肺血管组织结构破坏，引起肺动脉压增高。右心室为适应这一变化出现心肌细胞肥大，从而增强收缩力，以克服外界阻力。然而这种变化是有一定限度的，长期超负荷工作，心肌收缩力下降，导致心力衰竭。

肾组织中由于部分肾小球缺血坏死，相对正常肾小球出现代偿性肥大，表现体积明显增大，功能增强。

3）增生：由于患者长期吸烟，支气管黏膜受烟的刺激出现损伤破坏，管壁上腺体出现增生肥大，表现为黏液腺数量明显增多，细胞体积增大，黏液分泌增强。临床患者表现为咳大量黏液痰，管壁长时间受到严重损伤，导致纤维结缔组织增生。

4）萎缩：随着年龄的增长，机体内血管会出现不同程度的动脉粥样硬化。特别是脑血管的硬化可造成脑组织缺血缺氧，从而导致脑萎缩，该病例脑组织肉眼及镜下的改变均符合营养不良性萎缩。同时，老年期时，全身不同组织细胞均可出现老化的表现，细胞体积缩小，功能下降。

除脑萎缩外，本例患者部分心肌细胞也有萎缩的表现，表现为心肌纤维变细，胞浆内出现脂褐素颗粒。该变化与心肌缺血缺氧有关。

（2）损伤性变化

1）脂肪变性：患者患有慢性肺源性心脏病，右心衰竭，导致全身体循环淤血。长期慢性肝淤血使肝组织缺血缺氧，脂蛋白、载脂蛋白合成减少，肝细胞内脂肪输出发生障碍，肝细胞发生脂肪变性。变性的肝细胞主要分布在汇管区周围。如果肝淤血长期不能得到改善，变性的肝细胞可发生坏死，纤维结缔组织增生，引起淤血性肝硬化。

2）玻璃样变性：肾组织病理检查结果发现，肾入球小动脉发生玻璃样变性，这种改变是由于血浆蛋白沉积于血管内膜下引起的。发生玻璃样变性的血管壁增厚，管腔狭窄，导致局部组织（肾小球）缺血缺氧，肾小球发生萎缩、缺血坏死，坏死后的组织发生纤维化和玻璃样变性，丧失功能。该肾组织发生的病理改变提示患者可能有高血压病史。

3）淀粉样变性：即在细胞间质、小血管基底膜出现淀粉样蛋白-黏多糖复合物沉淀，镜下为淡粉染均质状物，刚果红染色为橘红色，遇碘则为棕褐色。本例患者脑组织血管壁发生淀粉样变性，同时在间质中发现有淀粉样斑块，提示可能有老年斑的形成。上述改变在老龄脑组织中较常见，如果数量过多可引起痴呆。

（李　良）

第2章 损伤的修复

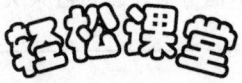

修复（repair）是机体对损伤造成的组织缺损进行修补恢复的过程。修复大部分起始于炎症，再生是修复的基础，没有再生就没有修复。

参与修复的主要成分 { 细胞外基质 / 各种细胞

修复的两种形式 {
① 组织缺损后由其邻近健康的同种细胞分裂、增生来完成修复的过程，称之为再生（regeneration）。如果完全恢复了原组织的结构及功能，则称为完全再生
② 组织缺损大或再生能力弱或缺乏再生能力的组织损伤后，常常不能通过原组织的再生恢复原来的结构与功能，而是由纤维结缔组织增生来代替，这种再生称为不完全再生，又称为纤维性修复；以后形成瘢痕，又称瘢痕修复

第一节 再 生

一、再生类型及组织的再生能力

类型	定义	举例
生理性再生	在生理过程中，细胞组织不断分化、消耗，由再生的同种细胞不断补充，以保持原有的结构和功能的再生，属完全性再生	消化道黏膜上皮的更新 子宫内膜周期性脱落
病理性再生	病理状态下，细胞组织缺损后发生的再生，即病理性再生	消化性溃疡的愈合 皮肤的Ⅱ期愈合

不同种类的细胞，其细胞周期的时程长短不同，在单位时间里可进入细胞周期进行增殖的细胞数也不相同，这是在长期的进化过程逐渐形成的，因此，组织细胞具有不同的再生能力。

按照再生能力可将人体的细胞分为三种类型：

类型	特点	举例
不稳定细胞（labile cells）：又称持续分裂细胞	不断增殖，代替衰亡和破坏的细胞	表皮细胞，呼吸道、消化道、泌尿道被覆的黏膜上皮细胞，间皮细胞，淋巴、造血细胞等

续表

类型	特点	举例
稳定细胞（stable cells）：又称静止细胞	有潜在再生能力，生理情况下处于细胞周期的静止期。组织遭受明显破坏时，表现出较强的再生能力	各种腺实质细胞，如肝、胰、汗腺、肾小管上皮细胞
永久性细胞（permanent cells）：又称非分裂细胞	出生后即不能分裂，破坏后永久性缺失	中枢神经细胞及周围神经的神经节细胞，骨骼肌及心肌细胞

二、干细胞及其在细胞再生和组织修复中的作用

（一）定义

个体发育过程中产生的具有无限或较长时间自我更新和多向分化能力的一类细胞。

（二）分类

1. 胚胎干细胞（ESC）
（1）起源于人胚胎发育早期——囊胚中细胞群的全能干细胞。
（2）具有向三个胚层分化的能力。
（3）可分化为成体所有类型的成熟细胞。
（4）潜在应用价值：修复甚至替换丧失功能的组织和器官。
2. 成体干细胞
（1）存在于各组织器官中具有自我更新和一定分化潜能的不成熟细胞。
（2）普遍存在并定位于特定的微环境中，生长因子或配体与其相互作用，调节其更新和分化。
（3）既可向自身组织分化，又可转分化。
3. 诱导性多能干细胞（iPSC）
（1）通过体外基因转染技术将已分化的成体细胞重编程所获得的一类干细胞。
（2）生物学特性与ESC相似。
（3）与ESC不同的是可在不损毁胚胎或不用卵母细胞的前提下制备。

（三）干细胞在组织修复中的作用

1. 骨髓组织
　　造血干细胞
　　　①各种血细胞的唯一来源
　　　②具有自我维持、自我更新能力及可塑性
　　　③造血干细胞移植临床应用较早
　　间充质干细胞
　　　①骨髓中的另一种成体干细胞
　　　②具有向骨、软骨、脂肪、肌肉及肌腱等组织分化的潜能，可用于组织工程学研究

2. 脑神经干细胞
　　①是多能干细胞，可进一步分化为
　　　神经元
　　　星形胶质细胞
　　　少突胶质细胞
　　②细胞外微环境影响其分化

3. 表皮组织

表皮干细胞 { ①为组织特异性干细胞
②胎儿期集中于初级表皮嵴
③成人时呈片状分布在表皮基底层
④毛囊隆突部丰富
⑤没有毛发的部位（手掌、脚掌）分布在与真皮乳头顶部相连的基底层

4. 角膜

角膜干细胞 { ①位于角膜与结膜的移行区，并阻止结膜上皮向角膜移行
②可分化、增殖为上皮细胞
③与角膜的生理生化环境、完整性、局部免疫有关

5. 肝

肝干细胞 { ①存在于肝实质细胞与胆管系统结合部（肝闰管或黑林管）
②具有分化为胆管上皮细胞和肝细胞的双向潜能
③参与肝损伤的修复

6. 骨骼肌

骨骼肌干细胞 { ①位于骨骼肌细胞膜下，被称为肌卫星细胞
②骨骼肌损伤后可增殖分化为肌细胞

7. 心肌：到目前为止没有发现干细胞。

三、各种组织的再生过程

（一）上皮组织的再生

{ 被覆上皮：由创缘或基底部的基底层细胞分裂增生，向缺损中心迁移，单层细胞——→复层细胞
注：上皮下要有完整的支持组织
腺上皮：取决于基底膜的完整与否
肝结构的恢复取决于肝小叶网状支架的完整

☞**轻松提示** 肝大部分切除后，肝细胞再生，小叶结构正常。肝细胞坏死时，网状支架完整，可恢复正常的结构。肝细胞坏死比较广泛，网状纤维转化为胶原纤维或纤维组织大量增生，形成小叶内间隔，肝细胞结节状再生，形成假小叶。

（二）纤维组织的再生

静止状态的纤维细胞
未分化间叶细胞 } 刺激下——→成纤维细胞——→纤维细胞

（三）软骨组织和骨组织的再生

软骨组织再生能力较差，骨组织再生能力强，骨折后可完全修复（参见第三节创伤愈合）。

软骨受损——→软骨膜细胞增生——→软骨母细胞 { 软骨基质
软骨细胞

（四）血管的再生

> 毛细血管：以生芽方式进行
> 小动脉、小静脉：通过毛细血管改建形成
> 大血管：离断后需手术吻合，内皮细胞分裂增生，恢复原来内膜结构；肌层为瘢痕修复连接

（五）肌组织的再生

肌组织再生能力很弱，其再生因肌膜是否存在及肌纤维是否完全断裂而有所不同。

（六）神经组织的再生

> 脑及脊髓：其内的神经细胞破坏后一般不能再生
> 外周神经：在其相连的神经细胞存活时，可完全再生

四、细胞再生的影响因素

> 影响细胞再生的因素
> 细胞周期
> 细胞外微环境
> 各种化学因子的调控

（一）细胞外基质在细胞再生过程中的作用

1. 连接细胞，支撑和维持组织生理结构和功能。
2. 影响细胞的形态、分化、迁移、增殖等生物学行为。

细胞外基质主要成分及作用

类型	作用	特点
胶原蛋白（collagen）	提供组织的弹力强度，为所有细胞提供细胞外支架	1. 胶原前肽的羟基化需要维生素 C 参与 2. Ⅰ、Ⅱ、Ⅲ型胶原为间质性或纤维性胶原蛋白；Ⅳ、Ⅴ、Ⅵ型胶原为非纤维性（无定形）胶原蛋白，存在于间质和基膜内
弹力蛋白（elastin）	提供组织的弹性功能（回缩能力）	1. 广泛存在于大血管壁、子宫、皮肤、韧带中 2. 成熟的弹力纤维蛋白含有交联结构，可调节其弹性
纤维粘连蛋白（fibronectin，Fn）	通过与细胞表面 Fn 受体的结合，使细胞与各种基质成分发生粘连	1. 广泛存在于细胞外基质 2. 与细胞黏附、伸展、迁移直接相关
层粘连蛋白（laminin，Ln）	改变各种细胞的生长、存活、形态、分化、运动	1. 主要存在于基膜 2. 还可介导细胞与结缔组织基质黏附
整合素（integrin）	属细胞表面受体家族，介导细胞与细胞外基质的黏附；引起某些细胞增殖	通过整合素介导的细胞与细胞外基质黏附发生障碍时，可导致细胞凋亡
基质细胞蛋白质	影响细胞与基质相互作用	属分泌性蛋白质，功能多样
蛋白多糖	调控结缔组织的结构和通透性	具有多样性（最常见的包括硫酸肝素、硫酸软骨素、硫酸皮肤素）
透明质酸	大分子蛋白多糖复合物的骨架，与调节细胞增殖和迁移的细胞表面受体有关	结合大量的水分子后，形成高度水合的凝胶

（二）生长因子

受到损伤刺激后的细胞可释放多种生长因子，这些生长因子可作用于多种类型的细胞或特定靶细胞。

类型	作用
血小板源性生长因子（PDGF）	引起纤维细胞、平滑肌细胞、单核细胞的增生和游走，促进胶质细胞增生
成纤维细胞生长因子（FGF）	几乎可刺激所有间叶细胞，但主要作用于内皮细胞
表皮生长因子（EGF）	对上皮细胞、成纤维细胞、胶质细胞及平滑肌细胞都有促进增殖作用
转化生长因子（TGF）（分为 TGF-α 与 TGF-β）	TGF-α 与 EGF 的氨基酸序列有部分同源，因此两者有相同作用 TGF-β 对成纤维细胞平滑肌细胞增生作用与浓度有关 高浓度时，抑制 PDGF 表达——导致生长抑制 低浓度时，诱导 PDGF 合成——促进细胞增生
血管内皮细胞生长因子（VEGF）	增加血管通透性 促进血浆蛋白质在基质中沉积 促进肿瘤血管形成
细胞因子	如白细胞介素 1（IL-1）和肿瘤坏死因子（TNF）能刺激成纤维细胞的增殖和胶原合成。TNF 还能刺激血管再生

（三）抑素（chalone）与接触抑制

抑素 { ①组织产生的一种抑制本身增殖的物质 ②具有组织特异性

接触性抑制：损伤局部边缘细胞增生对接后则细胞停止生长，不致堆积起来，这种现象称为接触抑制。

第二节　纤维性修复

一、肉芽组织

1. 定义：肉芽组织（granulation tissue）是由新生薄壁的毛细血管和成纤维细胞构成，并伴有炎症细胞浸润的幼稚结缔组织。

2. 肉眼（外观）：鲜红色，颗粒状，柔软湿润，似鲜嫩的肉芽。

3. 镜下（三种成分）

1）新生毛细血管：厚壁，内皮肿胀，向创面垂直生长。

2）成纤维细胞：其中可见肌成纤维细胞，与收缩有关。

3）炎症细胞：其种类与数量因组织损伤的性质和有无感染而不同。其中巨噬细胞能分泌 PDGF、FGF、TGF-β、IL-1、TNF 等，进一步刺激成纤维细胞和毛细血管增生。

4. 功能

①抗感染保护创面
②填补伤口及其他组织缺损
③机化血凝块、坏死组织及其他异物

二、瘢痕组织

1. 定义：瘢痕组织（scar tissue）是指肉芽组织经改建、成熟、形成的纤维结缔组织。

肉芽组织改建 $\begin{cases} \text{毛细血管} \longrightarrow \text{闭合，退化消失，或改建为小动脉、小静脉} \\ \text{成纤维细胞} \longrightarrow \text{产生胶原} \longrightarrow \text{玻璃样变性} \longrightarrow \text{瘢痕组织} \\ \text{炎症细胞} \longrightarrow \text{减少、消失} \end{cases}$

2. 肉眼（外观质地）：颜色灰白，半透明，质硬、韧，缺乏弹性。

3. 镜下（组成）：由大量平行或交错分布的胶原纤维束组成，往往发生玻璃样变性。

瘢痕疙瘩（keloid）：瘢痕组织增生过度，形成大而不规则的隆起硬块。常可见于烧伤或受异物等刺激的伤口，发生机制不详，一般认为与体质有关。

4. 瘢痕组织作用 $\begin{cases} \text{长期填补并连接缺损——保持组织完整} \\ \text{抗拉力强——保持器官坚固性} \end{cases}$

5. 瘢痕的不良后果 $\begin{cases} \text{①瘢痕处比原组织结构薄弱，在外力作用下可形成疝} \\ \text{②过分收缩可造成粘连、挛缩、狭窄、变形、关节运动障碍等} \end{cases}$

三、肉芽组织和瘢痕组织的形成过程及机制

（一）血管生成的过程

血管新生 $\begin{cases} \text{血管形成（vasculogenesis）：由内皮细胞前期细胞或者血管母细胞形成新的血管} \\ \text{血管生成（angiogenesis）：组织中成熟血管的内皮细胞发生增殖和游走，形成小} \\ \text{的血管} \end{cases}$

血管新生步骤 $\begin{cases} \text{①原有血管基底膜降解并引起毛细血管芽的形成和细胞迁移} \\ \text{②内皮细胞向刺激方向迁移} \\ \text{③位于迁移细胞后面的内皮细胞增殖和发育成熟} \end{cases}$

血管新生调控因子

类型		作用
生长因子和受体	VEGF 和受体	介导内皮细胞增殖和迁移；引起毛细血管管腔形成
	血管生成素（Ang1 和 Ang2）	刺激内皮向外侧增生；促进内皮细胞管腔形成；使血管成熟
细胞外基质	整合素	刺激新生血管形成和稳定
	基质细胞蛋白质	导致细胞与基质的相互作用失衡，促进血管新生
	蛋白水解酶（纤溶酶原激活剂、基质金属蛋白酶）	促进内皮细胞迁移
	水解片段-内皮抑素	调节血管生成，抑制内皮细胞增殖和血管形成

（二）纤维化

纤维化过程 ⎰ 血管退化或改建
　　　　　　 损伤部位的成纤维细胞迁移和增殖
　　　　　　 细胞外基质的积聚——纤维性胶原合成——瘢痕（梭形纤维细胞，致密胶原，
　　　　　　　 弹性纤维，其他细胞外基质）

与损伤愈合有关的生长因子

作用	举例
对单核细胞具有趋化性	PDGF，FGF，TGF-β
成纤维细胞迁移	PDGF，EGF，FGF，TGF-β，TNF
成纤维细胞增殖	PDGF，EGF，FGF，TNF
血管生成	VEGF，Ang，FGF
胶原合成	TGF-β，PDGF，TNF
分泌胶原酶	PDGF，FGF，EGF，TNF，TGF-β 抑制物

（三）组织重构

1. 肉芽组织转变为瘢痕的过程，也包括细胞外基质的结构改变过程。

☞**轻松提示**　金属蛋白酶是降解细胞外基质成分的关键酶。

与细胞外基质降解有关的金属蛋白酶家族

间质胶原酶	降解 Ⅰ、Ⅱ、Ⅲ 型纤维性胶原
明胶酶（Ⅳ型胶原酶）	降解明胶及纤维粘连蛋白
间质溶素（stromelysin）	降解蛋白多糖、层粘连蛋白、纤维粘连蛋白及无定形胶原
膜型金属蛋白酶	由成纤维细胞、巨噬细胞、中性粒细胞、滑膜细胞和一些上皮等多种细胞分泌，由生长因子（PDGF、FGF）、细胞因子（IL-1、TNF-β）及吞噬作用等刺激因素所诱导

2. 细胞外基质降解的调控

（1）TGF-β 和类固醇 —— 生理条件下 → 抑制胶原酶降解胶原。

（2）胶原酶切断胶原的三螺旋结构，成为大小不等的两个片段，再由其他蛋白水解酶继续降解。

（3）组织内金属蛋白酶以无活性的酶原形式分泌 —— 需化学刺激，如 HOCL 和蛋白酶（纤溶酶）才能活化 —— 活化型金属蛋白酶可由特异性金属蛋白酶组织抑制剂（TIMP）家族快速抑制。

（4）创伤愈合过程中胶原酶及其抑制剂活性在受到严密调控的同时，也成为损伤部位清除坏死物质和结缔组织重构的必要条件。

第三节　创伤愈合

创伤：外伤引起的组织离断或缺损。

创伤愈合：创伤的修复过程（包括组织的再生，肉芽组织增生，瘢痕形成）。

一、皮肤创伤愈合

（一）创伤愈合的基本过程

1. 伤口的早期变化：出血、渗出——→血凝块形成。
2. 伤口收缩：肌成纤维细胞增生——→创缘皮肤及皮下组织向中心移动——→伤口缩小。
3. 肉芽组织增生及瘢痕形成

肉芽组织 $\begin{cases} \text{第 3 天填平伤口} \\ \text{第 5~6 天成纤维细胞产生胶原} \\ \text{1 个月后瘢痕形成} \end{cases}$

4. 表皮及其他组织再生

$\begin{cases} \text{表皮再生：24~48h 内，边缘基底细胞增生、迁移，呈单层上皮——→复层上皮覆盖表面} \\ \text{皮肤附属器：如遭完全破坏，则瘢痕修复} \\ \text{肌腱断裂：瘢痕修复——→改建——→完全修复} \end{cases}$

（二）创伤愈合的类型

	一期愈合	二期愈合
组织缺损	小	大
创缘	整齐	不整
感染	无	伴有
对合	严密	无法整齐对合
炎症反应	轻微	明显
肉芽组织	少量	多量
愈合时间	短	长
瘢痕	小	大

痂下愈合：伤口表面出血，渗出坏死物质干燥后形成黑色结痂，在痂下进行一期或二期愈合的过程。

二、骨折愈合

骨折的类型 $\begin{cases} \text{外伤性骨折} \\ \text{病理性骨折} \end{cases}$

骨折愈合的过程

阶段	愈合过程
血肿形成	数小时——大量出血凝固——轻度炎症反应——骨髓组织坏死
纤维性骨痂形成（暂时性骨痂）	2～3 天——肉芽组织机化——纤维化——透明软骨形成
骨性骨痂形成	纤维性骨痂——类骨组织——编织骨 软骨组织骨化——骨组织
骨痂改建或再塑	编织骨——板层骨——皮质骨与髓腔结构恢复 （破骨细胞的骨质吸收，骨母细胞的新骨形成在协调作用下完成）

三、影响再生修复的因素

损伤的程度
组织的再生能力　　决定→　修复的方式
伤口有无坏死组织或异物　　愈合的时间
瘢痕的大小

因素		影响方式
全身因素	年龄	老年人血管硬化，血供减少，组织再生能力差，愈合慢
	营养	蛋白质缺乏，肉芽组织及胶原形成不良 维生素 C 缺乏，胶原形成不良 锌缺乏，细胞内氧化酶活性降低
	激素	大剂量肾上腺皮质激素抑制炎症渗出、毛细血管形成、成纤维细胞增生以及胶原合成
局部因素	感染与异物	引起细胞坏死，基质或胶原纤维溶解，妨碍再生修复
	局部血液循环	影响氧和营养供应及坏死物吸收，如有动脉粥样硬化或静脉曲张的下肢伤口愈合缓慢
	神经支配	如麻风患者神经受累致使溃疡不易愈合
	电离辐射	破坏细胞，损伤小血管，抑制组织再生，影响创伤愈合

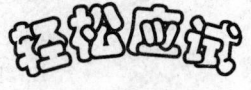

一、名词解释

1. 接触抑制（contact inhibition）

2. 稳定细胞（stable cells）

3. 肉芽组织（granulation tissue）

4. 一期愈合（healing by first intention）

5. 瘢痕疙瘩（keloid）

6. 肌成纤维细胞（myofibroblast）

7. 修复（repair）

8. 再生（regeneration）

二、选择题

【A 型题】

1. 下列细胞中哪种细胞的再生能力最强
   A. 肾小管上皮细胞
   B. 呼吸道黏膜被覆细胞
   C. 唾液腺
   D. 心肌细胞
   E. 神经细胞

2. 下列哪一种细胞的再生能力最弱
   A. 骨细胞
   B. 结缔组织细胞
   C. 黏膜上皮细胞
   D. 心肌细胞
   E. 肝细胞

3. 哪一项描述符合瘢痕组织的特点
   A. 细胞间有丰富的液体成分
   B. 组织内有大量的毛细血管
   C. 组织色泽鲜红、质地柔软
   D. 组织质地较硬、缺乏弹性
   E. 组织内有较多的炎症细胞

4. 肉芽组织形成过程中刺激成纤维细胞和毛细血管增生的细胞是
   A. 中性粒细胞
   B. 淋巴细胞
   C. 巨噬细胞
   D. 红细胞
   E. 肌成纤维细胞

5. 肉芽组织中，可产生胶原纤维的细胞主要是
   A. 血管内皮细胞
   B. 成纤维细胞
   C. 淋巴细胞
   D. 巨噬细胞
   E. 肌成纤维细胞

6. 关于创伤一期愈合正确的是
   A. 无感染，无炎症，组织缺损少，仅有表皮再生，无肉芽组织生长
   B. 无感染，炎症轻微，组织缺损少，表皮再生先于肉芽组织生长
   C. 无感染、无炎症，组织缺损大，肉芽

组织生长先于表皮再生
   D. 无感染，炎症轻微，组织缺损少，肉芽组织生长填平伤口后表皮再生覆盖
   E. 无感染，无炎症，组织缺损大，表皮再生覆盖伤口后肉芽组织生长填平

7. 肉芽组织转化为瘢痕组织的过程中**不会**发生
   A. 胶原纤维增多
   B. 毛细血管闭合退化
   C. 中性粒细胞增多
   D. 成纤维细胞减少
   E. 纤维细胞增多

8. 肉芽组织中**没有**下列哪种细胞
   A. 神经细胞
   B. 巨噬细胞
   C. 炎症细胞
   D. 肌成纤维细胞
   E. 成纤维细胞

9. 下列哪项条件最易产生二期愈合
   A. 组织缺损大、创缘整齐、创面对合紧密
   B. 组织缺损少、创缘整齐、创面对合紧密
   C. 组织缺损大、无感染、创缘整齐
   D. 创缘整齐、创面对合紧密、有感染
   E. 创缘不整齐、创面对合不紧密、有感染

10. 在骨折愈合的骨痂改建期，参与骨质吸收改建的主要的骨组织细胞是
    A. 骨细胞
    B. 内皮细胞
    C. 成骨细胞
    D. 破骨细胞
    E. 巨噬细胞

11. 下列哪种因素对再生修复**不利**
    A. 充足的维生素 C 供给
    B. 营养中不缺乏蛋白质
    C. 局部血液循环正常
    D. 局部有异物存在
    E. 患者是年轻人

12. 下列哪一项内容**不正确**
    A. 心肌再生能力极弱，一般都是瘢痕修复
    B. 毛细血管多以生芽方式再生
    C. 神经细胞破坏后也能再生
    D. 肝细胞有较强的再生能力
    E. 皮肤附属器如完全破坏，则出现瘢痕修复

13. 细胞再生过程中，生长停止的调控与下列哪种因素有关
    A. 肿瘤坏死因子（TNF）
    B. 生长因子
    C. 白介素
    D. 细胞接触抑制
    E. 神经生长因子

14. 创伤性神经瘤的形成是由于
    A. 神经纤维断端变性
    B. 神经纤维断端的神经鞘细胞坏死
    C. 再生轴突与增生的结缔组织混合在一起卷曲成团
    D. 神经鞘细胞的过度增生
    E. 神经鞘细胞与增生的结缔组织混合在一起弯曲成团

15. 下列成分中能调控细胞生长，但属细胞外基质的是
    A. 转化生长因子
    B. 表皮生长因子
    C. 胶原蛋白
    D. 肿瘤坏死因子
    E. 生长抑素

【X 型题】

1. 关于不稳定细胞的叙述，下列哪些是正确的
    A. 细胞不断增殖
    B. 损伤后不容易再生的细胞
    C. 再生能力强的细胞
    D. 受到刺激时才表现出较强的再生能力

2. 下列细胞中属稳定细胞的有
    A. 肝细胞
    B. 血细胞
    C. 纤毛柱状上皮细胞
    D. 肾小管上皮细胞

3. 下列可发生完全再生的是
    A. 神经细胞损伤
    B. 被覆上皮损伤
    C. 骨折愈合
    D. 心肌梗死

4. 肉芽组织中成纤维细胞的特点是
    A. 细胞体积大
    B. 电镜下胞质内有丰富的粗面内质网
    C. 可以分泌前胶原蛋白
    D. 细胞逐渐变为长梭形

5. 与再生有关的因子有
    A. PDGF
    B. FGF
    C. TNF
    D. 白介素

6. 符合皮肤切口愈合过程的是
    A. 受伤后 2～3 天开始，伤口迅速缩小
    B. 炎症反应出现早
    C. 伤口直径超过 20cm 时，需要更长时间再生表皮才能完全覆盖伤口
    D. 手术切口愈合时间短，瘢痕小

7. 肉芽组织成熟的标志有
    A. 间质内的水分逐渐吸收、减少
    B. 炎症细胞逐渐减少，最后消失
    C. 间质内水分逐渐增多
    D. 部分毛细血管管腔闭塞、数目减少，部分改建为小血管

8. 二期愈合与一期愈合比较，其不同点是
    A. 坏死组织多
    B. 伤口大
    C. 形成的瘢痕大
    D. 炎症反应明显

9. 肉芽组织镜下可见
    A. 内皮细胞
    B. 神经细胞
    C. 肌成纤维细胞
    D. 炎症细胞

10. 肉芽组织具有如下功能
    A. 机化包裹
    B. 填补缺损
    C. 吞噬
    D. 抗感染

三、问答题

1. 简述毛细血管再生的过程。
2. 简述外周神经纤维完全断裂后的再生过程。
3. 试述肉芽组织的形态特征和功能。
4. 试述肝细胞在肝组织不同程度损伤情况下的再生修复特点。
5. 试述骨折愈合的过程。
6. 以中度烧伤或烫伤为例,阐述机体可能出现的修复性病理改变。

选择题参考答案

A 型题:

1. B   2. D   3. D   4. C   5. B   6. B   7. C   8. A   9. E   10. D
11. D   12. C   13. D   14. C   15. C

X 型题:

1. AC   2. AD   3. BC   4. ABCD   5. ABCD   6. ABD   7. ABD
8. ABCD   9. ACD   10. ABD

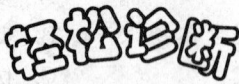

病历摘要

患者男性,59 岁,因胃穿孔行手术切除术。术后 7 天上腹部皮肤切口大部分呈一期愈合,但远端切口局部可见鲜嫩、红色柔软组织突出皮肤表面,多次切除仍不能愈合。将切除物送病理科检查。

镜下观察:组织中可见大量新生毛细血管,内皮细胞肿胀,血管间可见成纤维细胞及中性粒细胞等各种炎症细胞,间质高度水肿、疏松。

讨论题

1. 送检物的病理诊断是什么?
2. 皮肤切口长期不愈合的原因可能有哪些?
3. 皮肤切口长期不愈合应如何预防和处理?

病例分析

1. 病理诊断:(送检物)肉芽组织伴间质水肿。

2. 皮肤切口长期不愈合的原因可能有:

全身因素:①老年人组织再生能力差或血管硬化;②严重蛋白质缺乏、维生素缺乏、锌缺乏等营养不良影响前胶原分子形成。

局部因素:①感染与异物,引起组织坏死,溶解基质或胶原纤维,加重局部组织损伤;或渗出物增加局部伤口的张力;②局部血液循环不良,使伤口愈合迟缓;③神经受累使局部神经性营养不良,自主神经损伤时可影响局部血液供应对再生的影响更大;④电离辐射破坏细胞、损伤小血管、抑制组织再生,也可影响创伤的愈合。

3. 注意蛋白质及维生素、微量元素锌等营养物质的补充,改善局部血液供应;清除感染与异物,确保在没有感染的情况下缝合创口等,可预防皮肤伤口愈合不良。

(戴 洁)

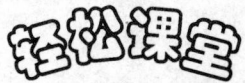

第一节　充血和淤血

充血（hyperemia）：器官或组织因动脉输入血量的增多而发生的充血，称动脉性充血，简称充血。

淤血（congestion）：器官或局部组织静脉血液回流受阻，血液淤积于小静脉和毛细血管内，称为淤血，又称静脉性充血。

	充血	淤血
原因	适应器官和组织生理需要和代谢增强需要，如炎症、减压等	静脉受压，静脉腔阻塞，心力衰竭等
部位	小动脉和毛细血管	小静脉和毛细血管
肉眼特点	器官和组织体积轻度增大，颜色鲜红，温度增高	局部组织或器官体积增大，颜色暗红，温度降低
镜下特点	小动脉和毛细血管内血液含量增多	小静脉和毛细血管内血液含量增多
结局	短暂的血管反应，通常对机体无不良后果	淤血性水肿、出血、硬化和实质细胞萎缩、变性、坏死
举例	进食后的胃黏膜充血，炎症性充血，减压后充血	左心衰竭可引起肺淤血，妊娠时增大的子宫压迫髂总静脉引起下肢淤血水肿

重要器官的淤血：

1. 肺淤血
   - 病因：多见于左心衰竭
   - 肉眼：肺体积增大，暗红色，切面流出泡沫状红色血性液体
   - 镜下：
     - 肺泡壁增厚，毛细血管扩张充血
     - 部分肺泡腔内有水肿液及出血
     - 慢性肺淤血肺泡腔内还可见大量含有含铁血黄素颗粒的巨噬细胞，称为**心衰细胞**（heart failure cell）
     - 长期淤血可出现**肺褐色硬化**，肺质地变硬，肉眼呈棕褐色

2. 肝淤血
   - 病因：多见于右心衰竭
   - 肉眼：肝体积增大，暗红色，慢性肝淤血时肝的切面出现红（淤血区）黄（肝脂肪变区）相间的状似槟榔切面的条纹，称为**槟榔肝**（nutmeg liver）
   - 镜下：
     - 肝小叶中央静脉和肝窦扩张淤血
     - 严重可见小叶中央肝细胞萎缩、变性和坏死
     - 小叶周边肝细胞脂肪变性
     - 长期淤血可导致淤血性肝硬化

第二节 出 血

概念：血液从血管或心腔逸出，称为出血（hemorrhage）。

根据发生部位的不同：分为内出血（指血液逸入体腔或组织内）和外出血（指血液流出体外）。

一、病因和发病机制

按血液逸出的机制分为以下两类：

分类	概念	原因	举例
破裂性出血	由心脏或血管壁破裂所致，一般出血量较多	血管机械性损伤	割伤、刺伤
		血管壁或心脏病变	室壁瘤、主动脉瘤破裂
		静脉破裂	肝硬化时食管下段静脉曲张破裂
		血管壁周围病变侵蚀	恶性肿瘤侵及周围的血管
		毛细血管破裂	局部软组织损伤
漏出性出血	由于血管通透性增高，导致血液逸出	血管壁的损害	缺氧、感染、中毒等因子的损害
		血小板减少或功能障碍	再生障碍性贫血、白血病、DIC
		凝血因子缺乏	血友病、DIC 等

DIC：弥散性血管内凝血

二、病理变化

（一）内出血

体腔积血：血液积聚于体腔内称体腔积血，如心包积血

血肿：在组织内局限性的大量出血，称为血肿（hematoma），如皮下血肿

（二）外出血

鼻出血：鼻黏膜出血排出体外

咯血：肺结核空洞或支气管扩张出血经口排出到体外

呕血：消化性溃疡或食管静脉曲张出血经口排出到体外

便血：结肠、胃出血经肛门排出

尿血：泌尿道出血经尿排出

瘀点（petechiae）：微小的出血进入皮肤、黏膜、浆膜面形成较小的出血点

紫癜（purpura）：稍微大的出血

瘀斑（ecchymoses）：直径超过 1~2cm 的皮下出血灶

三、后果

出血对机体的影响取决于出血的类型、出血量、出血速度和出血部位。

1. 少量的出血多可自行止血，局部组织或体腔内的血液可通过吸收或机化消除

2. 较大的血肿吸收不完全可机化或纤维包裹

3. 在短时间内丧失循环血量 20%~25% 时，可发生出血性休克

第三节　血栓形成

概念：在活体的心脏和血管内，血液发生凝固或血液中某些有形成分凝集形成固体质块的过程，称为血栓形成（thrombosis）。所形成的固体质块称为血栓（thrombus）。

一、血栓形成的条件和机制

条件 {
1. 心血管内皮细胞的损伤，是血栓形成最重要和最常见的原因
2. 血流状态的改变，主要指血流减慢和血流产生漩涡等改变
3. 血液凝固性增加，是指血液中血小板和凝血因子增多，或纤维蛋白溶解系统活性降低，导致血液的高凝状态

（一）心血管内皮细胞的损伤

正常内皮细胞的作用 {

抗凝作用 {
1. 屏障
2. 抗血小板黏集 {①合成前列环素（PGI$_2$）和 NO　②分泌腺苷二磷酸（ADP）酶}
3. 抗凝血酶或凝血因子 {①合成凝血酶调节蛋白　②合成膜相关肝素样分子　③合成蛋白 S}
4. 促进纤维蛋白溶解，合成组织型纤溶酶原激活物（t-PA）
}

促凝作用 {
1. 激活外源性凝血过程，损伤时释放组织因子
2. 辅助血小板黏附，损伤时释放 vW 因子
3. 抑制纤维蛋白溶解，释放纤溶酶原激活物抑制因子（PAIs）
}
}

损伤的内皮细胞的作用 {
激活血小板和凝血因子 XII，启动了内源性凝血过程
激活凝血因子 VII，启动了外源性凝血过程
}

血小板活化反应 {
1. 黏附反应：vW 因子参与血小板与内皮下胶原的黏附
2. 释放反应：血小板释放 α 颗粒和 δ 颗粒，其中 Ca^{2+} 参与血液凝固的连锁反应过程，而 ADP 是血小板与血小板间黏集的强有力介质
3. 黏集反应：在 Ca^{2+}、ADP 和血栓素 A$_2$ 的作用下，血小板彼此黏集成堆，并在凝血酶的作用下使血小板紧紧地交织在一起
}

心血管内皮细胞损伤的原因：多见于风湿性和感染性心内膜炎、心肌梗死区的心内膜、严重动脉粥样硬化斑块溃疡、败血症等。

（二）血流状态的改变

机制 {
1. 血流方向的改变：血流产生漩涡时使血小板容易与内膜接触，且容易造成内膜损伤
2. 血流速度的改变：血流缓慢，血液由轴流变成边流，使血小板易与内皮细胞接触
}

好发部位：静脉多于动脉，下肢静脉多于上肢静脉，动脉瘤、二尖瓣狭窄时的左心房或血管分支处。

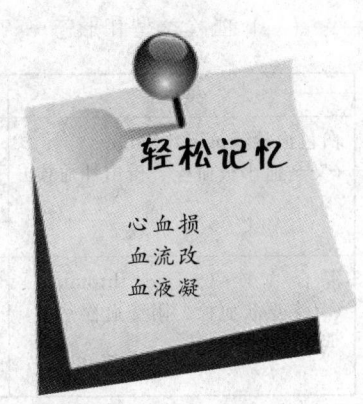

轻松记忆

心血损
血流改
血液凝

静脉血栓
常见原因
1. 静脉内有静脉瓣，血流缓慢，且易形成涡流
2. 静脉血流可出现短暂的停滞
3. 静脉壁薄，容易受压
4. 静脉的血液黏性有所增加

（三）血液凝固性增加

血液的高凝状态
1. 血液中血小板和凝血因子增多
2. 纤维蛋白溶解系统活性降低

分类
1. 遗传性高凝状态：如第 V 因子基因突变，抗凝血酶Ⅲ先天性缺乏等
2. 获得性高凝状态：如广泛转移的晚期恶性肿瘤、DIC、妊娠高血压综合征等

二、血栓形成过程及血栓形态

（一）形成过程

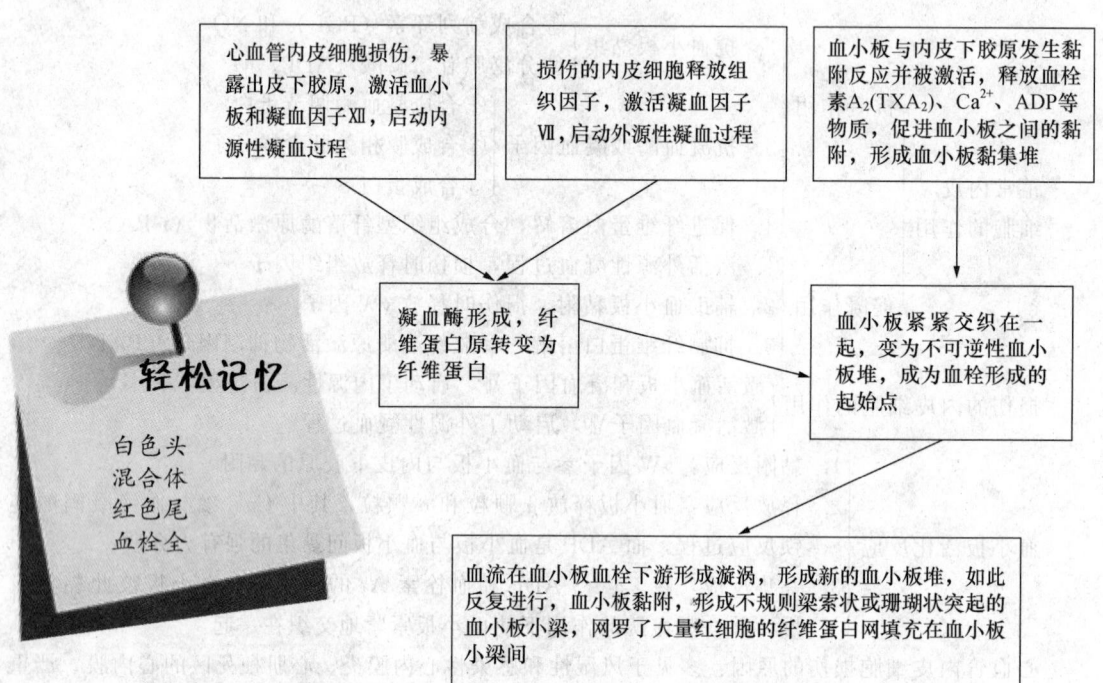

心血管内皮细胞损伤，暴露出皮下胶原，激活血小板和凝血因子Ⅻ，启动内源性凝血过程

损伤的内皮细胞释放组织因子，激活凝血因子Ⅶ，启动外源性凝血过程

血小板与内皮下胶原发生黏附反应并被激活，释放血栓素A_2(TXA$_2$)、Ca^{2+}、ADP等物质，促进血小板之间的黏附，形成血小板黏集堆

凝血酶形成，纤维蛋白原转变为纤维蛋白

血小板紧紧交织在一起，变为不可逆性血小板堆，成为血栓形成的起始点

轻松记忆

白色头
混合体
红色尾
血栓全

血流在血小板血栓下游形成漩涡，形成新的血小板堆，如此反复进行，血小板黏附，形成不规则梁索状或珊瑚状突起的血小板小梁，网罗了大量红细胞的纤维蛋白网填充在血小板小梁间

（二）血栓类型和形态

类型	病理特点	好发部位
白色血栓（pale thrombus） （又名血小板血栓、析出性血栓）	肉眼：灰白色，质实，与心血管壁附着较牢固 镜下：主要由血小板和纤维蛋白构成	血流较快的心瓣膜、心腔内、动脉内 在静脉性血栓中，白色血栓位于血栓的头部
混合血栓（mixed thrombus） （又名层状血栓、附壁血栓）	肉眼：呈灰白与褐色相间的条纹状结构 镜下：主要由血小板、纤维蛋白、白细胞和红细胞构成	心腔内、动脉粥样硬化溃疡部位或动脉瘤内 在静脉性血栓中，混合血栓位于血栓的体部

续表

类型	病理特点	好发部位
红色血栓（red thrombus）	肉眼：呈红色 镜下：主要由纤维蛋白和红细胞构成	主要见于静脉内延续性血栓的尾部
透明血栓（hyaline thrombus）（又名微血栓、纤维素性血栓）	镜下：主要由纤维蛋白构成	最常见于 DIC，主要发生于毛细血管内

三、血栓的结局

（一）软化、溶解及吸收

1. 小的血栓可以完全溶解、吸收
2. 较大的血栓可部分或全部脱落形成血栓栓子，引起血栓栓塞

（二）机化、再通

1. 由肉芽组织逐渐取代血栓的过程，称为血栓机化（thrombus organization）。
2. 在血栓机化过程中，由于血栓干燥收缩或部分溶解出现裂隙，新生的血管内皮细胞长入并覆盖于裂隙表面形成新的血管，并相互吻合沟通，使被阻塞的血管部分重建血流，这一过程称为再通（recanalization）。

（三）钙化

1. 血栓未能软化又未完全机化，可发生钙盐沉着，称为钙化（calcification）
2. 血栓钙化后成为静脉石（phlebolith）或动脉石（arteriolith）

四、血栓对机体的影响

有利	不利
对破裂的血管起止血的作用	1. 阻塞血管：可引起局部器官或组织缺血，实质细胞萎缩及缺血性坏死 2. 栓塞：导致梗死 3. 心瓣膜变形：可造成瓣膜口狭窄或关闭不全 4. 广泛出血：微循环内广泛性纤维素性血栓形成，可导致 DIC

第四节　栓　塞

概念：在循环血液中出现的不溶于血液的异常物质，随血流运行阻塞血管腔的现象称为栓塞（embolism），阻塞血管的异常物质称为栓子（embolus）。

一、栓子运行的途径

1. 静脉系统及右心栓子：主要栓塞肺动脉，少数可进入体循环
2. 主动脉系统及左心栓子：栓塞于各器官的小动脉内，常见于脑、脾、肾等
3. 门静脉系统栓子：可引起肝内门静脉分支的栓塞
4. 交叉性栓塞（crossed embolism）：又称反常性栓塞（paradoxical embolism），右心或腔静脉系统的栓子通过先天性房（室）间隔缺损到达左心，或静脉脱落的小血栓从肺动脉经未闭的动脉导管，进入体循环而引起栓塞
5. 逆行性栓塞（retrograde embolism）：在胸、腹压突然升高（如咳嗽或深呼吸）时，下腔静脉内的血栓一时性逆流至肝、肾、髂静脉分支，引起栓塞

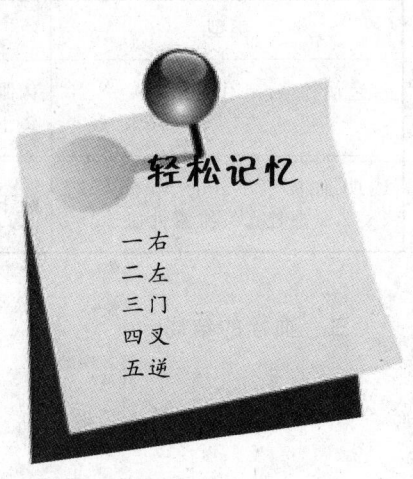

轻松记忆

一右
二左
三门
四叉
五逆

二、栓塞的类型及其对机体的影响

（一）血栓栓塞

概念：由血栓或血栓的一部分脱落引起的栓塞称为血栓栓塞（thromboembolism）。

对机体影响：血栓栓塞是栓塞最常见的原因，对机体影响与栓子来源、大小和栓塞部位有关。

1. 肺动脉栓塞

栓子来源：多来自下肢膝以上的深部静脉，如腘静脉、股静脉等。

对机体的影响

栓子特点	对机体影响
少量的中、小栓子	多栓塞肺动脉的小分支，一般无严重后果；若栓塞前肺有严重淤血可导致出血性梗死
大的血栓栓子	栓塞肺动脉主干或大分支，可引起急性呼吸循环衰竭猝死
栓子小但数目多	广泛栓塞肺动脉多数小分支，亦可引起右心衰竭猝死
肺动脉栓塞引起猝死的机制	①肺动脉主干或大分支栓塞时可导致急性右心衰竭，同时回心血量的减少引起心肌缺血 ②肺栓塞可刺激迷走神经，通过神经反射引起肺动脉、冠状动脉、支气管动脉和支气管平滑肌的痉挛，导致急性右心衰竭和窒息 ③新鲜血栓中血小板释放的 5-羟色胺（5-HT）及血栓素 A_2 可引起肺血管的痉挛

2. 体循环动脉栓塞

①栓子来源：多来自左心系统，如亚急性感染性心内膜炎时心瓣膜赘生物、二尖瓣狭窄时左心房附壁血栓、动脉粥样硬化溃疡等
②动脉栓塞的部位：主要为下肢、脑、肠、肾和脾
③后果：取决于栓塞的部位和局部侧支循环情况及组织对缺血的耐受性

（二）脂肪栓塞

1. 概念：循环血流中出现脂肪滴阻塞小血管，称为脂肪栓塞（fat embolism）
2. 栓子来源：常见于长骨骨折、脂肪组织严重挫伤和烧伤，脂肪细胞破裂和释出脂滴，由破裂血管窦状隙或静脉进入血液循环
3. 后果：取决于栓塞部位及脂滴数量的多少

脂肪栓子特点	对机体影响
直径大于 $20\mu m$ 的栓子	引起肺动脉分支、小动脉或毛细血管的栓塞
大量栓子（9～20g）	短期内进入肺循环可引起窒息和因急性右心衰竭死亡
直径小于 $20\mu m$ 的栓子	可通过肺循环进入体循环，引起全身多器官的栓塞，最常见的部位是脑

（三）气体栓塞

概念：大量空气迅速进入血液循环或原溶于血液内的气体迅速游离，形成气泡阻塞心血管，称为气体栓塞（gas embolism）。前者为空气栓塞（air embolism），后者称减压病（decompression sickness）。

1. 空气栓塞
- 病因：多由于静脉损伤破裂，外界空气由缺损处进入血流所致。如胸部外伤损伤静脉，空气因吸气时静脉腔内负压而被吸引进入血液循环
- 后果：取决于气体进入的速度和量。少量气体入血，不会发生气体栓塞；大量气体（多于 100ml）随血流到右心可造成严重循环衰竭

2. 减压病
- 又称：沉箱病（caisson disease）和潜水员病（diver disease）
- 病因：人体从高压环境进入正常或低压环境时，原溶解于血液、组织液和脂肪组织的氧和二氧化碳可迅速再溶解，而氮气在体液中溶解缓慢，可引起气体栓塞
- 临床表现：与气体所在部位有关，如位于皮下可引起皮下气肿；位于肌肉、肌腱、韧带可引起关节和肌肉疼痛等

（四）羊水栓塞

概念：羊水栓塞（amniotic fluid embolism）是指在分娩过程中，羊膜破裂、早破或胎盘早期剥离，又逢胎儿阻塞产道时，由于子宫强烈收缩，宫内压增加，可将羊水压入子宫壁破裂的静脉窦内，经血循环进入肺动脉分支、小动脉及毛细血管内而引起的栓塞

证据：在显微镜下观察到肺小动脉和毛细血管内有羊水的成分，包括角化鳞状上皮、胎毛、胎粪和黏液

临床表现：分娩过程中或分娩后突然出现呼吸困难、发绀、抽搐、休克、昏迷甚至死亡

引发猝死的机制
①羊水中胎儿代谢产物入血引起过敏性休克
②羊水栓子阻塞肺动脉及羊水内含有血管活性物质引起反射性血管痉挛
③羊水具有凝血致活酶的作用引起 DIC

（五）其他栓塞

包括肿瘤细胞、细菌、寄生虫、异物、胆固醇等。

第五节　梗　死

概念：器官或局部组织由于血管阻塞、血流停止导致缺氧而发生的坏死，称为梗死（infarction）。

一、梗死形成的原因和条件

（一）梗死形成的原因和条件

1. 血栓形成：是梗死最常见的原因，如冠状动脉粥样硬化合并血栓形成引起心肌梗死
2. 动脉栓塞：多为血栓栓塞，常引起脾、肾、肺和脑的梗死
3. 动脉痉挛：如在严重的冠状动脉粥样硬化的基础上，冠状动脉发生强烈和持续的痉挛，可引起心肌梗死
4. 血管受压闭塞：如肠扭转、肠套叠和嵌顿性疝时，可引起肠的梗死

（二）影响梗死形成的因素

1. 器官血供特性：有双重血液循环的器官，不易引起梗死
2. 局部组织对缺血的敏感程度：大脑的神经细胞耐受性最低，心肌细胞也很敏感

二、梗死的病变及类型

（一）梗死的形态特征

1. 形状：取决于该器官的血管分布方式。如脾、肾、肺的梗死灶呈锥形，心肌梗死灶呈不规则形，肠梗死灶呈节段形
2. 质地：取决于坏死的类型。如心脏、脾、肾的梗死为凝固性坏死，新鲜时由于组织崩解，局部肿胀，表面和切面均有微隆起，若靠近浆膜面，则浆膜表面有纤维素性渗出物，陈旧时梗死灶干燥、质地变硬，表面下降；脑的梗死为液化性坏死，新鲜时质地疏松，陈旧液化成囊状
3. 颜色：取决于病灶内的含血量，含血量少时颜色灰白，称为贫血性梗死（anemic infarct）或白色梗死（white infarct）；含血量多时，颜色暗红，称为出血性梗死（hemorrhagic infarct）或红色梗死（red infarct）

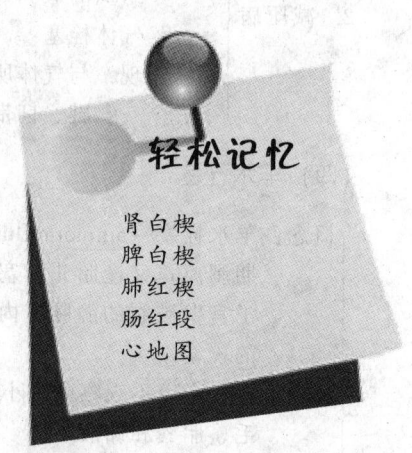

轻松记忆

肾白楔
脾白楔
肺红楔
肠红段
心地图

（二）梗死类型

类型	病理变化	好发部位
贫血性梗死	梗死灶呈灰白色	组织结构较致密、侧支循环不充分的实质器官，如脾、肾、心脏和脑组织
出血性梗死	梗死灶呈暗红色	组织结构比较疏松、侧支循环较充分的器官，如肠、肺
败血性梗死	梗死灶内可见有细菌团及大量炎症细胞浸润，若有化脓性细菌感染时，可形成脓肿	由含有细菌的栓子阻塞血管引起

梗死常见类型举例：

	梗死类型	肉眼特点	镜下特点
心肌梗死	贫血性梗死	灰白色，不规则地图状	凝固性坏死，晚期瘢痕组织修复
肾梗死	贫血性梗死	灰白色，楔形，尖端向血管阻塞的部位，底部靠近脏器的表面，浆膜面常有纤维素性渗出物被覆	
脾梗死	贫血性梗死		
脑梗死	多为贫血性梗死	灰白色，不规则地图状	液化性坏死，晚期胶质瘢痕组织修复
肺梗死	出血性梗死	暗红色，楔形，尖端向血管阻塞的部位，底部靠近脏器的表面，浆膜面常有纤维素性渗出物被覆	凝固性坏死
肠梗死	出血性梗死	暗红色，节段性，浆膜面常有纤维素性渗出物被覆	肠壁淤血、水肿、出血、坏死

三、梗死对机体的影响和结局

（一）梗死对机体的影响

取决于发生梗死的器官、梗死灶的大小和部位，以及有无细菌感染等因素。

（二）梗死的结局

1. 小的梗死灶可被肉芽组织完全取代机化
2. 大的梗死灶可被肉芽组织包裹，病灶内部可发生钙化

第六节 水 肿

水肿（edema）是指组织间隙内的体液增多。如果体液积聚在体腔则称为积水（hydrops），如胸腔积液、腹水（ascites）、脑积水等。

一、水肿的发病机制

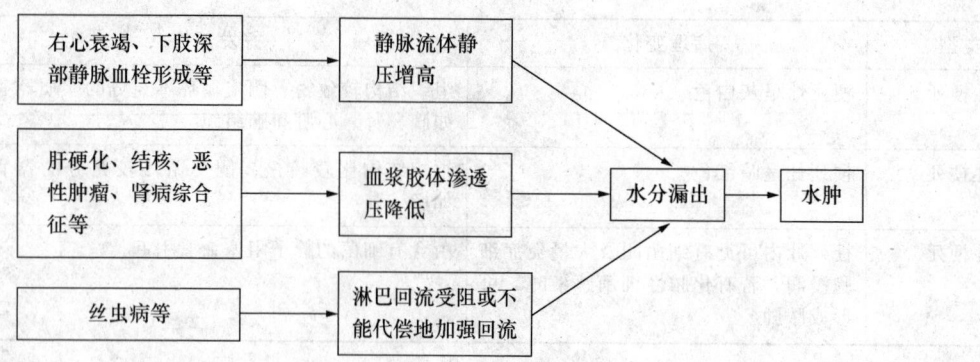

二、水肿的病理变化

病理变化 {
1. 肉眼：组织肿胀，颜色苍白而质软，切面有时呈冻胶样
2. 镜下：水肿液积聚于细胞和纤维结缔组织之间或腔隙内，HE染色为透亮空白区，细胞外基质成分被水肿液分隔
}

常见类型 {
1. 皮下水肿：不同原因引起的部位分布各异，可以弥漫或局部分布
2. 肺水肿：最常见于左心衰竭，肺质变实，切面有淡红色泡沫状液体渗出
3. 脑水肿：可以弥漫或局部分布
}

三、水肿对机体的影响

水肿对机体的影响取决于水肿的部位、程度、发生速度及持续时间。如肺水肿影响通气功能，严重可引起死亡。

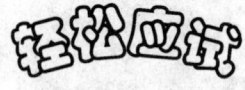

一、名词解释

1. 动脉性充血（arterial hyperemia）
2. 淤血（congestion）
3. 心衰细胞（heart failure cell）
4. 肺褐色硬化（brown duration of lung）
5. 槟榔肝（nutmeg liver）
6. 出血（hemorrhage）
7. 血栓形成（thrombosis）
8. 血栓（thrombus）
9. 栓塞（embolism）
10. 栓子（embolus）
11. 交叉性栓塞（crossed embolism）
12. 逆行性栓塞（retrograde embolism）

13. 减压病（decompression sickness）（或沉箱病 caisson disease）
14. 梗死（infarction）
15. 水肿（edema）
16. DIC（disseminated intravascular coagulation）
17. 羊水栓塞（amniotic fluid embolism）
18. 气体栓塞（gas embolism）
19. 破裂性出血（rhexis hemorrhage）
20. 漏出性出血（leakage hemorrhage）
21. 血肿（hematoma）
22. 瘀点（petechiae）

23．紫癜（purpura）
24．瘀斑（ecchymoses）
25．凹陷性水肿（pitting edema）

二、选择题

【A 型题】

1．大脑中动脉血栓栓塞，栓子可能来源于
A．髂静脉
B．肝静脉
C．右心房
D．左心房
E．股动脉

2．混合性血栓可见于
A．静脉内柱状血栓尾部
B．毛细血管内血栓
C．风湿性心内膜炎瓣膜闭锁缘疣状血栓
D．动脉血栓头部
E．心室内附壁血栓

3．关于血栓的描述，哪项是**错误**的
A．纤维素血栓易溶解吸收
B．可形成静脉石
C．再通可恢复正常循环
D．可阻塞动脉、静脉
E．可继发于血管炎

4．红色血栓可见于
A．静脉内柱状血栓的尾部
B．毛细血管内血栓
C．急性风湿性心内膜炎的疣状血栓
D．动脉血栓头部
E．心室内附壁血栓

5．下述血栓中，哪种是白色血栓
A．疣状心内膜炎的瓣膜赘生物
B．心房颤动时心耳内球状血栓
C．心肌梗死时的附壁血栓
D．微循环内的微血栓
E．下肢深静脉的延续性血栓

6．关于栓塞的叙述，哪项是正确的
A．进入血液的癌细胞均可形成转移灶
B．脂肪栓塞均由创伤引起
C．羊水栓塞不会引起死亡
D．肺动脉血栓栓塞的栓子多来自下肢深静脉

E．减压病是氧气栓塞

7．心房颤动时，左心房内的球形血栓是
A．混合血栓
B．白色血栓
C．红色血栓
D．透明血栓
E．延续血栓

8．透明血栓最常见于
A．小静脉
B．小动脉
C．中型动脉
D．大静脉
E．毛细血管

9．下列各项中，属于白色血栓的是
A．延续血栓的体部
B．阻塞冠状动脉左前降支的血栓
C．阻塞肺动脉主干的血栓栓子
D．疣状血栓性心内膜炎的疣状赘生物
E．基底动脉的血栓

10．主要由纤维蛋白构成的血栓是
A．透明血栓
B．红色血栓
C．混合血栓
D．白色血栓
E．附壁血栓

11．混合血栓的形态学特征是
A．血小板和少量纤维蛋白
B．血小板小梁、纤维蛋白及红细胞
C．血液中细胞成分与血浆成分分层
D．同质的纤维蛋白
E．纤维蛋白网眼中充满红细胞

12．栓子的最确切定义是
A．阻塞血管的异常物质
B．阻塞血管的液态物质
C．阻塞血管的固态物质
D．阻塞血管的气态物质
E．阻塞血管的脂肪

13．急性肺淤血时，肺泡腔内的主要成分是

A. 心力衰竭细胞

B. 纤维蛋白

C. 伊红色水肿液

D. 中性粒细胞

E. 黏液

14. 透明血栓的主要成分是

A. 纤维蛋白

B. 血小板

C. 红细胞

D. 中性粒细胞

E. 淋巴细胞

15. 下列哪项**不属于**病理性充血

A. 炎症性充血

B. 器官组织活动增强时引起的充血

C. 烫伤引起的充血

D. 侧支循环性充血

E. 减压后充血

16. 下列哪项属于静脉性充血

A. 减压后充血

B. 妊娠子宫充血

C. 炎症性充血

D. 进食后胃肠道的充血

E. 心力衰竭引起的充血

17. 左心衰竭可导致

A. 肺淤血

B. 肾淤血

C. 肝淤血

D. 上肢淤血

E. 下肢淤血

18. 下列哪项**不符合**漏出液的特点

A. Rivalta 反应阳性

B. 流体静力学因素

C. 比重低于 1.018

D. 静置后不凝固

E. 蛋白质含量和细胞数量很少

19. 漏出性出血多发生在

A. 小动脉

B. 小静脉

C. 毛细血管

D. 中动脉

E. 中静脉

20. 梗死灶的形状主要取决于

A. 脏器的形状

B. 脏器血管的分布

C. 是否有淤血

D. 动脉阻塞的部位

E. 是否有侧支循环

21. 最常见的栓子是

A. 肿瘤栓子

B. 脂肪栓子

C. 空气栓子

D. 羊水栓子

E. 血栓栓子

22. 肺动脉栓塞的栓子一般来自

A. 左心房球状血栓

B. 左心室附壁血栓

C. 门静脉系统的血栓

D. 下肢深静脉血栓

E. 风湿性心内膜炎的疣状血栓

【X 型题】

1. 心室壁瘤时，血栓形成的主要原因在于

A. 心室内膜损伤

B. 血液浓缩

C. 涡流形成

D. 心源性休克

2. 肝淤血的病理变化有

A. 肝细胞萎缩变性

B. 肝细胞内淤胆

C. 纤维组织增生

D. 库普弗细胞异型增生

3. 慢性肺淤血可以引起

A. 肺漏出性出血

B. 肺褐色硬化

C. 肺癌

D. 肺结节病

4. 下列哪些选项符合慢性肝淤血的特点

A. 肉眼呈红黄相间的条纹

B. 中央静脉及肝窦扩张

C. 肝细胞萎缩、脂肪变性

D. 肝细胞大片坏死

5. 下列哪些情况会引起淤血

A. 大隐静脉结扎

B. 右心衰竭

   C. 左心衰竭

   D. 肠扭转

6. 下列哪些关于慢性肺淤血的描述是正确的

   A. 肺泡壁毛细血管扩张

   B. 肺泡腔内有水肿液

   C. 肺泡腔内有大量纤维蛋白渗出

   D. 肺泡腔内常见心衰细胞

7. 下列哪些患者容易出现血栓形成

   A. 大面积烧伤

   B. 晚期肺癌患者

   C. 直肠癌根治术后

   D. 心房颤动

8. 下列哪些关于血栓的叙述是正确的

   A. 长期卧床的患者容易形成血栓

   B. 静脉血栓多于动脉血栓

   C. 左心房内血流快不可能形成血栓

   D. 血栓形成有时对机体有益

9. 下列哪些关于脾梗死的描述是正确的

   A. 病灶呈灰红色

   B. 梗死区呈楔形

   C. 镜下为凝固性坏死

   D. 早期原有的组织结构轮廓消失

10. 下列关于梗死的叙述哪些是**错误**的

   A. 有双重血液循环的器官不易发生梗死

   B. 局部血液循环状态对梗死的形成无影响

   C. 梗死多由静脉阻塞引起

   D. 动脉痉挛可以促进梗死的发生

11. 引起肺动脉栓塞的血栓栓子多来自于

   A. 腘静脉

   B. 股静脉

   C. 髂静脉

   D. 盆腔静脉

12. 下列哪些疾病可以引起槟榔肝

   A. 上腔静脉闭塞症

   B. 缩窄性心包炎

   C. 肺动脉高压

   D. 三尖瓣狭窄

13. 下列哪些是肺发生出血性梗死的条件

   A. 肺淤血

   B. 肺组织双重血供

   C. 肺组织疏松

   D. 肺动脉呈树枝状分布

三、问答题

1. 简述血栓形成的条件、机制和结局。
2. 试分析肺血栓栓塞致猝死原因。
3. 淤血、血栓形成、栓塞和梗死之间有何相互关系？试举一例说明。
4. 简述淤血发生的条件和后果。
5. 简述血栓的类型及各型血栓的主要成分和好发部位。
6. 简述心血管内皮细胞在血栓形成过程中的功能及意义。
7. 试比较肺梗死与脑梗死在发生原因和病理形态方面有什么区别。
8. 简述梗死形成的原因及类型。
9. 试分析股静脉血栓形成对机体有何影响。
10. 简述出血性梗死发生的条件，并以肺为例说明病理变化的特点。

选择题参考答案

A 型题：

1. D 2. E 3. C 4. A 5. A 6. D 7. A 8. E 9. D 10. A
11. B 12. A 13. C 14. A 15. B 16. E 17. A 18. A 19. C 20. B
21. E 22. D

X 型题：

1. AC 2. AC 3. AB 4. ABC 5. BCD 6. ABD 7. ABCD

8. AB　　9. BC　　10. BC　　11. ABCD　　12. BCD　　13. ABC

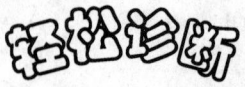

病例摘要

患者，女，32岁，因足月妊娠待产住院。入院后自然娩出一体重4kg女婴，产后3天出院。分娩后因身体虚弱，一直未下床活动。产后第9天，患者出现咳嗽、咳痰，痰中带血，右肩部疼痛且于吸气时加剧，右下肢有轻度肿胀。遂来医院就诊。肺部听诊：呼吸音减弱，并可闻及小水泡音。胸部X线检查：右侧胸腔少量积液。内科诊断为"右侧渗出性胸膜炎"，故转入内科治疗。产后第14天，因患者一直便秘，给予300ml肥皂水灌肠，灌肠5min后患者下地排便。便后突然感到头晕，呼吸困难，胸部压迫感，烦躁不安，随后晕厥，脉细数，四肢湿冷，血压骤降。立即给予吸氧，呼吸兴奋剂静脉注射，强心剂心内注射，并给予心肺复苏等抢救，但均无效，5min后呼吸、心跳停止而死亡。

病理检查结果

体表检查：身体肥胖，口唇、指（趾）甲床发绀，余无异常。

心脏：重240g，心外膜可见较多脂肪浸润。心脏各房室及瓣膜均未见异常。

肺：淤血，右肺下叶可见数处楔状、暗红色、出血性梗死灶，最大直径为5cm。局部胸膜轻度肥厚，粘连。纵向切开肺动脉主干及左右两大分支，可见一段红褐色血栓（长约6.5cm，直径0.3~0.5cm）嵌顿在左右分叉处。镜下检查栓塞物为混合血栓及红色血栓。

右下肢股静脉部分切开，内膜局部粗糙。盆腔静脉及髂静脉未见异常。

其他脏器未见异常。

讨论题

1. 本病的诊断结果是什么？

2. 请用学过的病理学知识解释患者的临床表现。

病例分析

1. 诊断：肺动脉左、右大分支骑跨性血栓栓塞（考虑血栓于右侧股静脉内形成）；右肺下叶出血性梗死及增生性胸膜炎。

2. 分析：患者因妊娠、高龄、肥胖等因素导致血流高凝状态，并因体弱未下床活动，使下肢血流状态缓慢，长期缺血、缺氧导致血管内皮细胞的损伤，这些均促进下肢静脉血栓的形成，下肢静脉回流受阻，从而患者出现下肢肿胀的表现。患者长期卧床导致坠积性肺淤血，下肢静脉血栓脱落后回流进入右心，中、小栓子随血流堵塞相应大小管径的肺动脉，因肺组织已有淤血，可引起肺梗死，并累及胸膜，从而患者出现咳嗽、咳痰，痰中带血，右肩部疼痛且于吸气时加剧的表现。患者下床排便，导致大的栓子脱落，骑跨在左右肺动脉分支处，肺动脉内阻力急剧增加，造成急性右心衰竭，同时肺缺血、缺氧，左心回心血量减少，冠状动脉灌流量不足导致心肌缺血，而且肺栓塞刺激迷走神经，通过神经反射引起肺动脉、冠状动脉、支气管动脉和支气管平滑肌的痉挛，导致急性右心衰竭和窒息；再者血栓栓子内血小板释出的5-羟色胺和血栓素A_2，引起肺血管痉挛，这些原因导致患者猝死。

（孙　静）

第4章 炎 症

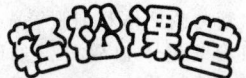

炎症是具有血管系统的活体组织针对损伤因子所发生的以血管反应为主要特征，同时又保留了吞噬和清除等作用的**防御性**反应，是包括组织损伤、抗损伤及修复反应的综合过程。其中**血管反应**和渗出是炎症过程的中心环节。

第一节 概 述

一、炎症的概念

炎症（inflammation）：是具有血管系统的活体组织对损伤因子所诱发的以防御为主的基本病理过程。

包括：
1. 外源性和内源性损伤因子引起机体细胞和组织各种各样的损伤性变化
2. 机体的局部和全身也发生一系列复杂的抗损伤反应，以消灭和局限损伤因子，清除和吸收坏死组织和细胞
3. 通过实质和间质细胞的再生使受损伤的组织得以修复和愈合

二、炎症的原因

凡能引起组织损伤的因素都能成为炎症的原因，即致炎因子。

1. 生物性因子：最常见。如病毒、细菌、立克次体、原虫、真菌、螺旋体和寄生虫等
2. 物理性因子：高温、低温、机械性损伤、紫外线、放射线等
3. 化学性因子
   ①外源性化学物质：如强酸、强碱、腐蚀性物质等
   ②内源性毒物：如坏死组织的分解产物、内源性化学物质蓄积于体内的代谢产物如尿素等
4. 组织坏死：坏死组织是潜在的致炎因子
5. 变态反应：Ⅰ～Ⅱ型变态反应及某些自身免疫性疾病

☞**轻松提示**

损伤因子的性质、强度和作用时间
机体的防御功能状态及对致炎因子敏感性 ——→ 炎症的发生及反应的强弱

三、炎症的基本病理变化

变质（alteration）——→渗出（exudation）——→增生（proliferation）
（损伤过程）　　　　　（抗损伤和修复过程）

┌─ ☞ **轻松提示** 三大基本病变顺序发生，相互联系。

炎症的基本病理变化

	变质	渗出	增生
定义	炎症局部组织发生的变性和坏死统称为变质	血管内的液体和细胞等成分通过血管壁进入血管外（如组织间隙、体腔及体表）的过程	炎症局部包括实质细胞和间质细胞的增生
原因及机制	1. 致炎因子的直接干扰、破坏细胞的代谢 2. 局部血液循环障碍 3. 炎症介质作用：血管扩张、血管壁通透性增加、趋化作用和对组织的损伤等	液体渗出的原因 1. 血管壁通透性升高 2. 组织渗透压升高 3. 微循环流体静脉压升高	1. 与相应的生长因子的刺激有关 2. 成纤维细胞产生大量的胶原纤维
病理特点	1. 实质细胞：发生变性及坏死 2. 间质细胞：黏液变性和纤维素性坏死	1. 液体成分、纤维素等蛋白质和各种炎症细胞可渗出组织、体腔、体表和黏膜表面 2. 液体渗出： **水肿**——液体渗出到组织间隙 **积液**——液体聚集于浆膜腔内	1. 实质成分增生：鼻黏膜慢性炎症时，上皮细胞和腺体增生，形成炎性息肉 2. 间质细胞增生：包括组织细胞、成纤维细胞、内皮细胞等

渗出液和漏出液的区别

	渗出液（exudate）	漏出液（transudate）
蛋白质量	30g/L 以上	30g/L 以下
比重	1.018 以上	1.018 以下
有核细胞数	＞500×10⁶/L	＜100×10⁶/L
Rivalta 试验	阳性	阴性
凝固性	能凝固	不自凝
透明度	浑浊	澄清
形成原因	血液循环障碍引起血管壁通透性增加	炎症等使血管内外渗透压失衡，管壁通透性增加

注：Rivalta 试验为醋酸沉淀试验。渗出液含有大量黏蛋白，可为 0.1％醋酸所沉淀而呈阳性反应

渗出液作用
{
有利方面
{
1. 炎性水肿：稀释中和毒素
2. 带来抗体补体：消灭病原微生物
3. 渗出纤维素：限制病原微生物扩散；有利于白细胞吞噬；作为修复的支架
4. 白细胞浸出吞噬、杀灭病原微生物
5. 渗出液回流到淋巴结，刺激免疫反应的产生
}

不利方面
{
压迫邻近器官，如肺水肿引起换气障碍
造成机化、粘连，如肺肉质变、浆膜腔闭锁
}
}

四、炎症的局部反应和全身表现

表现		原因及机制
局部	红	局部充血。早期动脉性充血呈鲜红色；炎症发展，静脉性充血呈暗红色
	肿	急性炎症局部充血渗出；慢性炎症组织增生
	热	血流量多，代谢增强，产热量多
	痛	渗出物压迫；炎症介质作用，神经末梢受牵拉
	功能障碍	实质细胞变性坏死，渗出物阻塞、压迫
全身	发热	下丘脑体温调节中枢受外源性和内源性致热源刺激 一定程度的发热可增强机体的防御功能 某些严重感染性疾病体温可以不升高
	白细胞增多	急性感染特别是细菌感染
	单核、巨噬细胞系统增生	可增强机体的防御功能
	严重全身感染	全身血管扩张——→有效循环血量减少和心功能下降——→休克或 DIC

五、炎症的分类

分类原则	举例
依据炎症累及的器官	心肌炎、肝炎、肾炎
依据炎症病变程度	轻、中、重度
依据炎症的基本病变性质	变质性炎、渗出性炎、增生性炎
依据炎症持续的时间	急性炎症、慢性炎症

1. 按病程分类

类型	时间	病变特点	举例
超急性炎症	数小时至数天	起病急，炎症反应剧烈，以变性、坏死、渗出为主	急性重型肝炎 暴发性脑膜炎
急性炎症	数天至 1 个月	起病急，病变以变性、坏死为主或中性粒细胞渗出为主	急性阑尾炎 急性扁桃体炎
亚急性炎症	1 个月至数月	临床过程介于急、慢性炎症之间，大多数由急性转化而来，可见变质、渗出及增生性改变	亚急性重型肝炎 亚急性心内膜炎
慢性炎症	6 个月以上至数年，数十年	以增生性病变为主	慢性肝炎 慢性支气管炎

2. 按病变性质分类

	变质性炎	渗出性炎	增生性炎
病因	主要由病毒、毒素以及化学毒物引起	各种损伤刺激	病原微生物、机械损伤等慢性刺激
病变特点	组织细胞以变性坏死为主	以渗出性变化为主，包括浆液性炎、纤维素性炎、化脓性炎、出血性炎等	以增生性变化为主，包括一般慢性增生性炎症和肉芽肿性炎
临床经过	多表现为急性、亚急性经过	多表现为急性、亚急性经过	少数为急性经过，大多为慢性过程
举例	病毒性肝炎，流行性乙型脑炎	大叶性肺炎、阑尾炎	肠炎性息肉、肾小球肾炎、伤寒

第二节 急性炎症

一、急性炎症过程中的血管反应

（一）血流动力学改变

细动脉短暂收缩：由神经调节与化学介质引起，立即出现，几秒
血管扩张和血流加速：与神经体液因素有关，局部含血量增加
血流速度减慢：血管通透性增加——→血浆渗出——→血流停滞

（二）血管通透性增加

血管通透性增加是发生液体渗出的前提，其发生机制如下：

类型	机制
内皮细胞收缩和（或）亲胞作用增强	1. 组胺、缓激肽、白细胞三烯和P物质作用：内皮细胞迅速收缩 2. IL-1、TNF、干扰素、缺氧：内皮细胞骨架重构 3. 影响细静脉
内皮细胞损伤	1. 烧伤、化脓菌或X线、紫外线等直接损伤内皮，内皮细胞坏死脱落 2. 白细胞 3. 影响全部微循环
内皮细胞穿胞作用增强	1. 富含蛋白质的液体通过囊泡体形成的穿胞通道穿越内皮细胞作用增强 2. 血管内皮生长因子（VEGF）可引起内皮细胞穿胞通道数量增加和口径增大
新生血管高通透性	内皮细胞连接不健全，主要影响毛细血管

☞轻松提示 上述因素可同时或先后起作用。

二、急性炎症过程中的白细胞反应

急性炎症过程中白细胞反应主要包括：白细胞渗出，白细胞激活，白细胞介导的组织损伤。

（一）白细胞渗出

白细胞渗出是个复杂的连续过程，包括白细胞边集和滚动、黏附和游出，以及在趋化因子作用下到达炎症病灶（浸润），在局部发挥作用。

白细胞渗出过程

表现	概念	机制
1. 白细胞边集 (leukocytic margination)	白细胞离开血管中心部（轴流）到达血管边缘部	血流缓慢，液体渗出，血流中心部白细胞靠边
2. 白细胞滚动 (leukocytic rolling)	白细胞沿内皮细胞表面翻滚	1. 选择素介导白细胞滚动过程中与内皮细胞的黏附 2. 选择素可分别表达于内皮细胞（E 选择素、P 选择素）和血小板（P 选择素、L 选择素）
3. 白细胞黏附 (adhesion)	白细胞借助于黏附分子与内皮细胞黏着、贴附	1. 由内皮细胞和白细胞表面的黏附分子介导。包括免疫球蛋白超家族因子和整合素蛋白类分子 2. 作用：介导白细胞与内皮细胞和细胞外基质黏附 3. 机制： （1）诱导新的黏附分子合成 （2）受体再分布 （3）黏附分子的亲和性增加
4. 白细胞游出 (emigration)	白细胞以阿米巴运动方式从内皮缝隙中逸出血管壁，进入周围组织的过程	1. 白细胞-血管内皮的细胞间黏附分子的作用 2. 血管内皮细胞间的黏附分子（位于内皮细胞的连接处；可将内皮细胞黏附在一起）作用 3. 人类血细胞黏附缺陷可分为 LAD-1 型和 LAD-2 型
5. 趋化作用 (chemotaxis)	1. 白细胞沿浓度梯度向着化学刺激物做定向移动 2. 具有吸引白细胞定向运动的化学刺激物称**趋化因子**	1. 趋化因子 $\begin{cases}\text{外源性：可溶性细菌产物（最常见）}\\\text{内源性：补体、白三烯、细胞因子}\end{cases}$ 2. 与靶细胞表面特异性受体结合，促进细胞内骨架成分动态组装和解聚，使细胞伸出伪足，移位 3. 趋化因子作用有特异性。可分别吸引中性粒细胞或单核细胞、嗜酸性粒细胞 4. 不同细胞对趋化因子反应能力也不同。淋巴细胞对趋化因子反应能力较弱

（二）白细胞激活

识别感染的受体 $\begin{cases}①识别微生物产物的受体\\②G 蛋白偶联受体\\③调理素受体\\④细胞因子受体\end{cases}$

被激活的白细胞功能 $\begin{cases}①吞噬作用\\②免疫作用\end{cases}$

1. 吞噬作用

定义：是白细胞游出并抵达炎症病灶，吞噬病原体和组织碎片的过程，是除了释放溶酶体的另一种杀伤病原体的途径。

☞**轻松提示** 炎症病灶内的各种白细胞，又称炎症细胞。炎症细胞由于趋化作用而进入组织间隙的现象叫炎症细胞浸润。具有吞噬功能的炎症细胞有两种，中性粒细胞和巨噬细胞。

炎症细胞的种类和功能

种类	功能	特点
中性粒细胞（小吞噬细胞）	①运动能力活跃 ②吞噬作用较强 ③能生成某些炎症介质及趋化因子	①胞浆中含中性颗粒（大量水解酶） ②常见于炎症的早期、急性炎症和化脓性炎症 ③主要吞噬细菌、坏死组织碎片及抗原抗体复合物 ④寿命短
单核细胞及巨噬细胞	①由血液中的单核细胞渗出后转化形成 ②吞噬能力强 ③运动速度慢 ④参与特异性免疫等	①胞浆中含大量溶酶体 ②常见于炎症后期，慢性炎症及非化脓性炎症，病毒、原虫、真菌感染 ③可形成上皮样细胞（类上皮细胞）、多核巨细胞、泡沫细胞等 ④有时不能杀死病原体而携带其行走，造成扩散
淋巴细胞和浆细胞	①二者均无吞噬能力 ②游走能力弱 ③参与体液和细胞免疫反应	①淋巴细胞分为很多亚群 ②常见于慢性炎症及病毒感染
嗜酸性粒细胞	①有一定吞噬能力 ②运动能力较弱 ③常吞噬免疫复合物	①胞浆中含有嗜酸性颗粒 ②常见于寄生虫性疾病和过敏性疾病
嗜碱性粒细胞和肥大细胞	①来自血液 ②形态和功能与组织中的肥大细胞相似	①胞浆中含有嗜碱性颗粒，内含组胺、5-羟色胺，炎症刺激时可脱颗粒 ②常见于变态反应性炎症

2．吞噬过程

阶段	概念	特点
1．识别与附着	白细胞被激活后，通过特异性受体识别及黏附病原体、坏死物等的过程	影响因素：调理素 　　　　　表面吞噬（非调理素化吞噬）
2．吞入	吞噬细胞附着于调理素化的颗粒状物质后，伸出伪足、包绕吞噬物并形成泡状小体-吞噬体的过程	吞噬体与溶酶体结合形成吞噬溶酶体
3．杀伤降解	进入吞噬溶酶体的细菌被依赖氧和不依赖氧的机制杀伤降解的过程	1．H_2O_2-MPO-卤素是中性粒细胞最有效的杀菌途径 2．不依赖氧杀伤机制包括 ①溶酶体内杀菌性增加通透性蛋白 ②溶酶素 ③所含特异性颗粒的乳铁蛋白 ④防御素 3．吞噬残留体排出细胞外

H_2O_2：过氧化氢；MPO：髓过氧化物酶

3. 免疫作用

（1）参与细胞：单核细胞、淋巴细胞和浆细胞。

（2）参与过程：单核细胞吞噬处理抗原——→呈递给 T 淋巴细胞——→淋巴因子

B 淋巴细胞——→浆细胞——→抗体

4. 组织损伤：白细胞在化学趋化、激活和吞噬过程中释放产物，作用于细胞和细胞外间质，造成组织损伤。

（三）白细胞功能缺陷

任何影响白细胞黏附、化学趋化、吞入、杀伤和降解的先天性或后天性功能缺陷均可导致白细胞功能障碍，造成反复感染。

缺陷类型	特征	临床表现
黏附缺陷 LAD-1 型 LAD-2 型	①白细胞黏附、铺展、吞噬、氧化、激增反应障碍 ②LAD-1 型是 CD18 的 β_2 缺陷 ③LAD-2 型是唾液酸化 LewisX 缺乏	①反复感染，创伤愈合不良 ②LAD-2 型临床表现轻
吞入和脱颗粒障碍	①巨大溶酶体及溶酶体向吞噬体注入障碍 ②T 细胞分泌具有溶解作用的颗粒发生障碍 ③Chediak-Higashi 综合征——常染色体隐性遗传性疾病	①严重的免疫缺陷 ②反复细菌感染
杀菌活性障碍	①依赖活性氧杀伤机制缺陷——NADPH 氧化酶几种成分的基因缺陷造成 ②大部分为 X 连锁遗传，部分为常染色体隐性遗传	①慢性肉芽肿性疾病
骨髓白细胞生成障碍	白细胞数量减少	①再生障碍性贫血 ②肿瘤化疗 ③肿瘤广泛转移所致

三、炎症介质在炎症过程中的作用

（一）炎症介质的概念

炎症时产生的一系列的内源性化学因子，对血管反应渗出过程起着重要作用，这些化学因子称为炎症介质（inflammatory mediator）。

（二）炎症介质的共同特点

特点	解释
来源 血浆 细胞	以前体形式存在，经蛋白水解酶激活 以细胞内颗粒形式储存，需要释放或即刻合成
受体结合作用方式	大多数炎症介质通过靶细胞表面的受体结合——→发挥生物活性的作用
靶细胞产生次级炎性介质	炎症介质作用于靶细胞——→靶细胞产生二级炎性介质——→放大或抵消初级炎症介质作用
作用于多种靶细胞、具有不同效应	炎症介质可作用于一种或多种靶细胞；对不同组织和细胞产生不同的作用
半衰期短	炎症介质一旦被激活释放在细胞外，半衰期十分短暂，很快衰变，被降解、灭活、抑制或清除

（三）炎症介质的类型

各种炎症介质关系密切，调控灵敏，动态平衡，多步骤激活，限速反应，迅速灭活。

1. 细胞释放的炎症介质

名称		存在部位	作用
血管活性胺	组胺（histamine）	主要存在于肥大细胞、嗜碱性粒细胞、血小板	细动脉扩张、细静脉通透性增强
	5-羟色胺（serotonin, 5-HT）	血小板和肠嗜铬细胞	与组胺相似
花生四烯酸（arachidonic acid, AA）	前列腺素（PG）：由环氧化酶途径形成的代谢产物	大多数细胞膜磷脂成分（血小板、内皮细胞、肥大细胞等）	血管扩张，水肿，疼痛，发热
	白细胞三烯（LT）：脂质氧化酶途径形成的代谢产物		激活、趋化中性粒细胞
	脂质素（LX）		血管收缩、支气管痉挛、血管通透性增加
白细胞产物	溶酶体酶（中性蛋白酶包括弹力蛋白酶、胶原酶、组织蛋白酶）	中性粒细胞和单核细胞	①降解各种细胞外成分，并引起组织破坏——→化脓性炎症 ②增加血管通透性 ③直接降解 C_3、C_5，产生 C_{3a} 和 C_{5a} ④促进激肽原产生缓激肽样多肽
	氧自由基（超氧阴离子、过氧化氢以及羟自由基）		与一氧化氮（NO）结合产生活性氧中间产物 ①损伤组织 ②血管通透性增加 ③增加 IL-8 等其他细胞因子以及内皮细胞、白细胞黏附因子表达
细胞因子（cytokine）	①调节淋巴细胞激活、增殖、分化因子：如（IL-2、IL-4），淋巴生长因子β（TGF-β） ②调节自然免疫：如 TNF-α，IL-1β，IFN-α 和 IFN-β，IL-6 ③激活巨噬细胞：如 IFN-γ，TNF-α，TNF-β，IL-5，IL-10，IL-12 ④各种炎症细胞的化学趋化因子 ⑤刺激造血：如 IL-3、IL-7 集落刺激因子（CSF）和干细胞因子等	巨噬细胞和淋巴细胞	①在细胞免疫中起重要作用 ②激活内皮细胞，介导炎症反应 ③通过与白细胞表面受体结合，发挥炎症性化学趋化因子和归巢性化学趋化因子作用，分别趋化各种白细胞，调节归巢功能
血小板激活因子（platelet activating factor, PAF）		嗜碱性粒细胞，血小板，肥大细胞，中性粒细胞，单核巨噬细胞，血管内皮细胞	①作用于血小板，使之激活聚积 ②参与多方面炎症过程

续表

名称	存在部位	作用
一氧化氮（NO）	内皮细胞、巨噬细胞、特定的神经细胞	①血管扩张——抑制血小板黏着和聚集；②抑制肥大细胞引起的炎症反应；③调节控制白细胞向炎症灶集中
神经肽，如 P 物质	肺和胃肠道的神经纤维	①血管舒张；②血管通透性增强；③传导疼痛

2. 血浆中的炎症介质　血浆中存在三种相互关联的系统，即激肽系统、补体系统和凝血系统，是重要的炎症介质。

系统	来源与激活	作用
激肽系统（kinin system）最终产物是缓激肽（bradykinin）	肝合成激肽原	①使血管扩张 ②增加血管通透性 ③强烈的致痛物
补体系统（complement system）	肝、骨髓、淋巴结内合成，通过经典途径和替代途径激活	①血管扩张：C_{3a}，C_{4a}，C_{5a} ②白细胞趋化作用，炎症介质释放：C_{5a} ③调理素作用：C_{3b}
凝血系统（clotting system）/纤维蛋白溶解系统（fibrinolysis system）	因子Ⅻ启动凝血和纤溶系统	①凝血酶促使白细胞黏附和成纤维细胞增生 ②纤维蛋白降解，同时释放纤维蛋白多肽，使血管通透性增强，并具有白细胞趋化作用

主要炎症介质的作用

功能	炎症介质的种类
血管扩张	组胺，5-HT，缓激肽，PGE_2，PGD_2，PGF_2，PGI_2，NO
血管通透性升高	组胺，5-HT，C_{3a}，C_{5a}，LTC_4，LTD_4，LTE_4，PAF，活性氧化代谢产物
趋化作用	C_{5a}，LTB_4，细菌产物，中性粒细胞阳离子蛋白，细胞因子（IL-8、TNF 等）
发热	PG，IL-1，IL-6，TNF
疼痛	PGE_2，缓激肽
组织损伤	氧自由基，溶酶体酶，NO

四、急性炎症的病理学类型

急性炎症依据渗出物的主要成分进行分类。

渗出性炎（急性炎症）的分类特点

	浆液性炎（serous inflammation）	纤维素性炎（fibrinous inflammation）	化脓性炎（suppurative or purulent inflammation）	出血性炎（hemorrhagic inflammation）
概念	以血浆蛋白质渗出为主	以纤维蛋白原渗出为主，继而形成纤维蛋白即纤维素	以中性粒细胞渗出为主并伴有不同程度的组织破坏和脓液形成	渗出物中含有大量红细胞
部位	疏松结缔组织，黏膜，浆膜，皮肤	浆膜，肺，黏膜	皮肤，阑尾，脑膜，内脏	内脏

	浆液性炎（serous inflammation）	纤维素性炎（fibrinous inflammation）	化脓性炎（suppurative or purulent inflammation）	出血性炎（hemorrhagic inflammation）
病变特点	血管充血，上皮变性坏死脱落；间质水肿；少量炎症细胞浸润	在黏膜形成假膜性炎：渗出的纤维素、白细胞和坏死组织的黏膜上皮等混合在一起，形成一种灰色膜状物。可形成浮膜（易脱落）或固膜镜下：纤维素红染，呈相互交织的网状、条状或颗粒状	脓液呈混浊、凝乳状液体，灰黄色或黄绿色，表现有蜂窝织炎、脓肿、表面化脓和积脓	血管损伤严重，组织弥漫出血伴细胞变性坏死
举例	水泡：二度烧伤水肿：毒蛇咬伤关节腔积液	白喉、痢疾、大叶性肺炎、风湿性心外膜炎（绒毛心）	阑尾炎、化脓性脑膜炎、肺脓肿	流行出血热、钩端螺旋体病、鼠疫
结局	少量可吸收，量多时可影响功能	少量可吸收，不能完全吸收可造成局部粘连	吸收或局部组织破坏，影响功能	器官功能衰竭

化脓性炎的主要类型

	表面化脓和积脓	蜂窝织炎（phlegmonous inflammation）	脓肿（abscess）
概念	发生于黏膜和浆膜的化脓性炎	疏松结缔组织的**弥漫性**化脓性炎	**局限性**的化脓性炎
部位	支气管、胆囊、尿道等	皮肤、肌肉和阑尾	皮下，内脏
病因	葡萄球菌、大肠埃希菌等	主要为溶血性链球菌，分泌透明质酸酶→降解疏松结缔组织中的透明质酸、链激酶→溶解纤维素，使细菌易通过组织间隙和淋巴管扩散	金黄色葡萄球菌产生血浆凝固酶→纤维蛋白原→纤维素→病变局限
病变特点	黏膜：脓性卡他性炎（中性粒细胞在黏膜表面渗出）浆膜：浆膜腔积脓	中性粒细胞弥漫性浸润组织各层，不伴有组织变性坏死	中性粒细胞局限性浸润，伴有明显组织坏死，形成脓腔。急性脓肿：组织充血水肿，中性粒细胞浸润慢性脓肿：脓肿周围肉芽组织形成脓肿膜，早期生脓，晚期纤维化吸收脓液，限制炎症扩散
举例	化脓性脑膜炎，化脓性腹膜炎	化脓性阑尾炎，化脓性胆囊炎	脑脓肿、小叶性肺炎、急性肾盂肾炎、疖痈
结局	表面脓液吸收上皮再生修复	脓液吸收，不留痕迹	由纤维组织修复坏死组织

五、急性炎症的结局

$\begin{cases} 痊愈：病因被清除 \\ 迁延为慢性炎症：致病因子持续存在 \\ 蔓延扩散：恶化 \end{cases}$

1. 局部蔓延：炎症局部的微生物沿组织间隙或自然管道向周围组织或器官蔓延。

2. 淋巴道蔓延：病原微生物随淋巴液播散，引起淋巴管炎和局部淋巴结炎。

3. 血行蔓延

  （1）菌血症（bacteremia）：细菌由局部病灶进入血流，血中可查到细菌，但无全身中毒症状

  （2）毒血症（toxemia）：细菌的毒素及代谢产物入血，引起全身中毒症状，如寒战、高热等，常伴有心、肝、肾等实质细胞变性或坏死，严重时出现中毒性休克。血培养找不到细菌

  （3）败血症（septicemia）：侵入血液中的细菌大量生长繁殖，并产生毒素引起全身中毒症状称为败血症。临床上有毒血症表现及黏膜、皮肤多发性出血斑点、脾及淋巴结肿大等。血培养可查到细菌

  （4）脓毒败血症（pyemia）：化脓菌所引起的败血症，除有败血症表现外，同时还有肺、肾、肝、脑等器官多发性小脓肿，称栓塞性脓肿（embolic abscess）或转移性脓肿（metastatic abscess）

第三节　慢性炎症

概念：是指以增生为主要特征，变质、渗出轻微的炎症。

病因
①病原微生物（包括结核分枝杆菌、梅毒螺旋体、某些真菌等）的持续存在——→迟发性过敏反应——→特异性肉芽肿性炎
②长期暴露于内源性或外源性毒性因子（不能降解具有潜在毒性），如硅沉着病
③对自身组织产生免疫反应，如类风湿性关节炎、系统性红斑狼疮等

一、一般慢性炎症

1. 病理特点
  慢性炎症细胞浸润
  组织破坏
  组织增生：包括纤维结缔组织、血管、上皮、腺体实质细胞等

2. 表现
  腔性器官狭窄、粘连；纤维组织形成瘢痕
  炎性息肉：黏膜组织（鼻黏膜、宫颈）增生形成带蒂的赘生物
  炎性假瘤：肺或其他器官组织增生，形成肿瘤样团块状病灶，并非真正肿瘤

3. 主要慢性炎症细胞

（1）单核巨噬细胞系统：单核细胞（血液中）-巨噬细胞（组织中）

作用
  吞噬病原体及坏死组织碎片
  被细胞因子（如干扰素）、细胞内毒素等化学介质激活——→分泌多种生物活性产物——→引起炎症持续化、组织损伤、组织纤维化

（2）淋巴细胞和浆细胞：引起细胞和体液免疫。淋巴细胞也可出现急性炎症，浆细胞仅见于慢性炎症。

（3）肥大细胞：其表面存在免疫球蛋白 IgE 的 Fc 受体，在过敏反应、寄生虫的炎症反应中起重要作用。

（4）嗜酸性粒细胞：在 IgE 介导的免疫反应和寄生虫感染时常见。其颗粒中所含的碱性蛋白质——阳离子蛋白对寄生虫有独特的毒性；并可引起哺乳类上皮细胞溶解，在免疫反应中损伤组织。

二、肉芽肿性炎

概念：炎症局部主要由巨噬细胞增生形成境界分明的结节状病灶称肉芽肿。以肉芽肿形成为基本特点的炎症称肉芽肿性炎。

常见病因 {
- 细菌：结核分枝杆菌、麻风杆菌等
- 螺旋体：梅毒螺旋体引起梅毒
- 真菌和寄生虫：组织胞浆菌、新型隐球菌、血吸虫
- 异物：手术缝线、石棉、滑石粉、隆乳术的填充物、移植的人工血管
- 原因不明：如结节病

☞ **轻松提示**　肉芽肿中的巨噬细胞常呈上皮样，并随病因不同而发生形态变化。

类型	原因	成分组成	举例
异物肉芽肿	异物引起	异物周边主要由上皮样细胞及多核异物巨细胞组成（细胞核杂乱无章排列在细胞内）。可见多少不等的巨噬细胞、成纤维细胞及不等量的淋巴细胞	虫卵结节
感染肉芽肿	病原微生物引起	巨噬细胞增生伴其他形态各异的特殊肉芽肿，形态学上具有诊断价值	结核肉芽肿

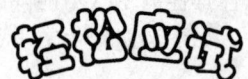

一、名词解释

1. 炎症（inflammation）
2. 变质（alteration）
3. 渗出（exudation）
4. 渗出液（exudate）
5. 炎性水肿（inflammatory edema）
6. 增生（proliferation）
7. 白细胞边集（leukocytic margination）
8. 白细胞黏着（leukocytic adhesion）
9. 趋化作用（chemotaxis）
10. 趋化因子（chemokines）
11. 调理素（opsonin）
12. 炎症介质（inflammatory mediator）
13. 缓激肽（bradykinin）
14. 浆液性炎（serous inflammation）

15. 纤维素性炎（fibrinous inflammation）
16. 化脓性炎（purulent inflammation）
17. 脓液（pus）
18. 脓肿（abscess）
19. 积脓（empyema）
20. 蜂窝织炎（phlegmonous inflammation）
21. 疖（furuncle）
22. 痈（carbuncle）
23. 肉芽肿性炎（granulomatous inflammation）
24. 菌血症（bacteremia）
25. 毒血症（toxemia）
26. 败血症（septicemia）
27. 脓毒败血症（pyemia）
28. 出血性炎（hemorrhagic inflammation）

二、选择题

【A 型题】

1. 以下病变属变质性炎的是
   A. 卡他性阑尾炎
   B. 胸膜炎
   C. 病毒性肝炎
   D. 大叶性肺炎
   E. 蜂窝织炎

2. 下列**不属于**渗出性炎的是
   A. 绒毛心
   B. 流行性脑膜炎
   C. 大叶性肺炎
   D. 病毒性肝炎
   E. 细菌性痢疾

3. 溶血性链球菌最易引起
   A. 假膜性炎
   B. 蜂窝织炎
   C. 坏死性炎
   D. 出血性炎
   E. 脓肿

4. 吞噬作用最为活跃的炎症细胞是
   A. 淋巴细胞
   B. 嗜酸性粒细胞
   C. 浆细胞
   D. 中性粒细胞
   E. 肥大细胞

5. 过敏性鼻炎的炎症灶中出现的炎症细胞主要是
   A. 淋巴细胞
   B. 嗜酸性粒细胞
   C. 巨噬细胞
   D. 中性粒细胞
   E. 浆细胞

6. 炎症介质的主要作用是使
   A. 局部氢离子浓度增高
   B. 组织分解代谢增强
   C. 组织间液渗透压增高
   D. 血管壁通透性增加
   E. 细胞酶系统障碍

7. 肉芽肿是指
   A. 结缔组织增生而形成境界清楚的结节状病灶
   B. 淋巴、网状组织增生形成的结节状病灶
   C. 多核巨细胞形成的结节状病灶
   D. 巨细胞及其演化细胞呈局部浸润和增生形成的境界清楚的结节状病灶
   E. 黏膜上皮、腺体和结缔组织增生并向黏膜表面突出的蒂状肿物

8. 急性炎症通常以
   A. 变质、增生为主
   B. 变质与渗出为主
   C. 增生为主
   D. 渗出和增生为主
   E. 变质、渗出、增生都明显

9. 急性炎症引起局部肿胀的主要因素是
   A. 充血及渗出
   B. 局部分子浓度升高
   C. 组织细胞增生
   D. 炎症介质的形成
   E. 组织细胞变性、坏死

10. 巨噬细胞吞噬病原体后对机体有害的表现为
    A. 细胞携带病原体移动
    B. 将病原体消化
    C. 变为多核巨细胞
    D. 变为类上皮细胞
    E. 传递抗原信息

11. 出血性炎出血的主要原因是
    A. 血管壁的通透性增高
    B. 血管壁损伤严重
    C. 组织缺血缺氧
    D. 组织内胶体渗透压增高
    E. 血浆胶体渗透压增高

12. 急性炎症后期，病灶内主要出现哪种炎症细胞
    A. 淋巴细胞和肥大细胞
    B. 嗜酸性粒细胞
    C. 中性粒细胞
    D. 淋巴细胞和单核细胞

E. 淋巴细胞和中性粒细胞

13. 假膜性炎的主要渗出物是
    A. 浆液
    B. 纤维素
    C. 中性粒细胞
    D. 淋巴细胞
    E. 单核细胞

14. 下述疾病中,哪一种**不是**化脓性炎
    A. 急性蜂窝织炎性阑尾炎
    B. 肾盂肾炎
    C. 皮肤疖肿
    D. 急性细菌性心内膜炎
    E. 肾小球肾炎

15. 下述炎症中,哪种**不属于**肉芽肿性炎
    A. 麻风
    B. 真菌感染
    C. 手术缝线引起的慢性炎症反应
    D. 粟粒性结核病
    E. 阿米巴病

16. 下述哪项**不符合**单核巨噬细胞的特点
    A. 细胞表面有 Fc 受体
    B. 细胞表面有 C_{3b} 受体
    C. 细胞表面有抗原识别受体
    D. 处理传递抗原信息
    E. 免疫监视功能

17. 下述关于急性炎症时白细胞渗出的描述中,哪项是**错误**的
    A. 在炎症反应中,中性粒细胞进入边流附壁
    B. 内皮细胞收缩,使中性粒细胞从间隙游出血管
    C. 中性粒细胞通过伸出巨大伪足逐渐从内皮细胞间隙游出血管
    D. 在趋化因子作用下,中性粒细胞到达炎症部位
    E. 补体 C_3、C_5 是重要的炎性因子

18. 下述哪项关于纤维素渗出的描述是**错误**的
    A. 可引起机化
    B. 可发生在大叶性肺炎
    C. 可见于绒毛心
    D. 可见于细菌性痢疾
    E. 可见于病毒性肝炎

19. 下述哪种物质与吞噬细胞对细菌的杀伤降解**无**直接关系
    A. 阳离子蛋白
    B. 乳铁蛋白
    C. 髓过氧化物酶
    D. 酸性水解酶
    E. 调理素

20. 在急性蜂窝织炎组织中,浸润的炎症细胞是
    A. 浆细胞
    B. 淋巴细胞
    C. 嗜酸性粒细胞
    D. 中性粒细胞
    E. 巨噬细胞

21. 关于炎症介质的描述,哪项是**不正确**的
    A. 凝血系统在炎症中具有重要功能
    B. C_3、C_5 是重要的炎症介质
    C. 缓激肽可使血管通透性增加
    D. 花生四烯酸代谢产物可导致发热、疼痛
    E. 组胺对中性粒细胞具有阳性趋化作用

22. 下列哪种炎症属Ⅳ型超敏反应
    A. 风湿性心内膜炎
    B. 支气管哮喘
    C. 病毒性肝炎
    D. 肺出血肾炎综合征
    E. 肺结核病

23. 下列哪种炎症介质**不具有**阳性趋化作用
    A. 白细胞三烯 B4
    B. C_{5a}
    C. TNF
    D. IL-8
    E. 缓激肽

24. 炎症最常见的原因是
    A. 物理性因子
    B. 化学性因子
    C. 免疫反应
    D. 生物性因子
    E. 机械性因子

25. 下列哪项病理变化最支持炎症的诊断
    A. 细胞变性坏死
    B. 毛细血管扩张充血
    C. 白细胞渗出

D. 纤维组织增生

E. 实质细胞增生

26. 炎症时，内皮细胞与白细胞黏着主要是由于
    A. 血流缓慢
    B. 细胞表面负电荷减少
    C. 细胞表面黏附分子数量、亲和性增加
    D. 趋化因子吸引
    E. 内皮细胞损伤

27. 具有趋化作用的炎症介质是
    A. 组胺
    B. 缓激肽
    C. 氧自由基
    D. C_{3b}
    E. C_{5a}

28. 炎症时，经被动过程从血管中到血管外组织的细胞是
    A. 淋巴细胞
    B. 红细胞
    C. 单核细胞
    D. 嗜酸性粒细胞
    E. 中性粒细胞

29. 假膜性炎渗出物中的特征性成分是
    A. 黏液
    B. 浆液
    C. 纤维蛋白
    D. 坏死的炎症细胞膜
    E. 坏死的黏膜上皮细胞膜

30. 下列选项中，属于肉芽肿性炎的疾病是
    A. 梅毒
    B. 阿米巴病
    C. 痢疾
    D. 白喉
    E. 淋病

【X 型题】

1. 炎症时血管通透性增高是由于
    A. 内皮细胞间连接缝隙增大
    B. 内皮细胞的变性坏死
    C. 内皮细胞吞饮增加
    D. 基底膜受损

2. 渗出液的特点有

A. 蛋白质含量高

B. 比重低

C. 细胞成分多

D. 液体清亮

3. 下列哪些疾病属纤维素性炎
    A. 风湿性关节炎
    B. 流行性脑膜炎
    C. 大叶性肺炎
    D. 细菌性痢疾

4. 炎症反应中，具有趋化作用的物质有
    A. 可溶性细菌产物
    B. C_{3a}
    C. 白细胞三烯 B4
    D. IL-8

5. 炎症时，引起血管通透性增加的因素有
    A. 血管内皮损伤
    B. 新生毛细血管增多
    C. 血管扩张
    D. 内皮细胞间隙加宽

6. 与纤维蛋白渗出过程相关的病变是
    A. 大叶性肺炎
    B. 绒毛心
    C. 细菌性痢疾
    D. 病毒性肝炎

7. 以化脓性炎为主要表现的疾病有
    A. 急性阑尾炎
    B. 病毒性肝炎
    C. 流行性乙型脑炎
    D. 流行性脑膜炎

8. 下列属于肺炎性假瘤病理变化的有
    A. 增生的肺泡上皮
    B. 增生的纤维、血管组织
    C. 浸润的炎症细胞
    D. 异型性明显的肿瘤细胞

9. 炎症时，引起渗出增加的原因有
    A. 新生毛细血管增加
    B. 血管内皮细胞损伤
    C. 血管内皮细胞收缩
    D. 血管内皮细胞穿胞作用增强

10. 下列病变为肉芽肿性炎的是
    A. 风湿小体
    B. 假结核结节

C. 伤寒小结

D. 新月体

11. 炎症渗出的防御性作用可表现为

    A. 限制炎症蔓延

    B. 使组织得以修复

    C. 稀释毒素

    D. 消灭致炎因子

12. 下列属于渗出性炎的是

    A. 炎性水肿

    B. 二度烫伤

    C. 结核球

    D. 腹膜炎

13. 下列属于化脓性炎症的是

    A. 蜂窝织炎

    B. 肝炎

    C. 结核

    D. 疖

14. 下列属于纤维素性炎的是

    A. 绒毛心

B. 白喉

C. 结核

D. 蜂窝织炎

15. 炎症增生性变化包括

    A. 上皮增生

    B. 毛细血管增生

    C. 腺体增生

    D. 巨噬细胞增生

16. 蜂窝织炎的特点有

    A. 大量中性粒细胞浸润

    B. 与正常组织界限分明

    C. 炎区组织破坏呈蜂窝状

    D. 炎区组织高度水肿

17. 血管壁通透性增加的机制为

    A. 内皮细胞收缩

    B. 直接损伤内皮

    C. 新生毛细血管高通透性

    D. 白细胞附壁

三、问答题

1. 简述炎症的致病原因。

2. 简述炎症的局部表现和全身反应。

3. 试述渗出的变化过程。

4. 何为纤维素性炎？举例说明其好发部位、病变特点及结局。

5. 何为浆液性炎？举例说明其好发部位、病变特点及结局。

6. 试比较渗出液与漏出液，并说明其临床意义。

7. 何为炎性假瘤？如何与肿瘤进行鉴别。

8. 简述吞噬过程及意义。

9. 简述炎症介质的类型及作用。

10. 简述化脓性炎的概念并举例说明各类型的病理变化。

11. 简述炎症的结局。

12. 以结核性肉芽肿为例简述慢性肉芽肿性炎的概念、病因及结构。

选择题参考答案

A 型题：

1. C   2. D   3. B   4. D   5. B   6. D   7. D   8. B   9. A   10. A

11. B   12. D   13. B   14. E   15. E   16. C   17. E   18. E   19. E   20. D

21. E   22. E   23. E   24. D   25. C   26. C   27. E   28. B   29. C   30. A

X 型题：

1. ABCD   2. AC   3. CD   4. ACD   5. ABD   6. ABC   7. AD

8. ABC   9. ABCD   10. ABC   11. ACD   12. ABD   13. AD   14. AB
15. ABCD   16. AD   17. ABC

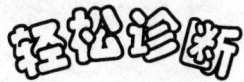

病历摘要

患者，男性，29岁，因发热、肌肉酸痛1周，上腹痛3h，于某区医院急诊就医。查体：体温37.8℃，一般状况尚可。胸腹透视无明显发现。初步诊断"急性胃炎"，给予镇痛药"平痛新（奈福泮）"口服。20min后，患者在回家的路上自觉"心前区难受"，于附近医院再次就诊，不久即出现烦躁、呕吐、呼吸困难、脉搏细速、血压测不到，救治无效死亡。

尸检发现：

1. 体表检查：口唇发绀，余无明显异常发现。

2. 脏器检查：肺淤血肿大，切面挤压可见粉红色泡沫状液体渗出。心脏体积增大，瘫软。其余脏器轻度淤血。

3. 显微镜检查：肺泡及细支气管大量浆液渗出，并可见吞噬含铁血黄素颗粒的巨噬细胞（心衰细胞）。心肌间质水肿，其间可见多量淋巴细胞、单核细胞浸润，将心肌分割成条索状。部分心肌纤维出现细胞水肿，肌质溶解和坏死。

讨论题

1. 本例的病理诊断和死亡原因是什么？

2. 病毒感染引起的炎症有何临床和病变特点？

3. 本例患者心脏有何病变？依据有哪些？

病例分析

1. 病理诊断：

病毒性心肌炎

急性肺水肿

其余脏器轻度淤血

死亡原因：急性左心衰竭。

2. 病毒感染在临床上可出现病毒血症，如发热、肌肉酸痛等症状。病变部位主要为淋巴细胞、单核细胞浸润。

3. 心肌炎是各种原因引起的心肌局限性或弥漫性炎症。局限性炎症时一般无临床症状。弥漫性炎症可造成广泛性心肌间质水肿，炎症细胞浸润，心肌纤维变性等，易诱发急性心力衰竭，使心肌体积增大，瘫软无形。炎症累及传导系统，可引起心律失常。本例患者，结合病史有发热、肌肉酸痛症状，病理检查心肌间质有淋巴细胞、单核细胞浸润等结果分析，可以确定为病毒性心肌炎。由于病变弥漫，心功能减低，心肌缺血，表现为上腹部牵涉痛。镇痛药"平痛新"诱发和加重了心力衰竭的发生。

（戴 洁）

第5章 肿 瘤

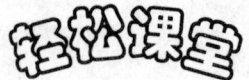

第一节 肿瘤的概念

定义：肿瘤（tumor，neoplasm）是以细胞异常增殖为特点的一大类疾病，常在机体局部形成肿块。

┌───
╎ ☞**轻松提示** 血液病不形成肿块。
└───

克隆性（clonality）：一个肿瘤中的肿瘤细胞群，是由发生了肿瘤性转化（neoplastic transformation）的单个细胞反复分裂繁殖产生的子代细胞组成的。这一现象称为肿瘤的克隆性。

致瘤因子（tumorigenic agent）：可导致肿瘤形成的各种因素。

致癌物（carcinogen）：可导致恶性肿瘤形成的物质。

肿瘤性增殖与非肿瘤性增殖的区别

	肿瘤性增殖（neoplastic proliferation）	非肿瘤性增殖（non-neoplastic proliferation）
对机体的影响	有害	有利
增殖方式	单克隆性	多克隆性
形态结构、功能	异常	正常
分化程度	不成熟	成熟
生长方式	相对自主性	具有自限性
病因去除	持续生长	停止生长

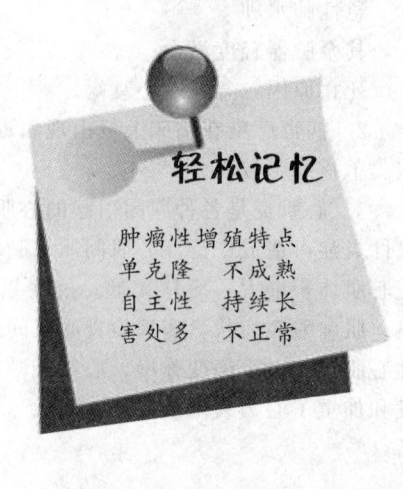

轻松记忆

肿瘤性增殖特点
单克隆　不成熟
自主性　持续长
害处多　不正常

第二节　肿瘤的形态

一、肿瘤的大体形态

类别	特点	举例
数目	单发或多发	消化道的癌多单发；神经纤维瘤病多发
大小	差别很大	甲状腺的微小癌显微镜下才能观察；卵巢的囊腺瘤可达数十千克
形状	各种各样	乳头状（papillary）、绒毛状（villous）、息肉状（polypoid）、结节状（nodular）、溃疡状（ulcerative）等
颜色	各种各样	纤维组织的肿瘤多呈灰白色；脂肪瘤呈黄色；黑色素瘤常呈黑色等
质地	软硬不同	脂肪瘤较软，乳腺癌较硬等

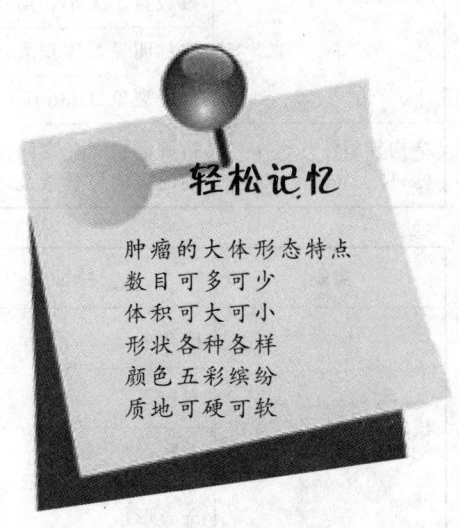

轻松记忆

肿瘤的大体形态特点
数目可多可少
体积可大可小
形状各种各样
颜色五彩缤纷
质地可硬可软

二、肿瘤的组织形态

类别	构成	作用
实质（parenchyma）	肿瘤细胞	是判断肿瘤分化、进行肿瘤组织学分类的主要依据
间质（stroma）	结缔组织和血管	支持和营养肿瘤实质

第三节　肿瘤的分化与异型性

　　肿瘤的分化（differentiation）是指肿瘤组织在形态和功能上与某种正常组织的相似之处；相似程度称为肿瘤的分化程度（degree of differentiation）。

　　未分化（undifferentiated）肿瘤：分化极差，以致无法判断其分化方向的肿瘤。

　　异型性（atypia）：肿瘤的细胞形态和组织结构与相应的正常组织相比，有不同程度的差异。病理学上将这种差异称为异型性。异型性越大，成熟程度和分化程度越低。

　　间变（anaplasia）：明显的异型性称为间变，具有间变特征的肿瘤，称为间变性肿瘤（anaplastic tumor），多为高度恶性的肿瘤。

肿瘤异型性的分类

类别	特征
细胞异型性 （cellular atypia）	细胞体积异常，有些表现为细胞体积增大，有些表现为原始的小细胞
	多形性（pleomorphism），可出现瘤巨细胞（tumor giant cell）
	核的体积增大，核质比增高
	核数目、大小、形状和染色差别较大
	核仁明显，体积大，数目也可增多
	核分裂象（mitotic figure）常增多，出现病理性核分裂象
结构异型性 （architectural atypia）	指肿瘤组织在空间排列方式上与相应正常组织的差异。如食管鳞癌中鳞状上皮排列的极向显著紊乱；胃腺癌中腺上皮失去极向，形成的腺体很不规则等

类别	特征
核的多形性	巨核
	双核
	多核
	奇异形核
病理核分裂象	不对称核分裂
	多极性核分裂等

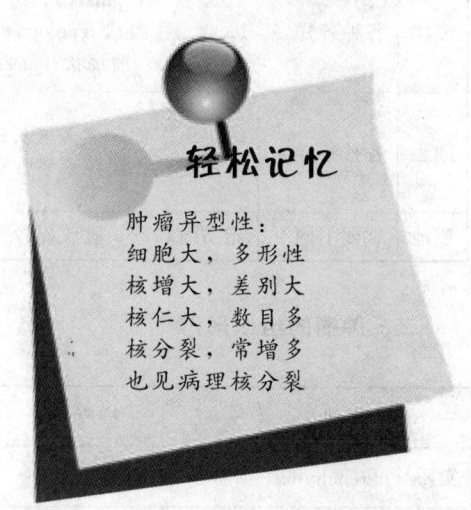

轻松记忆

肿瘤异型性：
细胞大，多形性
核增大，差别大
核仁大，数目多
核分裂，常增多
也见病理核分裂

第四节 肿瘤的命名与分类

一、命名原则

命名依据：组织/细胞类型和生物学行为。

（一）肿瘤命名的一般原则

类型	命名	举例
良性肿瘤	组织/细胞类型的名称＋"瘤"	腺瘤、平滑肌瘤等
上皮组织的恶性肿瘤	上皮名称＋"癌"	鳞癌、腺癌等
间叶组织的恶性肿瘤	间叶组织名称＋"肉瘤"	纤维肉瘤、脂肪肉瘤等

☞**轻松提示**

未分化癌（undifferentiated carcinoma）：指形态或免疫表型可以确定为癌，但缺
　　乏特定上皮分化特征的癌
未分化肉瘤（undifferentiated sarcoma）：指形态或免疫表型可以确定为肉瘤，
　　但缺乏特定间叶组织分化特征的肉瘤
间叶组织包括纤维组织、脂肪、肌肉、脉管、骨、软骨组织等
癌肉瘤（carcinosarcoma）：同时具有癌和肉瘤两种成分的恶性肿瘤
癌症（cancer）：泛指所有恶性肿瘤，包括癌和肉瘤

（二）肿瘤命名的特殊情况

命名	举例
母细胞瘤 （-blastoma）	良性者如骨母细胞瘤（osteoblastoma），恶性者如神经母细胞瘤（neuroblastoma）、髓母细胞瘤（medulloblastoma）、肾母细胞瘤（nephroblastoma）等
"病"或"瘤"	白血病、精原细胞瘤，实际上都是恶性肿瘤
恶性……瘤	恶性黑色素瘤、恶性脑膜瘤等
按人名	尤因（Ewing）瘤、霍奇金（Hodgkin）淋巴瘤
瘤细胞形态	透明细胞肉瘤、燕麦细胞癌等
……瘤病	神经纤维瘤病（neurofibromatosis）、脂肪瘤病（lipomatosis）、血管瘤病（angiomatosis）等
畸胎瘤 （teratoma）	良性畸胎瘤、恶性畸胎瘤

二、分类

分类依据：组织/细胞类型和生物学行为。

世界卫生组织（World Health Organization，WHO）对每一种肿瘤性疾病进行 4 位数编码，/0 代表良性肿瘤，/1 代表交界性肿瘤，/2 代表原位癌，/3 代表恶性肿瘤。例如，肝细胞癌为 8170/3。

肿瘤分类除了依据细胞形态，还可通过检测肿瘤细胞内特定蛋白质（标记物）表达及细胞分子遗传学改变来确定。临床上常用来检测细胞蛋白质表达的方法为免疫组织化学法。

第五节　肿瘤的生长和扩散

一、肿瘤的生长方式和生长速度

（一）肿瘤的生长方式

类型	发生部位	特点	肿瘤类型
膨胀性生长 （expansile growth）	实质器官	生长较慢，推挤周围组织，与周围组织分界清楚，可有完整纤维性被膜	良性肿瘤
外生性生长 （exophytic growth）	体表、体腔、管道器官	常向表面形成突起，呈乳头状、息肉状、蕈状或菜花状	良、恶性肿瘤
浸润性生长 （invasive growth）	任何器官	长入并破坏周围组织，没有被膜，与邻近的正常组织无明显界限	恶性肿瘤

（二）肿瘤生长特点

1. 肿瘤细胞的倍增时间（doubling time）：指细胞分裂繁殖为两个子代细胞所需的时间。

2. 生长分数（growth fraction）：即肿瘤细胞群体中处于增殖状态的细胞的比例。恶性肿瘤形成初期，细胞分裂繁殖活跃，生长分数高。随着肿瘤的生长，有的肿瘤细胞进入静止期，停止分裂增殖，许多抗肿瘤的化学治疗药物是通过干扰细胞增殖起作用的。

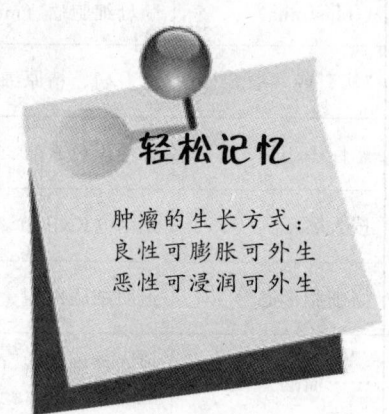

轻松记忆

肿瘤的生长方式：
良性可膨胀可外生
恶性可浸润可外生

☞**轻松提示**　生长分数高的肿瘤对于化学治疗敏感。

3. 肿瘤细胞的生成和死亡比例：可能在很大程度上决定肿瘤是否能持续生长、能以多快速度生长。促进肿瘤细胞死亡和抑制肿瘤细胞增殖，是肿瘤治疗的两个重要方面。

（三）肿瘤血管生成

肿瘤有诱导血管生成（angiogenesis）的能力。肿瘤细胞本身及炎症细胞（主要为巨噬细胞）能产生血管生成因子（angiogenesis factor），如血管内皮生长因子（vascular endothelial growth factor，VEGF），诱导新血管的生成。

☞**轻松提示**　抑制肿瘤血管生成有望成为治疗肿瘤的新途径。

（四）演进和异质性

肿瘤的演进（progression）：恶性肿瘤生长过程中，其侵袭性增加的现象。可表现为生长速度加快、浸润周围组织和发生远处转移。

肿瘤的异质性（heterogeneity）：恶性肿瘤在生长过程中，经过许多代繁殖产生的子代细胞，可能出现不同的基因改变或其他大分子的改变，其生长速度、侵袭能力、对生长信号的反应、对抗癌药物的敏感性等方面都可以有差异。

癌症干细胞（cancer stem cell）：一个肿瘤虽然是由大量肿瘤细胞组成的，其中具有启动（initiate）和维持（sustain）肿瘤生长、保持自我更新（self-renewal）能力的肿瘤细胞是少数，这些肿瘤细胞称为癌症干细胞、肿瘤干细胞（tumor stem cell）或肿瘤启动细胞（tumor initiating cell）。

二、肿瘤扩散

1. 直接蔓延（direct spreading）：随着恶性肿瘤不断生长，肿瘤细胞常常沿着组织间隙或神经束衣连续地浸润生长，破坏邻近器官或组织，这种现象称为直接蔓延。

2. 转移（metastasis）：恶性肿瘤细胞从原发部位侵入淋巴管、血管或体腔，迁移到其他部位，继续生长，形成同类型的肿瘤，这个过程称为转移。转移是恶性的确凿证据，但并非所有的恶性肿瘤都会发生转移。

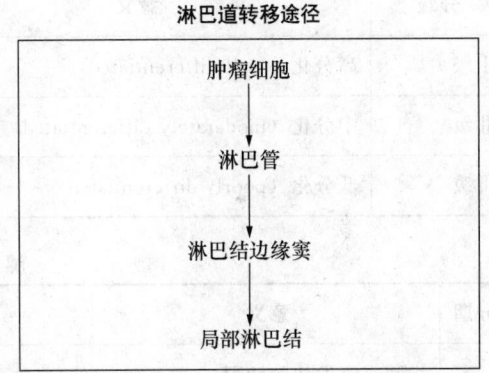

转移性肿瘤（metastatic tumor，metastasis）或继发肿瘤（secondary tumor）：通过转移形成的肿瘤

原发肿瘤（primary tumor）：原发部位的肿瘤

☞**轻松提示** 转移瘤特点：边界清楚，常为多个，散在分布，多接近于器官的表面。位于器官表面的转移瘤，由于癌结节中央出血、坏死而下陷，可形成"癌脐"。恶性肿瘤血道转移最常受累的器官是肺和肝。

种植性转移（implantation metastasis）：发生于胸腹腔等体腔内器官的恶性肿瘤，侵及器官表面时，瘤细胞可以脱落，像播种一样种植在体腔其他器官的表面，形成多个转移性肿瘤。

肿 瘤 扩 散

类型	举例
直接蔓延	晚期子宫颈癌可直接蔓延到直肠和膀胱
淋巴道转移 (lymphatic metastasis)	乳腺外上象限发生的癌，首先转移到同侧的腋窝淋巴结
血道转移 (hematogenous metastasis)	肺癌易转移到肾上腺和脑；甲状腺癌、肾癌和前列腺癌易转移到骨
种植性转移 (seeding，transcoelomic metastasis)	胃肠道黏液癌种植到卵巢形成Krukenberg瘤

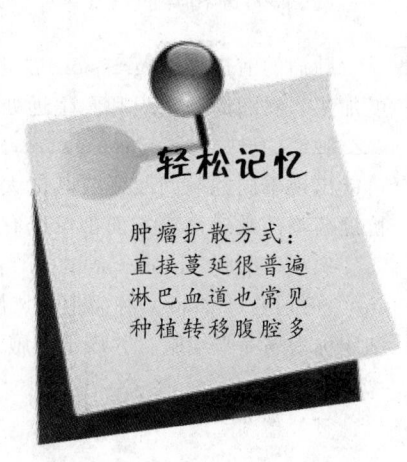

轻松记忆

肿瘤扩散方式：
直接蔓延很普遍
淋巴血道也常见
种植转移腹腔多

第六节　肿瘤的分级和分期

肿瘤的分级

分级	意义	特点
Ⅰ级	高分化（well differentiated）	恶性程度低
Ⅱ级	中分化（moderately differentiated）	恶性程度中等
Ⅲ级	低分化（poorly differentiated）	恶性程度高

肿瘤的分期

分期	意义	举例
T	指肿瘤原发灶的情况	随着肿瘤体积的增加和邻近组织受累范围的增加，依次用 $T_1 \sim T_4$ 来表示
N	指区域淋巴结受累情况	淋巴结未受累时，用 N_0 表示，随着淋巴结受累程度和范围的增加，依次用 $N_1 \sim N_3$ 表示
M	指远处转移（通常指血道转移）	没有远处转移者用 M_0 表示，有远处转移者用 M_1 表示

☞**轻松提示**　肿瘤的分级和分期是制订治疗方案和估计预后的重要指标。

第七节 肿瘤对机体的影响

	良性肿瘤	恶性肿瘤
阻塞	有	有
压迫	有	有
溃疡、出血、感染	少见	常见
疼痛	少见	常见
穿孔	无	有
发热	无	常见
内分泌变化	见于内分泌腺的肿瘤	异位内分泌综合征
对机体的总体影响	小	大，恶病质

恶病质（cachexia）：晚期恶性肿瘤患者，往往出现机体严重消瘦、无力、贫血和全身衰竭的症状。

异位内分泌综合征（ectopic endocrine syndrome）：某些非内分泌腺肿瘤，可以产生和分泌激素或激素类物质，如促肾上腺皮质激素（ACTH）、生长激素（GH）、甲状旁腺素（PTH）等，引起内分泌症状。

副肿瘤综合征（paraneoplastic syndrome）：肿瘤的产物（如异位激素）或异常免疫反应（如交叉免疫）或其他原因，引起内分泌、神经、消化、造血、骨关节、肾及皮肤等系统发生病变，出现相应的临床表现。异位内分泌综合征属于此类。

第八节 良性肿瘤与恶性肿瘤的区别

	良性肿瘤	恶性肿瘤
分化程度	分化好，异型性小	分化不好，异型性大
核分裂象	无或少，不见病理核分裂象	多，可见病理性核分裂象
生长速度	缓慢	较快
生长方式	膨胀性或外生性生长	浸润性或外生性生长
继发改变	少见	常见，如出血、坏死、溃疡形成等
转移	不转移	可转移
复发	不复发或很少复发	易复发
对机体的影响	较小，主要为局部压迫或阻塞	较大，破坏原发部位和转移部位的组织；坏死、出血，合并感染；恶病质

☞**轻松提示** 需注意，肿瘤良恶性质的判断还应结合临床表现、影像学资料以及其他检查结果。

交界性肿瘤（borderline tumor）：组织形态和生物学行为介于良、恶性肿瘤之间的肿瘤。

瘤样病变（tumor-like lesions）：又称假肿瘤性病变，指本身不是真性肿瘤，但其临床表现或组织形态类似肿瘤的病变。

第九节 常见肿瘤举例

一、上皮性肿瘤

（一）上皮组织良性肿瘤

类别	好发部位	分型		肉眼特点	镜下特点
乳头状瘤（papilloma）	被覆上皮，如鳞状上皮、尿路上皮等			呈指状或乳头状，根部常有蒂与正常组织相连	乳头表面被覆上皮，轴心由血管和结缔组织间质构成
腺瘤（adenoma）	腺上皮，如肠道、乳腺、甲状腺、卵巢等部位	管状腺瘤（tubular adenoma）与绒毛状腺瘤（villous adenoma）		呈息肉状，可有蒂与黏膜相连	分化好的小管或绒毛状结构；或两种成分混合存在，绒毛状腺瘤恶变率较高
		囊腺瘤（cystadenoma）	浆液性乳头状囊腺瘤	单房，囊壁不光滑，可见较多乳头，分泌浆液，易恶变	肿瘤呈乳头状生长，表面被覆单层立方上皮
			黏液性囊腺瘤	多房，囊壁多光滑，分泌黏液	肿瘤囊腔被覆高柱状上皮，核位于基底部，胞质内充满黏液

（二）上皮组织恶性肿瘤

类别	好发部位	分型	肉眼特点	镜下特点
鳞状细胞癌（squamous cell carcinoma）	鳞状上皮被覆的部位，发生鳞状上皮化生的部位		呈菜花状，也可形成溃疡	分化好的鳞癌，癌巢中央出现角化珠或癌珠，细胞间可见细胞间桥。分化较差的鳞癌无角化珠形成，细胞间桥少或无
腺癌（adenocarcinoma）	胃肠道、肺、乳腺、女性生殖系统等	乳头状腺癌	息肉状、菜花状、溃疡状、结节状，切面灰白、质硬、边界不清	乳头状结构为主
		囊腺癌		腺腔高度扩张呈囊状
		乳头状囊腺癌		囊腺癌伴乳头状生长
		黏液癌	常见于胃和大肠，癌组织呈灰白色，湿润，半透明如胶冻样	黏液堆积在腺腔内，并可由腺体的崩解而形成黏液池，癌细胞似漂浮在黏液中
		印戒细胞癌		黏液聚积在癌细胞内，将核挤向一侧，癌细胞呈印戒状
基底细胞癌	老年人头面部		肿瘤常形成溃疡，浸润破坏周围组织	由深染的基底细胞样癌细胞构成
尿路上皮癌	膀胱、输尿管、肾盂等	低级别和高级别尿路上皮癌	乳头状或非乳头状	分为低级别和高级别尿路上皮癌，或移行细胞癌Ⅰ级、Ⅱ级、Ⅲ级

二、间叶组织肿瘤

（一）间叶组织良性肿瘤

类别	好发部位	分型	肉眼特点	镜下特点
脂肪瘤 （lipoma）	背、肩、颈及四肢近端皮下组织		分叶状，有被膜，质地柔软，切面呈黄色	似正常脂肪组织，呈不规分叶状，有纤维间隔
血管瘤 （hemangioma）	皮肤、肌肉、内脏器官等	毛细血管瘤 （capillary hemangioma）	无被膜，界限不清。皮肤或黏膜可呈突起的鲜红肿块，或呈暗红或紫红色斑。内脏血管瘤多呈结节状	由增生的毛细血管构成
		海绵状血管瘤 （cavernous hemangioma）		由扩张的血窦构成
		静脉血管瘤 （venous hemangioma）等		由静脉血管扩张构成
淋巴管瘤 （lymphangioma）	四肢头颈及胸壁		囊性肿块	由增生的淋巴管构成，内含淋巴液
平滑肌瘤 （leiomyoma）	子宫或胃肠道		结节状，切面灰白、质韧、编织状或旋涡状	瘤组织由梭形细胞构成，形态比较一致，核呈长杆状，两端钝圆，排列呈束状、编织状。核分裂象少见
软骨瘤 （chondroma）	手足短骨、四肢长骨等	骨膜软骨瘤内生性软骨瘤	切面淡蓝色或银白色，半透明，可有钙化或囊性变	由成熟的透明软骨组成，呈不规则分叶状，小叶由疏松的纤维血管间质包绕

（二）间叶组织恶性肿瘤

类别	好发部位	肉眼特点	镜下特点
脂肪肉瘤 （liposarcoma）	软组织深部、腹膜后等	多呈结节状或分叶状，亦可呈黏液样或鱼肉样	瘤细胞形态多种多样，出现脂肪母细胞，胞质内可见多少不等、大小不一的脂质空泡
横纹肌肉瘤 （rhabdomyosarcoma）	头颈部、泌尿生殖道等	鱼肉状，较大的肿瘤可有出血、坏死	由不同分化阶段的横纹肌母细胞组成，分化较高者，胞质红染，可见纵纹和横纹
平滑肌肉瘤 （leiomyosarcoma）	子宫等	鱼肉状，可有出血、坏死、黏液区	肿瘤细胞凝固性坏死和核分裂象的多少对平滑肌肉瘤的诊断及其恶性程度的判断很重要
血管肉瘤 （angiosarcoma）	皮肤、乳腺等	丘疹或结节状，暗红或灰白色，易坏死出血	瘤细胞有不同程度异型性，形成大小不一、形状不规则的血管腔样结构，常互相吻合；分化差的细胞片状增生，血管腔形成不明显或仅呈裂隙状，腔隙内可含红细胞

类别	好发部位	肉眼特点	镜下特点
纤维肉瘤 (fibrosarcoma)	四肢皮下组织	灰白色、鱼肉状，常伴出血、坏死	异型的梭形细胞呈"鲱鱼骨"样排列
骨肉瘤 (osteosarcoma)	四肢长骨骺端，尤其是股骨下端和胫骨上端	灰白色、鱼肉状，出血坏死常见 X 线可见 Codman 三角、日光放射状阴影	瘤细胞异型性明显，梭形或多边形，直接形成肿瘤性骨样组织或骨组织
软骨肉瘤 (chondrosarcoma)	盆骨、股骨、胫骨等	灰白色、半透明的分叶状肿块	软骨基质中有异型的软骨细胞，核大深染，核仁明显，核分裂象多见

癌与肉瘤的鉴别

	癌	肉瘤
组织分化	上皮组织	间叶组织
发病率	较高，约为肉瘤的 9 倍。多见于 40 岁以上的成人	较低。有些类型主要发生在年轻人或儿童，有些类型主要见于中老年人
大体特点	质较硬、色灰白	质软、色灰红、鱼肉状
镜下特点	多形成癌巢，实质与间质分界清楚，纤维组织常有增生	肉瘤细胞多弥漫分布，实质与间质分界不清，间质内血管丰富，纤维组织少
网状纤维	见于癌巢周围，癌细胞间多无网状纤维	肉瘤细胞间多有网状纤维
转移	多经淋巴道转移	多经血道转移

三、神经外胚叶肿瘤

类别	好发部位	镜下特点
视网膜母细胞瘤 (retinoblastoma)	视网膜	瘤细胞为幼稚的小圆细胞，形态似未分化的视网膜母细胞，可见特征性的 Flexener-Wintersteiner 菊形团
恶性黑色素瘤 (malignant melanoma)	皮肤、黏膜、内脏	恶性黑色素瘤细胞常含有黑色素，但有些恶性黑色素瘤可以没有色素

第十节　癌前疾病（或病变）、非典型增生和原位癌

一、癌前疾病（或病变）

1. 定义：某些疾病（或病变）虽然本身不是恶性肿瘤，但具有发展为恶性肿瘤的潜能。

分类 { 获得性癌前疾病（或病变）
遗传性癌前疾病（或病变）

2. 常见获得性癌前疾病（或病变）

名称	特点	预后
大肠腺瘤	单发或多发，有绒毛状腺瘤、管状腺瘤等	绒毛状腺瘤易癌变
乳腺纤维囊性病	乳腺导管囊性扩张、小叶和导管上皮细胞增生	伴有导管上皮不典型增生者易癌变
慢性胃炎伴肠上皮化生	胃的慢性炎症	与胃癌、B 细胞淋巴瘤相关
慢性溃疡性结肠炎	肠道的炎症性疾病	反复溃疡和黏膜增生可发生癌变
皮肤慢性溃疡	鳞状上皮增生和非典型性增生	可转变为鳞癌
黏膜白斑	鳞状上皮过度增生、过度角化，有异型性	长期不愈有可能转变为鳞状细胞癌

二、异型增生和原位癌

(一) 定义

非典型增生 (atypical hyperplasia)：指细胞增生并出现异型性，但还不足以诊断为肿瘤的一些病变。该术语主要用于上皮，包括被覆上皮和腺上皮。近年来，学术界倾向使用异型增生 (dysplasia) 这一术语来描述与肿瘤形成相关的非典型增生。

原位癌 (carcinoma in situ)：指限于上皮层内未突破基底膜向下浸润的癌，也称为上皮内癌 (intraepithelial carcinoma)。原位癌常见于鳞状上皮或移行细胞被覆的部位，如子宫颈、食管、皮肤、膀胱等；也可见于发生鳞状化生的黏膜表面，如鳞化的支气管黏膜。

上皮内瘤变 (intraepithelial neoplasia，IN)：上皮从异型增生到原位癌这一连续的过程。

(二) 分级

	类别	异型性	累及范围	预后
上皮内瘤变Ⅰ级	轻度异型增生	较小	上皮层的下 1/3	可恢复正常
上皮内瘤变Ⅱ级	中度异型增生	中等	上皮层的下 2/3	可恢复正常
上皮内瘤变Ⅲ级	重度异型增生	较大	上皮 2/3 以上但未达到全层	较难逆转
	原位癌	大	上皮全层	可发展为浸润性癌

第十一节 肿瘤发生的分子基础

一、细胞生长与增殖的调控

(一) 细胞生长与增殖的信号转导过程

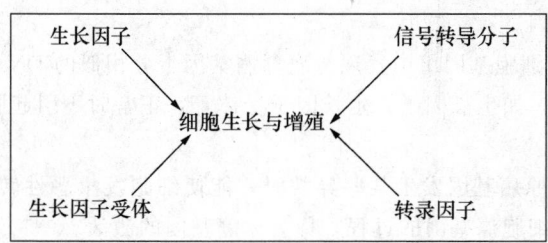

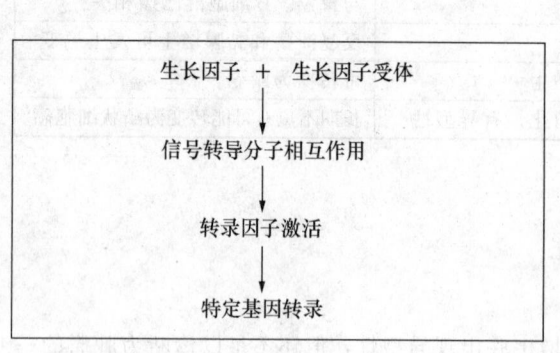

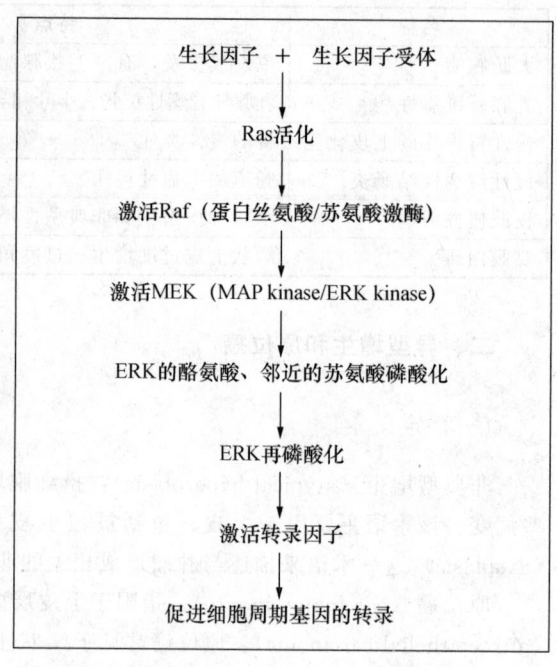

（二）细胞周期的调控

细胞周期的进行依靠周期蛋白（cyclin）和周期蛋白依赖性激酶（cyclin dependent kinase，CDK）复合物的推动。

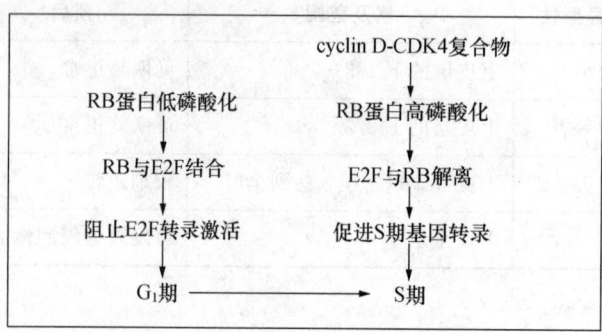

二、肿瘤发生的分子机制

（一）癌基因（oncogene）活化

1. 病毒癌基因（viral oncogene）：反转录病毒基因组中含有某些 RNA 序列，为病毒致瘤或者导致细胞恶性转化所必需，称为病毒癌基因。

2. 原癌基因（proto-oncogene）：在正常细胞基因组中发现与病毒癌基因十分相似的 DNA 序列，其基因产物对细胞生长增殖有重要作用，如生长因子、生长因子受体等，正常时不引起肿瘤发生。

3. 细胞癌基因（cellular oncogene）：当原癌基因发生某些异常时，能使细胞发生恶性转化，这些基因称为细胞癌基因。原癌基因转变为细胞癌基因的过程，称为原癌基因的激活。

原癌基因的激活方式

类别	举例
点突变（point mutation）	Ras 基因 12 号密码子 GGC 变成 GTC，导致 Ras 蛋白的 12 号氨基酸（甘氨酸）变为缬氨酸
基因扩增（gene amplification）	神经母细胞瘤中发生的 *N-myc* 的扩增，乳腺癌中 HER2（*ERB-B2*）基因的扩增
染色体转位（chromosomal translocation）	*Burkitt* 淋巴瘤中，8 号染色体上的 *c-myc* 转位到 14 号染色体上编码免疫球蛋白重链的位点；慢性粒细胞白血病中，9 号染色体 *abl* 转位至 22 号染色体的 *bcr* 位点

（二）肿瘤抑制基因（tumor suppressor gene）功能丧失

其基因产物可限制细胞增长，当功能丧失后，可导致细胞发生转化。

常见肿瘤抑制基因和相关肿瘤

基因	功能	相关的体细胞肿瘤	与遗传型突变相关的肿瘤
APC	抑制信号转导	胃癌，结肠癌，胰腺癌	家族性腺瘤性息肉病，结肠癌
RB	调节细胞周期	视网膜母细胞瘤，骨肉瘤	视网膜母细胞瘤，骨肉瘤，乳腺癌，结肠癌，肺癌
p53	调节细胞周期和转录	大多数人类肿瘤	Li-Fraumeni 综合征，多发性癌和肉瘤
WT-1	转录调控	肾母细胞瘤	肾母细胞瘤
P16	周期蛋白依赖性激酶抑制物（CKI）	胰腺癌，食管癌	恶性黑色素瘤
NF-1	间接抑制 ras	神经鞘瘤	Ⅰ型神经纤维瘤病，恶性神经鞘瘤
BRCA-1	DNA 修复		女性家族性乳腺癌和卵巢癌
BRCA-2	DNA 修复		男性和女性乳腺癌
VHL	调节低氧诱导因子（HIF）	肾细胞癌	遗传性肾细胞癌，小脑血管母细胞瘤

（三）凋亡调节基因功能紊乱

肿瘤细胞的凋亡由促凋亡分子和抗凋亡分子的相互作用决定。

常见的促凋亡分子和抗凋亡分子

促凋亡分子	抗凋亡分子
死亡受体家族成员	凋亡抑制蛋白 IAP 家族成员 survivin
caspase 家族蛋白酶	XIAP
线粒体促凋亡蛋白	c-IAP
Bcl-2 家族中的 Bax	Bcl-2 家族中的 Bcl-xL

（四）DNA 修复基因功能障碍

$$DNA 修复 \begin{cases} 切除修复 \\ （excision repair） \\ 错配修复 （mismatch repair） \end{cases} \begin{cases} 核苷酸切除修复 （nucleotide excision repair） \\ 碱基切除修复 （base excision repair） \end{cases}$$

DNA 修复异常 ——→ DNA 损伤保留 ——→ 正常细胞转化为肿瘤细胞

（五）端粒酶和肿瘤

端粒（telomere）：为染色体末端的 DNA 重复序列，其长度随细胞的每一次复制逐渐缩短。细胞复制一定次数后即死亡。

端粒酶（telomerase）：使缩短的端粒得以恢复。恶性瘤细胞含有端粒酶活性，可能与瘤细胞永生化（immortality）有关。

（六）表观遗传调控与肿瘤

微小 RNA 是真核细胞内存在一类小 RNA 分子，它们由相应的基因编码，转录后通过一系列加工过程，形成成熟的微小 RNA 分子，其功能不是编码蛋白质，而是调节编码蛋白质的信使 RNA（mRNA）分子，抑制其翻译，或导致其降解。

抑制癌基因的微小RNA表达 ↓ ——→ 癌基因过表达

抑制肿瘤抑制基因的微小RNA表达过度 ——→ 肿瘤抑制基因表达 ↓

表观遗传学（epigenetics）：除了经典的由于 DNA 碱基序列的改变所致的遗传变化（如癌基因突变或扩增、肿瘤抑制基因的突变或缺失），还有一些遗传变化不是由于 DNA 碱基序列改变引起的，包括 DNA 甲基化、组蛋白修饰等。

$$DNA 甲基化 \begin{cases} 肿瘤抑制基因的过甲基化 （hypermethylation） \\ 癌基因的低甲基化 （hypomethylation） \end{cases}$$

$$组蛋白修饰 \begin{cases} 组蛋白的甲基化 \\ 组蛋白的乙酰基化等 \end{cases}$$

（七）肿瘤发生是一个多步骤的过程

$$致瘤因素 ——→ \begin{cases} 激活原癌基因 \\ 灭活肿瘤抑制基因 \\ 凋亡调节基因 \\ DNA 修复基因 \\ 其他调控基因 \end{cases}$$
——→ 细胞多克隆增殖 ——→ 进一步损伤 ——→ 克隆性增殖
——→ 亚克隆 ——→ 浸润和转移

第十二节　环境致瘤因素

致癌物（carcinogen）：可以导致恶性肿瘤发生的物质统称为致癌物。致癌物起启动（initiation）作用（也称激发作用），引起癌症发生过程中的始发变化。

促癌物（promoter）：某些本身无致癌性的物质，也可以增加致癌物的致癌性，这些物质叫促癌物。促癌物起促发（promotion）作用。

一、化学物质

类别		举例	相关肿瘤
间接化学致癌物	多环芳烃	石油、煤焦油中，如 3,4-苯并芘、1,2,5,6-双苯并蒽等	肺癌
	致癌的芳香胺类	如乙萘胺、联苯胺、氨基偶氮染料等	膀胱癌、肝细胞癌
	亚硝胺类物质	肉类食品的保存剂与着色剂中的亚硝酸盐	食管癌和胃癌
	真菌毒素	霉变食品的黄曲霉菌	肝癌
直接化学致癌物		烷化剂和酰化剂	粒细胞白血病

二、物理因素

类别		举例	相关肿瘤
物理致癌因素	紫外线		皮肤鳞状细胞癌、基底细胞癌和恶性黑色素瘤
	电离辐射	如 X 射线、γ 射线、β 粒子等	皮肤癌或白血病

三、生物因素

类别		举例	肿瘤
病毒	DNA 肿瘤病毒	HPV-6、HPV-11、HPV-16、HPV-18	乳头状瘤、宫颈癌
		EB 病毒	伯基特淋巴瘤、鼻咽癌
		乙型肝炎病毒（HBV）	肝细胞癌
	RNA 肿瘤病毒	人类 T 细胞白血病/淋巴瘤病毒 I（HTLV-1）	成人 T 细胞白血病/淋巴瘤
细菌		幽门螺杆菌（H. pilori）	胃的 MALT 淋巴瘤、胃腺癌

HPV：人乳头瘤病毒

第十三节 肿瘤与遗传

类别	举例
常染色体显性（autosomal dominant）遗传	家族性视网膜母细胞瘤和一些癌前疾病（如家族性腺瘤性息肉病、神经纤维瘤病等）
常染色体隐性（autosomal recessive）遗传	着色性干皮病、Bloom 综合征等
多因素遗传	乳腺癌、胃肠癌等

☞**轻松提示**　在大多数肿瘤的发生中，遗传因素的作用是使患者对某些肿瘤具有易感性。

第十四节　肿瘤免疫

1. 肿瘤特异性抗原（tumor-specific antigen）：是肿瘤细胞特有的抗原，不存在于正常细胞。同一种致癌物诱发的同样组织学类型的肿瘤，在不同个体中具有不同的特异性抗原
2. 肿瘤相关抗原（tumor-associated antigen）：既存在于肿瘤细胞也存在于某些正常细胞
3. 肿瘤胎儿抗原（oncofetal antigen）：有些抗原在胎儿组织中大量表达，在分化成熟组织中不表达或表达量很小，但在癌变组织中表达增加，这种抗原称为肿瘤胎儿抗原。如甲胎蛋白可见于胎肝细胞和肝细胞癌中
4. 肿瘤分化抗原：正常细胞和肿瘤细胞都具有的与某个方向的分化有关的抗原。如前列腺特异抗原（PSA）既见于正常前列腺上皮也见于前列腺癌细胞。肿瘤相关抗原有助于肿瘤的诊断和病情检测

☞**轻松提示**　机体的抗肿瘤免疫反应主要是细胞免疫。

肿瘤细胞免疫

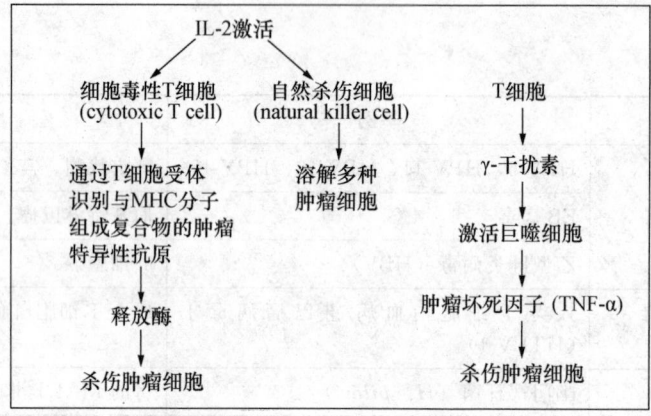

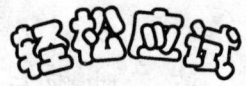

一、名词解释

1. 肿瘤（tumor, neoplasm）
2. 肿瘤的分化（differentiation）
3. 未分化肿瘤（undifferentiated tumor）
4. 异型性（atypia）
5. 间变（anaplasia）

6. 癌（carcinoma）
7. 未分化癌（undifferentiated carcinoma）
8. 肉瘤（sarcoma）
9. 未分化肉瘤（undifferentiated sarcoma）
10. 癌肉瘤（carcinosarcoma）

11. 癌症（cancer）
12. 倍增时间（doubling time）
13. 生长分数（growth fraction）
14. 肿瘤的演进（progression）
15. 异质性（heterogeneity）
16. 直接蔓延（direct spreading）
17. 转移（metastasis）
18. 种植性转移（transcoelomic metastasis）
19. 恶病质（cachexia）
20. 异位内分泌综合征（ectopic endocrine syndrome）
21. 副肿瘤综合征（paraneoplastic syndrome）
22. 交界性肿瘤（borderline tumor）
23. 瘤样病变（tumor-like lesions）
24. 角化珠（keratin pearl）
25. 癌前疾病（或病变）（precancerous disease or lesions）

26. 异型增生（dysplasia）
27. 原位癌（carcinoma in situ）
28. 上皮内瘤变（intraepithelial neoplasia）
29. 病毒癌基因（viral oncogene）
30. 癌基因（oncogene）
31. 端粒酶（telomerase）
32. 致癌物（carcinogen）
33. 促癌物（promoter）
34. 畸胎瘤（teratoma）
35. 肿瘤特异性抗原（tumor-specific antigen）
36. 肿瘤相关抗原（tumor-associated antigen）
37. Krukenberg 瘤（Krukenberg tumor）
38. 肿瘤胎儿抗原（oncofetal antigen）
39. 肿瘤分化抗原
40. 端粒（telomere）
41. 细胞癌基因（cellular oncogene）
42. 癌症干细胞（cancer stem cell）

二、选择题

【A 型题】

1. 淋巴结癌转移时，癌细胞首先出现在
   A. 副皮质区
   B. 边缘窦
   C. 淋巴滤泡内
   D. 淋巴结门
   E. 髓窦

2. 下述哪项描述**不符合**遗传性肿瘤的特点
   A. 发病年龄较年轻
   B. 常为多发性肿瘤
   C. 第一次突变发生在生殖细胞
   D. 男性多于女性
   E. 常有家族史

3. 下述哪种肿瘤是良性肿瘤
   A. 淋巴瘤
   B. 黑色素瘤
   C. 尤因瘤
   D. 骨髓瘤
   E. 间皮瘤

4. 下述哪个病变是癌前病变
   A. 大肠腺瘤
   B. 皮下脂肪瘤

   C. 皮肤纤维瘤
   D. 子宫平滑肌瘤
   E. 乳腺纤维腺瘤

5. 前列腺癌患者血清中增高的物质是
   A. 酸性磷酸酶
   B. 碱性磷酸酶
   C. 甲胎蛋白
   D. 癌胚抗原
   E. CA19-9

6. 下述哪项关于放射性致癌的描述是**错误**的
   A. 组织损伤的程度与放射剂量有关
   B. RNA 是放射损伤的主要物质
   C. 细胞具有修复放射损伤的能力
   D. 放射治疗史与癌发生有关
   E. 职业性放射暴露与癌发生有关

7. 误位于异常部位的分化正常的组织叫
   A. 错构瘤
   B. 迷离瘤
   C. 绿色瘤
   D. 畸胎瘤
   E. 尤因瘤

8. 下述肿瘤中，哪一种是良性肿瘤
   A. 白血病

B. 神经母细胞瘤

C. 葡萄胎

D. 无性细胞瘤

E. 骨髓瘤

9. 下述哪项是恶性肿瘤最具特征的变化

　　A. 出血坏死

　　B. 浸润

　　C. 转移

　　D. 细胞多形性

　　E. 生长迅速

10. 诊断腺癌时，下列指标中哪项最重要

　　A. 肿瘤出血坏死明显

　　B. 肿瘤呈浸润性生长

　　C. 肿瘤细胞异型性明显

　　D. 肿瘤发生于实体腺

　　E. 恶性肿瘤细胞呈腺样排列

11. 下列哪种肿瘤是恶性肿瘤

　　A. 畸胎瘤

　　B. 错构瘤

　　C. 精原细胞瘤

　　D. 多形性腺瘤

　　E. 纤维腺瘤

12. 下列哪项关于恶性肿瘤发生发展的叙述是**错误**的

　　A. 癌症是一种基因病

　　B. 多种因素起作用

　　C. 常为多阶段演进过程

　　D. 单个基因改变即可引起细胞恶性转化

　　E. 既有癌基因改变，又有肿瘤抑制基因改变

13. 下述哪种是原位癌

　　A. 小肝癌

　　B. 胃黏膜内癌

　　C. 大肠黏膜下癌

　　D. 早期食管癌

　　E. 乳腺导管内癌

14. 食管脱落细胞学检查时，下述哪项支持食管癌的诊断

　　A. 出现大量鳞状上皮细胞

　　B. 出现中性粒细胞

　　C. 出现大量腺上皮细胞

　　D. 出现核大、深染、核仁明显的细胞

E. 出现大量红细胞

15. 下列哪种肿瘤呈浸润性生长

　　A. 脂肪瘤

　　B. 畸胎瘤

　　C. 带状瘤

　　D. 腺瘤

　　E. 乳头状瘤

16. 下列哪种肿瘤以局部破坏为主，很少发生转移

　　A. 腺癌

　　B. 鳞癌

　　C. 黑色素瘤

　　D. 基底细胞癌

　　E. 乳头状腺癌

17. 关于 p53 的叙述，哪项是正确的

　　A. 野生型 p53 蛋白促进细胞生长

　　B. *p53* 基因是肿瘤抑制基因

　　C. *p53* 基因定位于 13 号染色体

　　D. 突变型 p53 与生长因子受体同源

　　E. *p53* 基因突变由染色体易位引起

18. 关于恶性肿瘤的超微结构的叙述，**错误**的是

　　A. 细胞器数目减少

　　B. 可见核内陷和怪形核

　　C. 可见特异性超微结构

　　D. 细胞间连接减少

　　E. 核仁数目增多

19. 原位癌是指

　　A. 早期癌

　　B. 原发癌

　　C. 黏膜内癌

　　D. 未发生转移的癌

　　E. 未突破基底膜的癌

20. **不发生**癌的组织是

　　A. 皮肤附属器

　　B. 软骨

　　C. 子宫内膜

　　D. 甲状旁腺

　　E. 肾上腺

21. 下列肿瘤中，属于良性的是

　　A. 淋巴瘤

　　B. 黑色素瘤

C. 神经鞘瘤

D. 肾母细胞瘤

E. 精原细胞瘤

22. 交界性肿瘤是

    A. 既有癌，又有肉瘤成分的肿瘤

    B. 侵犯表皮和真皮交界部位的肿瘤

    C. 介于良性和恶性肿瘤之间的肿瘤

    D. 侵犯黏膜和黏膜肌丛交界部位的肿瘤

    E. 既有腺癌成分，又有鳞癌成分的肿瘤

23. 下列哪项属于真性肿瘤

    A. 畸胎瘤

    B. 动脉瘤

    C. 错构瘤

    D. 迷离瘤

    E. 结核球

24. 产物为生长因子受体的癌基因是

    A. ras

    B. sis

    C. myc

    D. cyclin D

    E. erb-B2

25. 与 DNA 修复调节基因突变相关的肿瘤是

    A. 遗传性非息肉病性大肠癌

    B. 家族性腺瘤性息肉病

    C. Li-Fraumeni 综合征

    D. 神经纤维瘤病

    E. 肾母细胞瘤

26. 肿瘤分期是指

    A. 肿瘤细胞的分化程度

    B. 肿瘤的恶性程度

    C. 肿瘤细胞核分裂象的多少

    D. 肿瘤的生长范围和扩散程度

    E. 肿瘤细胞的浸润及转移能力

27. 属于常染色体显性遗传的遗传性肿瘤综合征是

    A. Bloom 综合征

    B. 着色性干皮病

    C. Fanconi 贫血

    D. 神经纤维瘤病 I 型

    E. 毛细血管扩张性共济失调症

28. 下列肿瘤中，属于良性肿瘤的是

    A. 视网膜母细胞瘤

    B. 神经母细胞瘤

    C. 骨母细胞瘤

    D. 肾母细胞瘤

    E. 肝母细胞瘤

29. 下列肿瘤中，属于恶性肿瘤的是

    A. 血管瘤

    B. 软骨母细胞瘤

    C. 纤维腺瘤

    D. 多型性腺瘤

    E. 精原细胞瘤

30. 关于恶性肿瘤的说法正确的是

    A. 组织结构具有高度异型性而细胞形态无异型性

    B. 组织结构和细胞形态都具有高度异型性

    C. 细胞形态具有高度异型性而组织结构无异型性

    D. 组织结构和细胞形态都无异型性

    E. 无浸润性，不转移

31. 胃癌血道转移，最易转移到

    A. 心

    B. 肺

    C. 肝

    D. 脑

    E. 肾

32. 肿瘤的异型性大，表示该肿瘤细胞

    A. 分化程度高，恶性程度高

    B. 分化程度高，恶性程度低

    C. 分化程度低，恶性程度高

    D. 分化程度低，恶性程度低

    E. 分化程度不一致，恶性程度可高可低

33. 下列哪种是来源于上皮细胞的肿瘤

    A. 血管瘤

    B. 淋巴管瘤

    C. 乳头状瘤

    D. 畸胎瘤

    E. 神经鞘瘤

34. 下列哪项**不是**肿瘤组织的继发改变

    A. 钙化

    B. 黏液变

    C. 囊性变

    D. 玻璃变

E. 恶变

35. 肿瘤的特殊性决定于
    A. 肿瘤的实质
    B. 肿瘤的间质
    C. 肿瘤的转移
    D. 肿瘤细胞的代谢特点
    E. 肿瘤细胞的核分裂

36. 肿瘤血道播散最常见的部位是
    A. 肺、胸膜、脑
    B. 肺、肾、胃、脾
    C. 肝、腹膜、骨、肾
    D. 肝、肺
    E. 肝、腹膜、脑

37. 下列哪种是来源于间叶组织的恶性肿瘤
    A. 恶性淋巴瘤
    B. 恶性神经鞘瘤
    C. 恶性黑色素瘤
    D. 恶性间皮瘤
    E. 恶性畸胎瘤

38. 诊断恶性肿瘤的主要依据是
    A. 肿瘤有出血坏死
    B. 肿瘤的异型性
    C. 肿瘤的大小
    D. 肿瘤的肉眼形态
    E. 肿瘤有溃疡形成

39. 肿瘤性增殖与非肿瘤性增殖的主要区别为
    A. 炎症细胞浸润
    B. 血管增生
    C. 器官的实质细胞增生
    D. 增生组织分化不成熟
    E. 纤维组织增生

【X 型题】

1. 肿瘤性增生的腺上皮细胞具有如下特点
    A. 分化成熟能力下降
    B. 可能具有一定代偿功能
    C. 相对无止境生长
    D. 可具有分泌功能

2. 黄曲霉毒素致癌的特点是
    A. 致癌性强
    B. 不稳定，加热易分解
    C. 主要诱发胃癌

D. 霉变的花生及谷物中含量高

3. 亚硝胺致癌作用有以下特点
    A. 致癌性强
    B. 对称的亚硝胺常引起食管癌
    C. 不对称的亚硝胺常引起肝癌
    D. 在胃内酸性环境合成

4. 鳞癌可发生于
    A. 子宫颈
    B. 肾盂
    C. 口腔黏膜
    D. 支气管

5. 常见的癌基因有
    A. *ras*
    B. *NF*-1
    C. *abl*
    D. *c-myc*

6. 下列哪些是肿瘤抑制基因
    A. RB 基因
    B. *ras* 基因
    C. *N-myc* 基因
    D. *p53* 基因

7. EBV 常与下列哪些肿瘤的发生有关
    A. 食管癌
    B. 肺癌
    C. 鼻咽癌
    D. Burkitt 淋巴瘤

8. 肿瘤分级的依据主要是
    A. 肿瘤分化程度
    B. 肿瘤异型性
    C. 核分裂象多少
    D. 肿瘤大小

9. 肿瘤分期的确定需要考虑以下哪些因素
    A. 原发肿瘤的大小
    B. 浸润深度及范围
    C. 邻近器官受累情况
    D. 局部和远处淋巴结转移情况

10. 下列哪项是胃黏液癌形态特点
    A. 半透明、胶冻状
    B. 印戒细胞
    C. 溃疡状
    D. 息肉状

11. 下列哪项属于恶性肿瘤

A. 白血病

B. 神经鞘瘤

C. 霍奇金淋巴瘤

D. 肾母细胞瘤

12. 下列哪项属于癌前病变

A. 慢性萎缩性胃炎

B. 十二指肠溃疡

C. 小腿慢性溃疡

D. 黏膜白斑

13. 关于肿瘤的病因学下列哪项是正确的

A. 与化学致癌因素有关

B. 与物理致癌因素有关

C. 与生物致癌因素有关

D. 与遗传因素有关

14. 下列病变中，可以发展为大肠癌的是

A. 增生性息肉

B. 息肉状腺瘤

C. 绒毛状腺瘤

D. 家庭性腺瘤性息肉病

15. 经血道转移形成的转移瘤的特点

A. 多个圆形结节

B. 常分布在表面

C. 边界清楚

D. 散在分布

16. 与肿瘤浸润有关的因素包括

A. 肿瘤细胞的侵袭能力

B. 肿瘤组织释放的蛋白溶解酶

C. 肿瘤细胞之间的黏附力

D. 肿瘤细胞的运动能力

17. 抗肿瘤的细胞免疫效应细胞主要有

A. 细胞毒性 T 淋巴细胞

B. 浆细胞

C. 自然杀伤细胞

D. 巨噬细胞

三、问答题

1. 试述肿瘤性增殖和非肿瘤性增殖的异同。

2. 简述肿瘤的命名原则。

3. 列表比较良性肿瘤与恶性肿瘤的区别。

4. 列表比较癌与肉瘤的区别。

5. 肿瘤的扩散途径有几种？

6. 举例说明肿瘤生长方式有几种？

7. 肿瘤异型性表现在哪些方面？其中最重要的是哪一方面？

8. 试举例说明肿瘤对机体的局部和全身影响。

9. 什么是转移？途径有哪些？举例说明。

10. 什么是癌前病变？列举常见癌前病变并简述其病变特点。

11. 简述乳头状瘤、高分化鳞癌的镜下特点。

12. 腺瘤与腺癌各有哪些常见类型？简述其病理特点。

13. 试述癌基因在肿瘤发生发展中的作用。

14. 试述恶性肿瘤的浸润及转移机制。

15. 试述肿瘤的分级和分期及其临床意义。

16. 各举出两种主要的物理性、化学性和生物性致癌因素，以及与它们密切相关的人类肿瘤。

选择题参考答案

A 型题：

1. B   2. D   3. E   4. A   5. A   6. B   7. B   8. C   9. C   10. E

11. C   12. D   13. E   14. D   15. C   16. D   17. B   18. C   19. E   20. B

21. C　22. C　23. A　24. E　25. A　26. D　27. D　28. C　29. E　30. B
31. C　32. C　33. C　34. E　35. A　36. D　37. D　38. B　39. D

X 型题：

1. ACD　　2. AD　　3. AD　　4. ABCD　5. ACD　　6. AD　　7. CD
8. ABC　　9. ABCD　10. AB　　11. ACD　12. ACD　13. ABCD　14. ABCD
15. ABCD　16. ABC　17. ACD

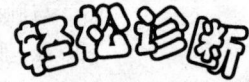

病历摘要

　　某女，52 岁，患重度慢性子宫颈糜烂 5 年，1 年前曾做宫颈活组织检查，诊断为宫颈黏膜上皮重度非典型增生。因阴道间断出血半个月而收入住院。

　　体检：体温 37.4℃，脉搏 82 次/分，血压 120/85mmHg，两肺未闻及啰音，腹软，肝、脾未及。子宫大小正常，质软，宫颈口湿润，色鲜红，可见一直径 1cm×1.5cm 大小肿块，呈外生性生长，触之可出血。

　　入院后取少量肿瘤组织送病理检查，报告为宫颈鳞状细胞癌（中分化），遂行子宫全切手术。

讨论题

　　1. 试分析该病例肿瘤形成过程。

　　2. 如何理解癌前病变？

　　3. 什么是异型增生和原位癌？

　　4. 宫颈鳞状细胞癌病因包括哪些？

　　5. 宫颈鳞状细胞癌的鉴别诊断包括哪些疾病？

病例分析

　　1. 此病例的最终诊断是宫颈鳞癌，它的形成是由慢性宫颈糜烂引发的，经历了非典型增生、原位癌，发展至浸润癌。

　　宫颈糜烂是妇科的常见疾病，是宫颈阴道部的鳞状上皮被单层柱状上皮所取代，之后增生的鳞状上皮又可取代柱状上皮，在这种细胞的反复增生过程中，有些细胞就可发生变异，成为具有异型性的细胞，上皮出现异型增生。异型增生进一步发展，具有异型性的细胞累及到上皮的全层即为原位癌。原位癌属于早期癌，当肿瘤细胞突破基底膜后，即成为浸润癌。这种典型的经过在宫颈鳞癌中非常常见。当然不是所有的上述病变都一定发展至癌，有些病变可长期甚至终身保留。同时，也不是所有的鳞癌发生都有一个明确的癌前病变，有些一开始即表现为鳞癌。

　　2. 癌前病变（precancerous lesion）是指具有癌变潜在可能的病变，如长期存在即可能转变为癌。需要强调的是，其本质为一种良性病变，并非所有癌前病变都一定转变为癌，有些癌前病变经一段时间的治疗后，病变会逐渐减轻或消失。同时，并非所有的癌目前都已发现明确的癌前病变。

　　3. 异型增生（dysplasia）：指细胞增生并出现异型性，但还不足以诊断为肿瘤的一些病变。该术语主要用于上皮，包括被覆上皮和腺上皮。根据异型性大小和累及范围，异型增生分为轻、中、重三级：①轻度异型增生，异型性较小，累及上皮层的下 1/3；②中度异型增生，异型性中等，累及上皮层的下 2/3；③重度异型增生，异型性较大，累及上皮 2/3 以上但未达到全层。轻、中度异型增生可恢复正常，重度异型增生较难逆转。

　　原位癌（carcinoma in situ）：指限于上皮层内未突破基底膜向下浸润的癌。原位癌常见于鳞状上皮或移行细胞被覆的部位，如子宫颈、食管、皮肤、膀胱等；也可见于发生鳞状化生的黏膜表面，如鳞化的支气管黏膜。原位癌是早期癌，如能及时发现和治疗，可防止其发展为浸润性癌。

4. 宫颈鳞状细胞癌病因有：①子宫颈创伤、糜烂：早婚、早生、多产；②慢性刺激：包皮垢、局部卫生不良、慢性宫颈炎；③病毒感染：人乳头瘤病毒 HPV-16、18、31、33；④吸烟；⑤免疫缺陷：HIV 感染等。

5. 宫颈鳞状细胞癌的鉴别诊断：

（1）子宫颈糜烂：可有月经间期出血，或接触性出血，阴道分泌物增多，检查时宫颈外口周围有鲜红色小颗粒，拭擦后也可以出血，故难以与早期宫颈癌鉴别。可做阴道脱落细胞学检查或活体组织检查以明确诊断。

（2）子宫颈外翻：外翻的黏膜过度增生，表现也可呈现高低不平，容易出血。但外翻的宫颈黏膜弹性好，边缘较整齐。阴道脱落细胞学检查或活检可鉴别。

（3）宫颈湿疣：表现为宫颈赘生物，表面多凹凸不平，有时融合成菜花状，可进行活检以鉴别。

（4）子宫内膜癌：有阴道不规则出血，阴道分泌物增多。子宫内膜癌累及宫颈时，检查时颈管内可见有癌组织堵塞，确诊需做分段刮宫送病理检查。

（5）子宫黏膜下骨瘤或内膜息肉：多表现月经过多或经期延长，或出血同时可伴有阴道排液或血性分泌物，通过探宫腔，分段刮宫，子宫碘油造影，或宫腔镜检查可作出鉴别诊断。

（6）原发性输卵管癌：阴道排液、阴道流血和下腹痛，阴道涂片可能找到癌细胞。而输卵管癌宫内膜活检阴性，宫旁可扪及肿物。如包块小而触诊不表者，可通过腹腔镜检查确诊。

（7）老年性子宫内膜炎合并宫腔积脓：常表现阴道排液增多，浆液性、脓性或脓血性。子宫正常大或增大变软，扩张宫颈管及诊刮即可明确诊断。扩张宫颈管后即见脓液流出，刮出物见炎症细胞，无癌细胞，病理检查即能证实。但也要注意两者并存的可能。

（8）功能失调性子宫出血：更年期常发生月经紊乱，尤其子宫出血较频发者，不论子宫大小是否正常，必须首先做诊刮，明确性质后再进行治疗。

（9）其他宫颈良性病变、子宫颈结核、阿米巴性宫颈炎等，可借助活检与宫颈癌鉴别。

（刘　瑜）

第6章 环境和营养病理学

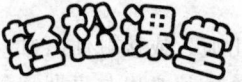

环境和营养学疾病：是指暴露于周围环境、工作场所及个人环境中存在的各种有害化学和物理因素而发生的各种疾病。

环境和营养病理学：主要包含了环境和营养学疾病的病因、发病机制、病理变化及病理与临床联系等方面的内容。

第一节　环境污染和职业暴露

环境污染（environmental pollution）：是指人类在其社会活动和日常生活中直接或间接地向环境排放超过人类社会自身自净能力的化学物质或能量，造成大气、水、噪声及放射性污染，对人类的生态系统、生存与发展带来不利的影响。

职业暴露（occupational exposure）：是指人类由于职业关系而暴露在危险因素中，从而有可能损害自身健康或危及生命的一种情况。

一、空气污染（air pollution）

空气污染是指有害的化学性、物理性或生物性物质存在于空气中所造成的污染。

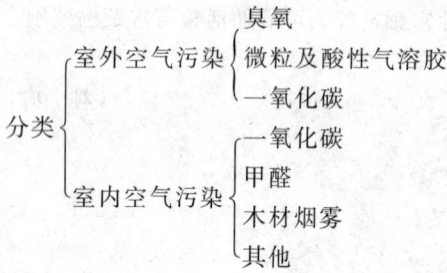

分类
- 室外空气污染
  - 臭氧
  - 微粒及酸性气溶胶
  - 一氧化碳
- 室内空气污染
  - 一氧化碳
  - 甲醛
  - 木材烟雾
  - 其他

二、职业及环境暴露性污染（occupational and environmental exposing pollutions）

职业病（occupational disease）：在职业活动中因接触粉尘、放射性物质和其他有毒有害物质而引起的疾病称为职业病，包括尘肺、职业性放射病和职业中毒等。

职业及环境暴露污染因素
- 有机溶剂
- 塑料、橡胶和高分子聚合物
- 金属元素：铅，汞，砷，镉
- 非金属元素：氟，碘
- 农药及灭鼠药污染

金属元素中毒途径及临床症状

金属元素	铅	汞	砷	镉
中毒及排出途径	呼吸道、消化道、皮肤吸收进入人体，经肾或肠道排出	呼吸道、消化道进入人体，经肾、胆汁、消化道、呼吸等途径排出	呼吸道、消化道进入人体	呼吸道和消化道吸收进入人体
临床症状	神经、消化、呼吸、免疫系统急、慢性中毒：铅中毒性脑病、周围运动神经损害、胃肠道疼痛、异食癖（儿童）等	脑组织和（或）肾损害：神经系统改变：视觉受限、瘫痪、共济失调等，小脑萎缩和视皮质海绵状软化 肾损害：无尿性肾衰竭、蛋白尿、肾病综合征等	急性中毒：中枢神经麻痹，四肢疼痛性痉挛、意识模糊、谵妄、昏迷、血压下降及呼吸困难、甚至死亡 胃肠型中毒：剧烈恶心、呕吐、腹痛和腹泻，可伴脱水和休克 地方性中毒：皮肤损害，消化、神经、心血管和呼吸系统改变以及癌症	大量吸入：急性肺炎和肺水肿 慢性中毒：肺纤维化、肺水肿、肾小管损害等

非金属元素中毒途径及临床症状

非金属元素	氟	碘
摄入途径	呼吸道、消化道摄入	消化道摄入
临床症状	骨性组织和多种非骨性器官损害。慢性中毒典型表现为氟斑牙和氟骨症；神经系统、肝和肾病变明显	摄入不足：脑发育障碍及弥漫性非毒性甲状腺肿 摄入过量：甲状腺肿

第二节　个人暴露——成瘾及其相关疾病

成瘾（addictions）：个人不良嗜好包括吸烟、酗酒及药物滥用等造成成瘾。

一、吸烟（tobacco use）

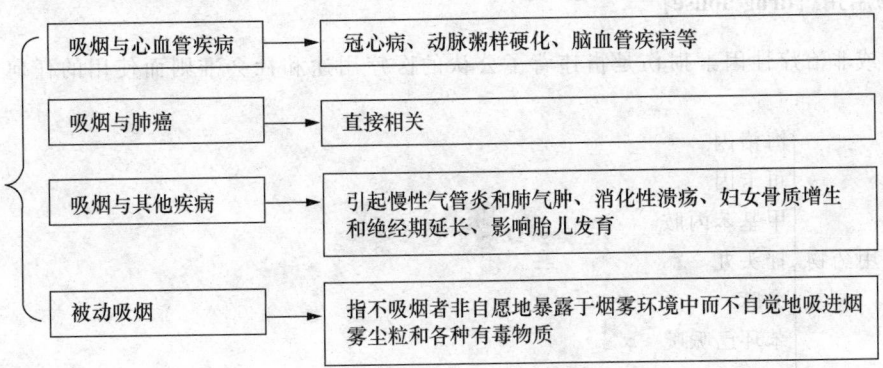

二、酒精中毒（alcoholism）

酒精中毒是由于对乙醇的嗜好所引起的急性或慢性机体中毒。

乙醇代谢途径：80％经十二指肠及空肠吸收，90％由肝代谢：

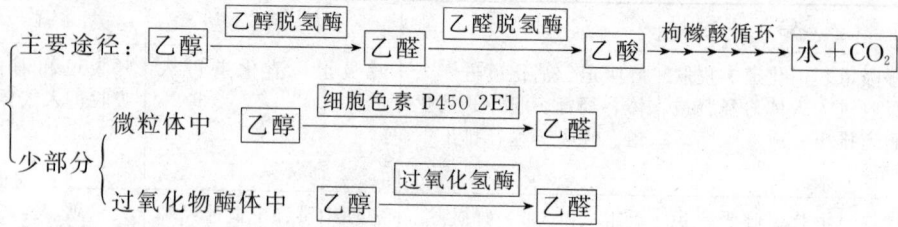

（一）酒精中毒类型

急性酒精中毒：指饮入过量含乙醇的饮料后所引起的中枢神经系统兴奋及随后的抑制状
态，重度中毒可造成呼吸、心跳抑制而死亡
慢性酒精中毒：指长期摄入定量的乙醇引起的中枢神经系统严重中毒
特征：性格改变、智能衰退和心理障碍

（二）酒精对器官和组织的作用

消化系统：脂肪肝和肝硬化；消化性溃疡和反流性食管炎；急性胰腺炎
神经系统：大脑皮质萎缩，重量减轻，脑室扩大；Wernicke-Korsakoff 脑病；糙皮性脑病
心血管系统：外周毛细血管扩张；扩张型心肌病
其他系统：巨幼细胞性贫血；肌肉萎缩；肝细胞损害
胎儿酒精综合征：永久出生缺陷（独特的脸部小斑，体质、心智或行为异常）
多器官功能衰竭：神经系统、消化系统、肺、心、肾；代谢紊乱、休克、DIC

三、治疗性药物损伤（injury by therapeutic drugs）

治疗性药物损伤或称药物不良反应（adverse drug reactions），指的是使用某种药物治疗疾病
时产生的与治疗无关、并对患者健康不利的作用。
常见药物不良反应：

激素替代疗法：增加乳腺癌和血栓形成危险
口服避孕药：增加静脉和肺动脉血栓形成，吸烟女性心肌梗死，肝良性腺瘤和肝细胞性肝
癌危险

四、药物滥用（drug abuse）

药物滥用或非治疗性因素损伤是指违背了公认的医疗用途和社会准则而使用的任何一种
药物。

常见的滥用药物
- 海洛因
- 可卡因
- 甲基苯丙胺
- 摇头丸
- 大麻
- 苯环己哌啶
- 静脉内药物滥用并发症

五、戒断综合征（abstinence syndrome）

戒断综合征指在戒烟、戒酒、戒毒等情况下出现的一系列瘾癖症候群，临床表现精神症状、躯体症状或社会功能受损。

第三节　营养性疾病

营养性疾病（nutritional diseases）是指因营养素供给过多、不足或比例失调而引起的一系列疾病的总称，可由不平衡膳食引起，或与遗传、体质及其他疾病引起的代谢功能异常有关。

一、肥胖症（obesity）

肥胖症是最常见的过营养性疾病，是指人体脂肪过度储存，与其他组织失去正常比例的一种状态。

（一）肥胖的病因和发病机制

1. 肥胖的分类
- 单纯性肥胖：无明显内分泌及代谢性病因的肥胖
- 继发性肥胖：有明确病因的肥胖
- 遗传性肥胖：遗传物质发生改变而引起的肥胖

2. 能量调节因素及模式

（1）主要因素：
- 瘦素：脂肪细胞分泌；与受体结合而发出向中枢传递体内脂肪存储的负性反馈信号
- 胰岛素：胰腺细胞分泌；与受体结合而发出向中枢传递体内脂肪存储的负性反馈信号
- 胃促生长激素：与瘦素途径相反

（2）能量调节模式：
- 传入系统：由瘦素、胰岛素或胃促生长激素作为体液信号入血并透过血脑屏障进入下丘脑的能量平衡中枢
- 受体结合：瘦素、胰岛素或胃促生长激素与相应受体结合后兴奋位于下丘脑的神经细胞，整合传入信号并发出次级调节信号
- 效应系统：执行下丘脑的指令，抑制或刺激食欲，增加或减少能量消耗

（二）肥胖的危害和治疗

- 危害：多种并发症，如 2 型糖尿病、动脉粥样硬化、高血压等
- 治疗：困难；限制热量摄入和适量增加运动是有效方法

二、营养不良（malnutrition）

广义的营养不良包括营养不足和营养过剩两方面。本部分表达的营养不良是指由于摄入不足、吸收不良、过度损耗或膳食不平衡所造成的营养要素不足。

分类
- 原发性营养不良：由于饮食中一种或多种营养素缺乏引起
- 继发性营养不良：由于摄入不足、吸收不良、利用或储存障碍、需要增加等所致

常见营养不良：

1. 蛋白质-能量营养不良：因食物供应不足或疾病因素引起的一种营养缺乏病。

营养不良性消瘦：以能量缺乏为主，兼有蛋白质缺乏，表现为进行性消瘦、皮下脂肪减
少、水肿及各器官功能障碍；内脏器官萎缩、淋巴结易触及

恶性营养不良：膳食中蛋白质缺乏突出，而热能供应相当足够，表现为营养不良性水肿、
肝脾大、皮肤色素沉着、腹水、贫血等

　2. 维生素缺乏症

原发性维生素缺乏症：由于摄入不足引起

继发性维生素缺乏症：由于肠道吸收、血液转运、组织储存和代谢转换等环节紊乱所致

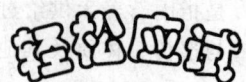

一、名词解释

1. 环境污染（environmental pollution）

2. 职业暴露（occupational exposure）

3. 空气污染（air pollution）

4. 职业病（occupational disease）

5. 被动吸烟（passive smoke inhalation）

6. 治疗性药物损伤（injury by therapeutic drugs）

7. 药物滥用（drug abuse）

8. 戒断综合征（abstinence syndrome）

9. 营养性疾病（nutritional diseases）

10. 肥胖症（obesity）

二、选择题

【A 型题】

1. 下述哪项关于酒精中毒的描述是**错误**的

　A. 慢性酒精中毒的特征是性格改变、智能减退和心理障碍

　B. 血中乙醇浓度大于 50mg/dl 时，饮酒者可出现行为和语言异常

　C. 急性酒精中毒血中乙醇浓度大于 300mg/dl 时，饮酒者多数进入昏睡状态

　D. 乙醇对人的半数致死量为 5g/kg

　E. 慢性酒精中毒的每天摄入量一般以大于 30g/d 为标准

2. 常见空气污染，**不包括**哪项

　A. 臭氧

　B. 氦气

　C. 木材烟雾

　D. 微粒及酸性气溶胶

　E. 氡气

3. 关于肥胖的描述，正确的是

　A. 超过正常体重的 15% 为肥胖

　B. 肥胖的发病机制与体内胰岛素、胃促

生长激素、神经多肽 Y 等的分泌紊乱相关

　C. 与肥胖相关的疾病有 1 型糖尿病、动脉粥样硬化、高血压等

　D. 胃肠旁路手术不适用于肥胖症患者

　E. 服用减肥药物及适量增加运动是安全有效的减肥方法

4. 砷中毒的临床症状**不包括**

　A. 中枢神经麻痹

　B. 肝损害

　C. 皮肤损害

　D. 心肌损害

　E. 肾损害

5. 慢性氟中毒的典型表现是

　A. 神经系统损害

　B. 肝损害

　C. 心脏损害

　D. 氟斑牙

　E. 肾损害

6. 下列哪项**不属于**戒毒综合征的临床表现

　A. 恶心、呕吐

　B. 癫痫样发作

C. 肌肉疼痛

D. 出汗、发热

E. 瞳孔扩大

7. 下列**不属于**铅中毒脑病的病理变化的有

A. 脑组织充血

B. 神经细胞灶性坏死

C. 小脑萎缩

D. 血管扩张及毛细血管增生

E. 星形细胞弥漫性增生

8. 吸烟引起心血管疾病的机制**不包括**

A. 促进血小板聚集，促进血栓形成

B. 增强炎症反应

C. 引起血管内皮细胞功能紊乱

D. 使一氧化氮生物合成增加

E. 促进体内脂质的过氧化反应

A. 体内铅可经肾、消化道排出

B. 铅中毒脑病可出现脑水肿

C. 儿童慢性铅中毒可表现为异食癖

D. 铅中毒儿童长骨干骺端 X 线照片显示"铅线"

E. 临床上使用螯合剂治疗铅中毒

2. 关于酒精对器官和组织作用的描述，正确的是

A. 酒精对肝的损伤主要表现为脂肪肝和肝硬化

B. 慢性酒精中毒可出现脑灰质萎缩、重量减轻、脑室扩大

C. 酒精中毒可引起心肌变性、纤维化和心肌扩张

D. 酒精中毒可引起巨幼细胞性贫血、糙皮性脑病等

E. 母亲饮酒可引起胎儿永久出生缺陷

【X 型题】

1. 关于铅中毒的描述，正确的是

三、问答题

1. 常见的空气污染物有哪些？

2. 试述氟中毒的病理变化。

3. 何为成瘾？

4. 简述乙醇的代谢途径。

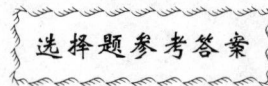

A 型题：

1. E　　2. E　　3. B　　4. D　　5. D　　6. B　　7. C　　8. D

X 型题：

1. ABCDE　2. ACDE

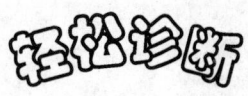

病历摘要

　　患者，男，25 岁。9 天前反复发作性呕吐、便秘、腹部绞痛，于外院行胃镜检查诊断为结肠炎并予相应治疗未见好转。1 天前突发意识不清、双眼上翻、牙关紧闭、口角抽动、四肢强直抽搐，双上肢屈曲、双拳紧握，双下肢伸直倒于地上，持续 30min 缓解，每次发作持续 3～4min 伴小便失禁，间歇期意识丧失。按蛛网膜下腔出血予止血、脱水、抗癫痫等处理未能控制。遂于当夜转诊入院。既往体健，其职业史显示患者病前 20 天从事熔铅制板工作。

查体：昏迷，压眶无反应。眼底水肿，颈抵抗（＋），双眼球居中位，头眼反射（－），左上肢肱二头肌反射（＋＋），左肱三头肌反射（＋＋～＋＋＋），左下肢膝腱反射（＋＋～＋＋＋），右侧肱二、三头肌反射（＋～＋＋），双侧巴宾斯基征（＋），查多克征（＋），霍夫曼征（＋）。辅助检查：头颅 CT 示双侧大脑皮质下白质弥漫性低密度，脑室变小，中线无移位；查血钾 2.2mmol/L，血钠 160.8mmol/L，血氯 127.9mmol/L，CO_2 结合力（CO_2CP）12mmol/L；血气分析示 pH 值为 7.285，氧分压（PO_2）51.4mmHg，二氧化碳分压（PCO_2）30.0mmHg，HCO_3^- 13.8mmol/L；血糖 5.8mmol/L；血白细胞 22.3×10⁹/L，余血常规检查正常。尿白细胞 1～2/HP，红细胞 6～8/HP，血铅 2.08mg/L（标准参考值 0.4mg/L），尿铅 1.06mg/L。腰穿检查示颅压高（250mm H_2O，脑脊液见白细胞 5×10⁹/L），未见红细胞，蛋白质、糖、氯化物含量均正常。

讨论题

1. 本病例的诊断是什么？
2. 简述本病例的诊断依据。

病例分析

1. 诊断：铅中毒性脑病。

2. 诊断依据：

铅中毒时，过量的铅可抑制肠壁碱性磷酸酶和 ATP 酶的活性，引起肠壁平滑肌痉挛或使小动脉平滑肌收缩引起肠壁缺血导致胃肠道疼痛；作用于中枢神经系统的铅中毒可引起中毒性脑病，常以进行性、弥漫性脑水肿引起颅压高起病，影像学上表现双侧弥漫性脑组织密度减低、脑室变小。本例患者有明确的铅作业史，出现腹痛、精神症状、抽搐、昏迷，CT 表现为脑水肿，血铅及尿铅高，铅中毒性脑病诊断基本明确。患者无明显发热史，脑脊液无明显细胞升高，可除外中枢神经系统感染性疾病。

（袁　远）

第7章 心血管系统疾病

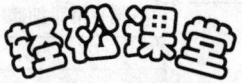

心血管系统 { 心脏
血管 {
大动脉/弹性动脉（aorta）：主动脉、肺动脉、颈总动脉、髂总动脉
中动脉/肌性动脉（median artery）：冠状动脉、肾动脉
小动脉（small artery）：直径在0.3～1mm
微动脉（arteriole）：无内弹力膜

第一节 动脉粥样硬化

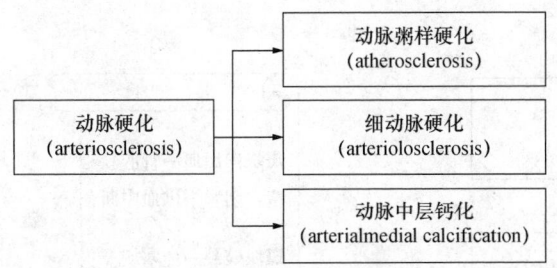

动脉粥样硬化（atherosclerosis，AS）主要累及**大中动脉**，动脉内膜脂质沉积、内膜灶状纤维化、粥样斑块形成，导致管壁变硬、管腔狭窄，引起相应器官缺血性改变。是心血管系统疾病中最常见的疾病。

一、病因和发病机制

（一）危险因素

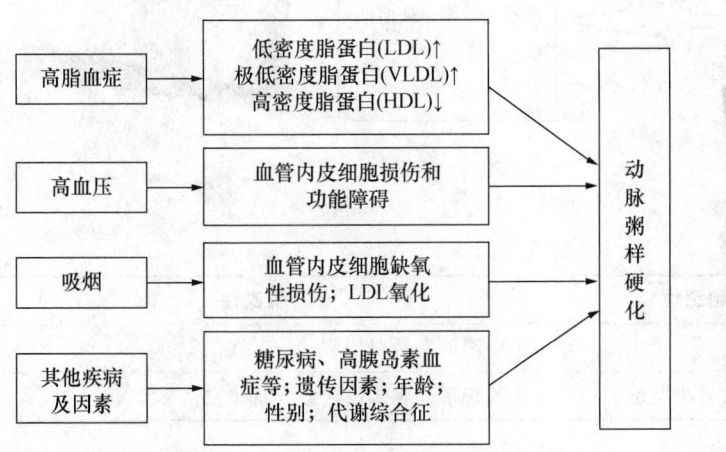

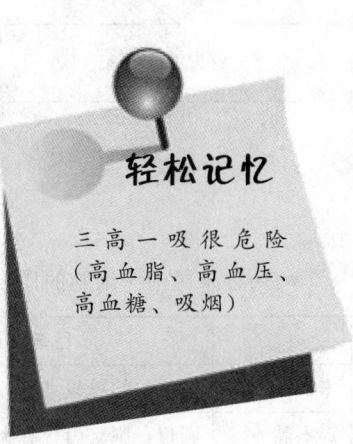

轻松记忆

三高一吸很危险
（高血脂、高血压、
高血糖、吸烟）

89

（二）发病机制

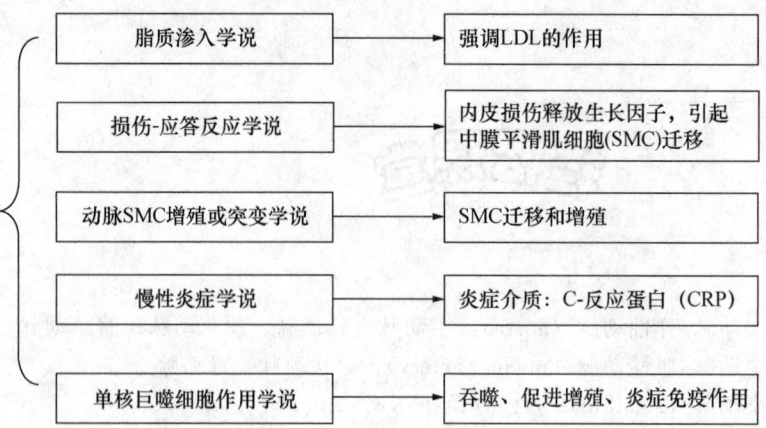

脂质渗入学说	→	强调LDL的作用
损伤-应答反应学说	→	内皮损伤释放生长因子，引起中膜平滑肌细胞(SMC)迁移
动脉SMC增殖或突变学说	→	SMC迁移和增殖
慢性炎症学说	→	炎症介质：C-反应蛋白（CRP）
单核巨噬细胞作用学说	→	吞噬、促进增殖、炎症免疫作用

二、病理变化

（一）基本病变

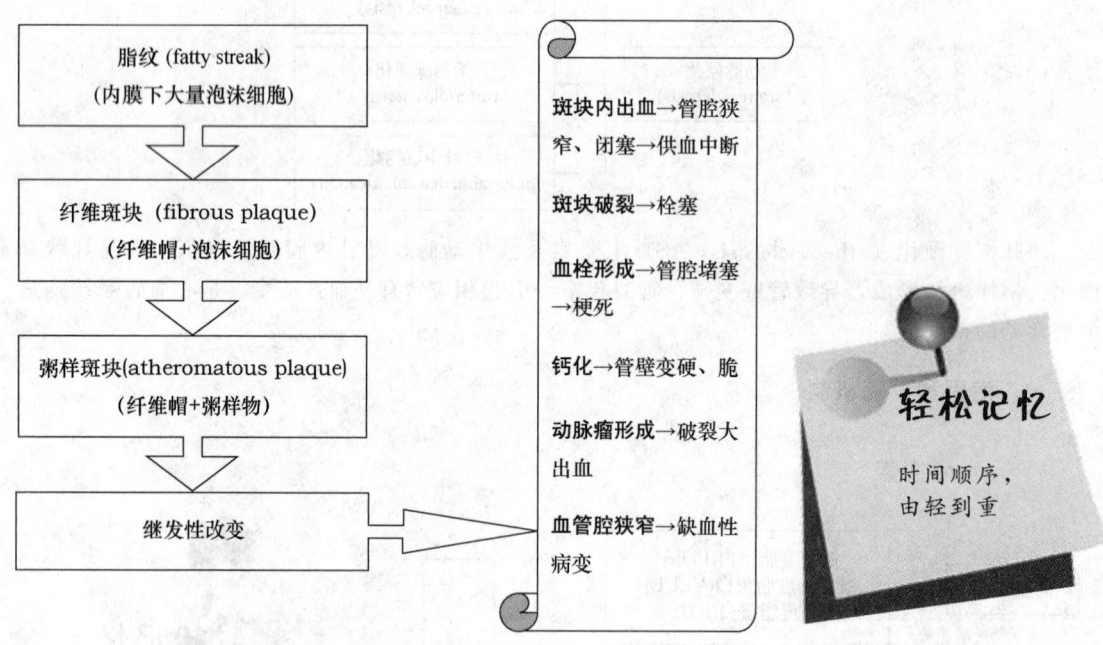

脂纹 (fatty streak)
（内膜下大量泡沫细胞）
↓
纤维斑块（fibrous plaque）
（纤维帽+泡沫细胞）
↓
粥样斑块(atheromatous plaque)
（纤维帽+粥样物）
↓
继发性改变

斑块内出血→管腔狭窄、闭塞→供血中断

斑块破裂→栓塞

血栓形成→管腔堵塞→梗死

钙化→管壁变硬、脆

动脉瘤形成→破裂大出血

血管腔狭窄→缺血性病变

轻松记忆

时间顺序，
由轻到重

● 两种来源泡沫细胞的比较

	巨噬细胞源性	肌源性
来源	血液中的单核细胞	中膜的平滑肌细胞
形态特点	圆形，胞浆内含有大量小空泡	长梭形，胞浆内含有大量小空泡

● 纤维帽：由大量胶原纤维、平滑肌细胞构成，胶原纤维可发生玻璃样变性。

☞**轻松提示** 胶原纤维是由中膜增生的平滑肌细胞分泌产生的，此时的平滑肌细胞发生了**表型转换**，即由收缩表型——→合成表型。

● 粥样斑块肉眼呈黄白色，镜下为大量不定形坏死物，其中可见胆固醇结晶及钙盐沉积。严重斑块可压迫中膜，造成中膜萎缩，是导致动脉瘤形成的病理基础。

（二）主要动脉的病变

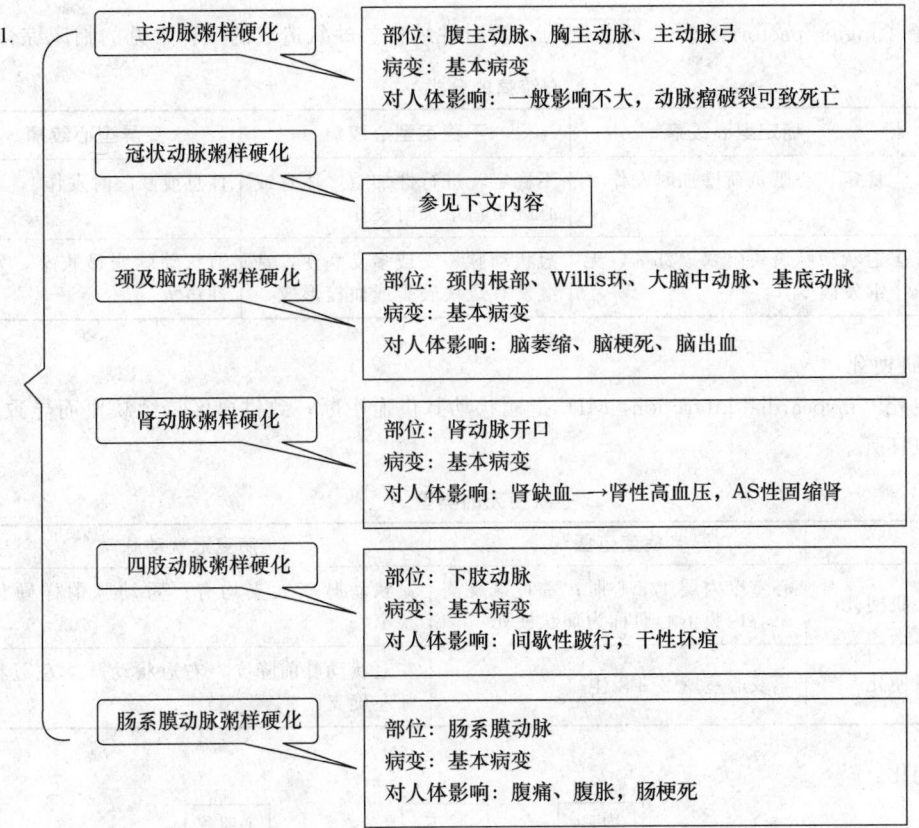

1.
主动脉粥样硬化	部位：腹主动脉、胸主动脉、主动脉弓 病变：基本病变 对人体影响：一般影响不大，动脉瘤破裂可致死亡
冠状动脉粥样硬化	参见下文内容
颈及脑动脉粥样硬化	部位：颈内根部、Willis环、大脑中动脉、基底动脉 病变：基本病变 对人体影响：脑萎缩、脑梗死、脑出血
肾动脉粥样硬化	部位：肾动脉开口 病变：基本病变 对人体影响：肾缺血——→肾性高血压，AS性固缩肾
四肢动脉粥样硬化	部位：下肢动脉 病变：基本病变 对人体影响：间歇性跛行，干性坏疽
肠系膜动脉粥样硬化	部位：肠系膜动脉 病变：基本病变 对人体影响：腹痛、腹胀，肠梗死

2. 冠状动脉粥样硬化及冠状动脉粥样硬化性心脏病

（1）冠状动脉粥样硬化

| 冠状动脉AS | 发病年龄：35～55岁
好发部位：左冠状动脉前降支>右主干>左主干
病变特点：同AS基本病变，斑块多偏心位
根据管腔狭窄程度分级：Ⅰ级≤25%，Ⅱ级26%~50%，
　　　　Ⅲ级51%~75%，Ⅳ级≥76%
临床表现：心绞痛、心肌梗死 |

☞**轻松提示** 一般临床出现症状者管腔狭窄多在Ⅳ级以上。

（2）冠状动脉粥样硬化性心脏病

定义：因冠状动脉狭窄引起的心肌缺血性疾病称为冠状动脉粥样硬化性心脏病（coronary atherosclerotic heart disease，CHD），简称冠心病。

原因 { 冠状动脉粥样硬化为主要原因
冠状动脉痉挛
炎症性冠状动脉狭窄

1）心绞痛

心绞痛（angina pectoris）是心肌急剧的、**暂时性**缺血、缺氧造成的一种常见的临床综合征。

心绞痛的分类

	稳定型心绞痛	不稳定型心绞痛	变异型心绞痛
临床表现	稳定，心脏负荷增加时发作	不稳定，进行性加重，休息或心脏负荷增加时发作	休息或梦醒时发作
冠状动脉情况	冠状动脉斑块阻塞＞75％，无继发改变	冠状动脉一支或多支病变，常继发有斑块破裂或血栓形成	冠状动脉明显狭窄，发作性痉挛

2）心肌梗死

心肌梗死（myocardial infarction，MI）指冠状动脉供血中断，致供血区持续缺血而导致的较大范围心肌坏死。

心肌梗死的类型

	病变范围	病变冠状动脉
心内膜下心肌梗死	心室壁内层 1/3 心肌；重时累及整个心内膜下心肌称为环状梗死	冠状动脉三大支均有严重动脉粥样硬化性狭窄
透壁性心肌梗死	累及心室壁 2/3 以上	左冠状动脉前降支＞右冠状动脉＞左冠状动脉左旋支

病理变化：

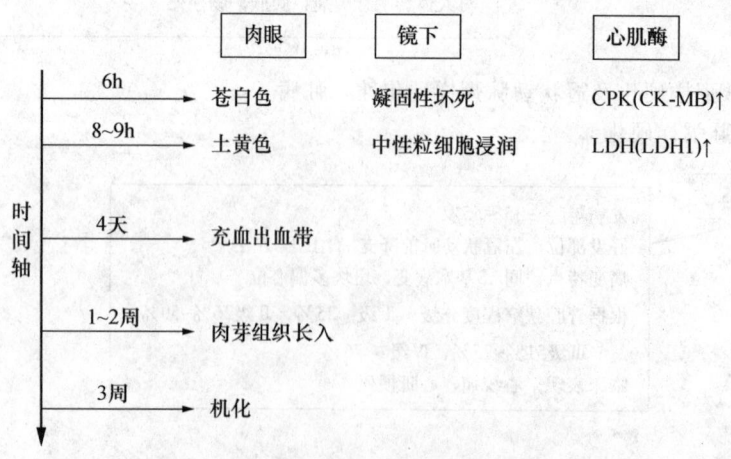

CPK：肌酸磷酸激酶；**LDH**：乳酸脱氢酶

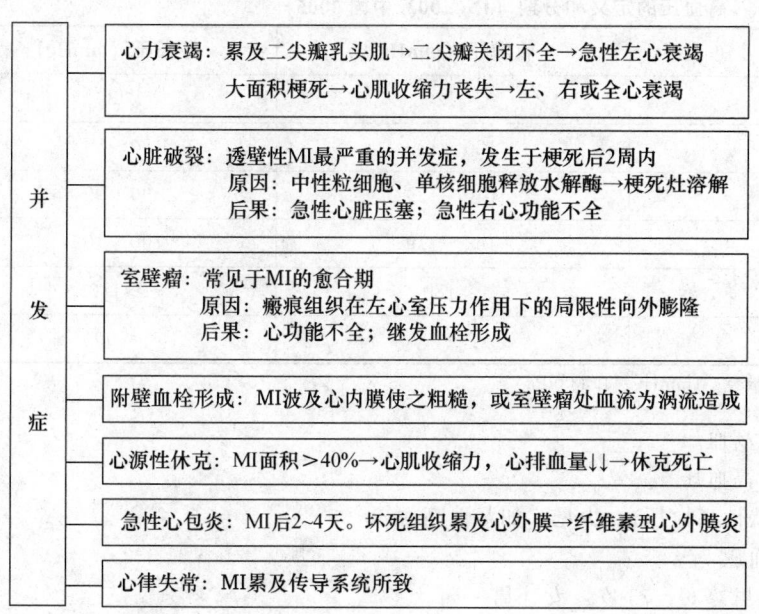

并发症
- 心力衰竭：累及二尖瓣乳头肌→二尖瓣关闭不全→急性左心衰竭
  大面积梗死→心肌收缩力丧失→左、右或全心衰竭
- 心脏破裂：透壁性MI最严重的并发症，发生于梗死后2周内
  原因：中性粒细胞、单核细胞释放水解酶→梗死灶溶解
  后果：急性心脏压塞；急性右心功能不全
- 室壁瘤：常见于MI的愈合期
  原因：瘢痕组织在左心室压力作用下的局限性向外膨隆
  后果：心功能不全；继发血栓形成
- 附壁血栓形成：MI波及心内膜使之粗糙，或室壁瘤处血流为涡流造成
- 心源性休克：MI面积＞40%→心肌收缩力，心排血量↓↓→休克死亡
- 急性心包炎：MI后2~4天。坏死组织累及心外膜→纤维素型心外膜炎
- 心律失常：MI累及传导系统所致

3）心肌纤维化

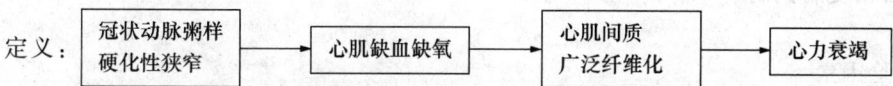

定义：冠状动脉粥样硬化性狭窄 → 心肌缺血缺氧 → 心肌间质广泛纤维化 → 心力衰竭

病理变化 { 肉眼：体积增大，重量增加，心腔扩张
镜下：心肌细胞空泡变，间质纤维化，陈旧性梗死灶

4）冠状动脉性猝死

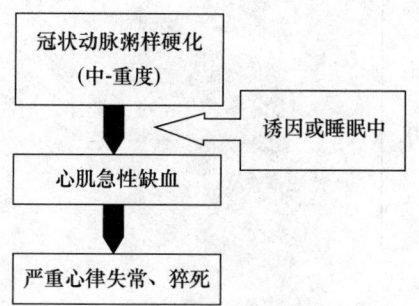

冠状动脉粥样硬化(中-重度) ← 诱因或睡眠中
↓
心肌急性缺血
↓
严重心律失常、猝死

第二节　高血压病

● 定义：高血压病（hypertension）是指体循环动脉血压持续升高，是一种可导致心脏、脑、肾和血管改变的最常见的临床综合征。

● 诊断标准：

高血压的定义和分期（JNC2003/中国 2005）

分期	收缩压（mmHg）	舒张压（mmHg）
正常血压	＜120	＜80
高血压前期（或正常高值）	120～139	80～89
高血压Ⅰ期	140～159	90～99
高血压Ⅱ期	160～179	100～109
高血压Ⅲ期	≥180	≥110
单纯收缩期高血压	≥140	＜90

注：JNC，美国全国联合委员会；1mmHg=1.333kPa

- 分类
  - 原发性 { 良性高血压 / 恶性高血压 }
  - 继发性（症状性高血压）：少见，如肾性高血压
  - 特殊类型高血压
- 发病率：55 岁前：男＞女；75 岁：女＞男
- 发病年龄：多见于中老年人

一、病因和发病机制

（一）危险因素

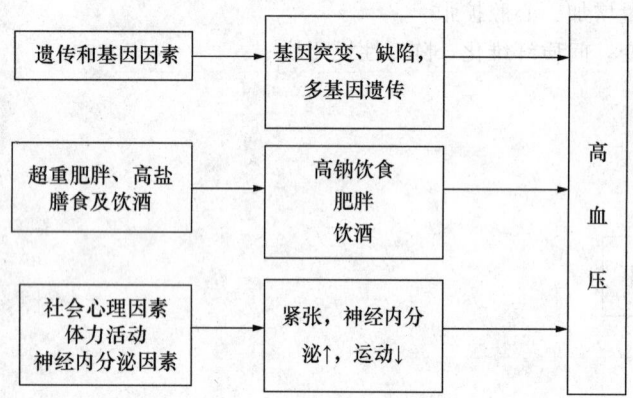

（二）发病机制

1. 遗传机制——多基因遗传模式

2. 高血压产生的机制——
   - 肾素-血管紧张素-醛固酮系统
   - 交感神经系统
   - 血管内皮功能紊乱
   - 胰岛素抵抗

3. 血管重构机制

二、类型和病理变化

(一) 良性高血压

缓进性高血压（chronic hypertension）又称良性高血压（benign hypertension）。

⎰ 发病情况：占原发性高血压的95％

⎨ 临床特点：起病隐匿，病程长，进展缓慢

⎱ 病理特点：分为三期

功能紊乱期
　早期阶段：细小动脉间歇性痉挛，无器质性病变
　临床特征：血压波动，伴头晕、头痛，可恢复正常

动脉病变期
　细小动脉玻璃样变性：特征性病变
　小动脉硬化：内膜纤维及中膜平滑肌细胞增生
　大动脉硬化：并发动脉粥样硬化

内脏病变期

心脏：向心性肥大
　　　（代偿期）
　　　　肉眼：左室壁增厚，乳头肌、肉柱增粗，
　　　　　　　心腔相对缩小
　　　　镜下：心肌细胞变粗、变长、核肥大
　　　→离心性肥大（失代偿期）：心肌收缩力↓，心腔扩张
　　　→心力衰竭

肾：入球小动脉玻璃样变性，肌型小动脉硬化→管壁增厚，
　　管腔狭窄→肾小球缺血硬化→相应肾小管萎缩、消失，
　　间质纤维增生、淋巴细胞浸润
　　病变轻肾小球代偿肥大，相应肾小管代偿扩张→
　　双侧肾对称性缩小，质地变硬，表面细颗粒状；切面
　　皮质变薄，皮髓界限不清——原发性颗粒固缩肾
　　(primary granular atrophy of the kidney)

脑：脑小动脉硬化痉挛→脑水肿→高血压脑病
　　高血压危象：血压急剧升高时患者出现剧烈头痛、意识
　　障碍、抽搐等症状
　　脑小动脉硬化痉挛→脑缺血→脑软化（微梗死灶）
　　脑出血→最严重并发症（多于基底节和内囊）

眼：视网膜中央动脉硬化，视物模糊

（二）恶性高血压

恶性高血压（malignant hypertension）又称急进型高血压（accelerated hypertension）。

发病年龄：多见于青少年
临床特点：血压常≥230/130mmHg，病变发展迅速
预后：高血压脑病，或较早出现肾衰竭
病理变化：主要累及肾，心脏变化不明显

肾{
增生性小动脉硬化——内膜、平滑肌细胞、胶原纤维增生
坏死性细动脉炎——内膜、中膜纤维素性坏死
}

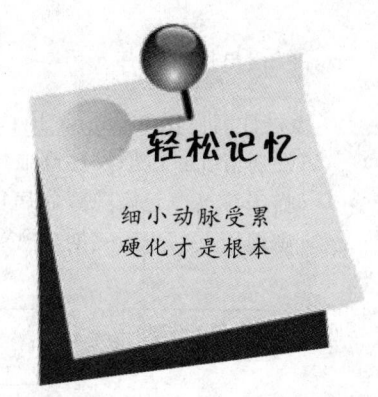

轻松记忆

细小动脉受累
硬化才是根本

良、恶性高血压之比较

	良性高血压	恶性高血压
发病率	占原发性高血压的95%	少见
发病年龄	多见于中老年	多见于青少年
临床特点	病程长，进展缓慢	病程短，进展迅速
病理特征	细小动脉玻璃样变	增生性小动脉硬化、坏死性细动脉炎
预后	早期可恢复正常，长期高血压可致心脏、脑及肾的病变	可出现高血压脑病，较早出现肾衰竭，心脏变化不明显

第三节　风湿病

定义：风湿病（rheumatism）是一种与A组β溶血性链球菌感染有关的变态反应性疾病。
病变部位：全身结缔组织。以心脏、关节、血管病变最为严重。
发病年龄：5～15岁，6～9岁为高峰。

一、病因和发病机制

病因：与咽喉部A组溶血性链球菌感染有关。
发病机制：目前有链球菌感染学说、自身免疫反应学说、遗传易感性、链球菌毒素学说。

二、基本病理变化

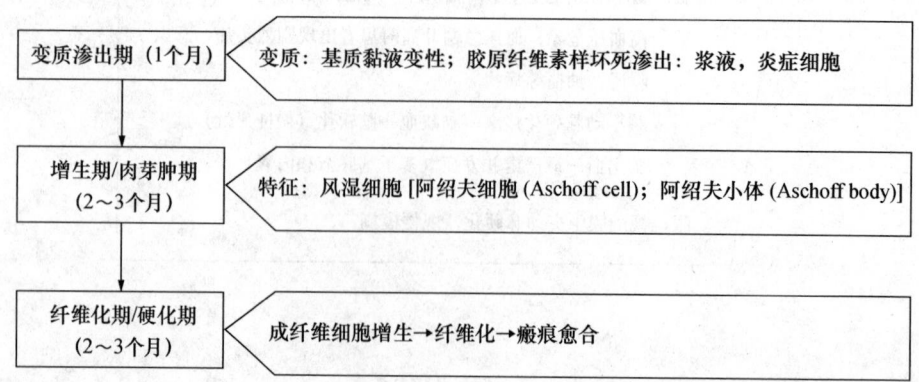

| 变质渗出期（1个月） | 变质：基质黏液变性；胶原纤维素样坏死渗出：浆液，炎症细胞 |

| 增生期/肉芽肿期（2～3个月） | 特征：风湿细胞 [阿绍夫细胞（Aschoff cell）；阿绍夫小体（Aschoff body）] |

| 纤维化期/硬化期（2～3个月） | 成纤维细胞增生→纤维化→瘢痕愈合 |

☞**轻松提示** 阿绍夫小体：风湿病特征性病变，具有病理诊断意义。

部位：在心肌间质多位于小血管旁

特征：中心常见红染的纤维素样坏死，周围可见风湿细胞，其形态特点为细胞体积大，胞质丰富；核大，核膜清，染色质集中于中央，横切似枭眼，纵切似毛虫。外周可见淋巴细胞及成纤维细胞

三、风湿病的各器官病变

（一）风湿性心脏病

风湿性心内膜炎
风湿性心肌炎 风湿性全心炎（风湿性心脏炎）
风湿性心外膜炎

1. 风湿性心内膜炎（rheumatic endocarditis）

（1）好发部位：二尖瓣＞二尖瓣＋主动脉瓣

（2）病变：基本病变＋疣状赘生物（白色血栓）

（3）结局：慢性心瓣膜病，McCallum 斑

（4）疣状赘生物

发生部位：瓣膜闭锁缘

形状：单行排列、直径为 1～2cm，灰白色半透明，疣状

成分：血小板和纤维蛋白构成的白色血栓

对瓣膜影响：急性期无影响；病变后期机化导致瓣膜病变

2. 风湿性心肌炎（rheumatic myocarditis）

（1）部位：心肌间质结缔组织。

（2）病变：间质水肿，间质血管附近可见阿绍夫小体和少量淋巴细胞浸润。

（3）结局：儿童可发生急性充血性心力衰竭；累及传导系统时，可出现传导阻滞。

3. 风湿性心外膜炎（rheumatic pericarditis）

（1）部位：心外膜脏层。

（2）病变：浆液性或纤维素性渗出性炎症（绒毛心）。

（3）结局：缩窄性心外膜炎。

（二）风湿性关节炎

（1）部位：大关节受累（膝、踝、肩、腕、肘）。

（2）病变：游走性、反复发作。关节腔内浆液、纤维蛋白渗出，邻近软组织可见不典型阿绍夫小体。

（3）结局：预后好。

（三）皮肤病变

特点 病变	病变性质	部位	外观	镜下
环形红斑	渗出性病变	躯干和四肢的皮肤	淡红色环状红晕	真皮浅层血管充血、周围水肿，淋巴、单核细胞浸润
皮下结节	增生性病变	肘、腕、膝、踝关节伸侧面皮下结缔组织	直径 0.5～2cm 圆形或椭圆形结节	中间大片纤维素样坏死，外周淋巴细胞浸润

（四）风湿性动脉炎

（1）部位：小动脉＞大动脉。

（2）病变：急性期血管壁黏液变性、纤维素样坏死，淋巴细胞浸润，阿绍夫小体形成；后期血管壁纤维化，管腔狭窄，血栓形成。

（3）结局：动脉狭窄，血栓形成。

（五）风湿性脑病

脑的风湿性动脉炎和皮质下脑炎。累及锥体外系时发生小舞蹈病。

第四节　感染性心内膜炎

定义：感染性心内膜炎（infective endocarditis）是指病原微生物经血行途径直接侵袭心内膜，特别是心瓣膜引起的炎症，常伴有赘生物的形成。

分类：{ 根据病情和病理：分为急性和亚急性心内膜炎
根据瓣膜类型：分为自体瓣膜和人工瓣膜心内膜炎

一、病因和发病机制

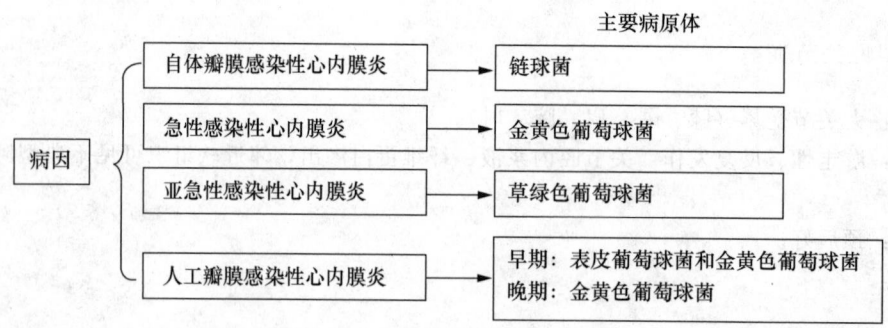

发病机制：

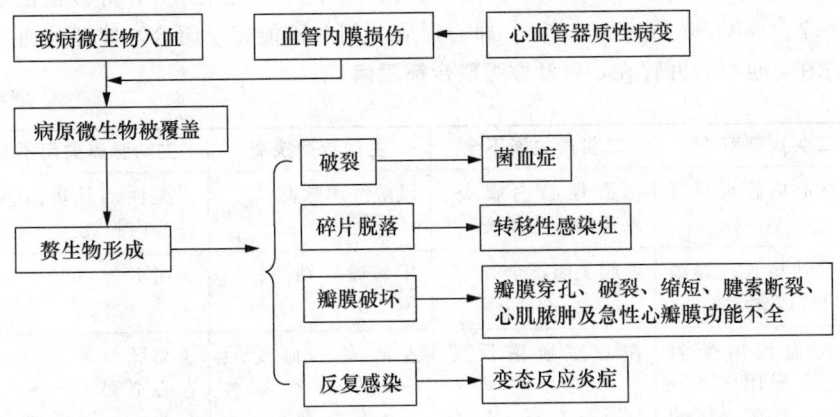

二、病理变化及临床病理联系

急性、亚急性感染性心内膜炎之比较

	急性	亚急性
病原	致病力强的化脓菌	致病力较弱的化脓菌
原有瓣膜情况	正常	已有病变
病变特点	形成赘生物较大，成分为白色血栓、坏死组织、中性粒细胞及大量细菌。质软，易脱落	形成赘生物较小，其中含少量细菌，质软，易脱落
对瓣膜影响	导致瓣膜破裂、穿孔或腱索断裂	受累瓣膜易变形、发生溃疡和穿孔
临床经过	起病急，病程短，病情严重，可引起器官梗死、多发性栓塞性小脓肿、慢性瓣膜病	病程长，除心脏体征外还有长期发热、点状出血、栓塞、脾大等迁延性败血症表现
结局	预后差，多数日或数周内死亡	可迁延数月甚至1年以上

感染性心内膜炎与风湿性心内膜炎之赘生物特点比较

	风湿性心内膜炎之赘生物	感染性心内膜炎之赘生物
成分	白色血栓	白色血栓、坏死组织、中性粒细胞、细菌菌落
大小	较小	较大
性质	较硬，与瓣膜联系紧密，不易脱落	质地松软，易脱落
对瓣膜影响	瓣膜边缘卷曲、粘连、增厚、瓣膜变形	导致瓣膜破裂、穿孔或腱索断裂
对机体影响	引起慢性瓣膜病	引起器官梗死、多发性栓塞性小脓肿、慢性瓣膜病、死亡

第五节　心瓣膜病

1. 定义：心瓣膜病（valvular disease，VD）是指心瓣膜受各种原因损伤后或先天性发育异常造成的器质性病变，最终导致全身血液循环的改变。

2. 病理特点：瓣膜增厚、变硬、边缘卷曲、粘连等。

3. 表现：①瓣膜口狭窄（valvular stenosis）：即瓣膜在开放时不能完全张开，导致血流通过障碍；②瓣膜关闭不全（valvular insufficiency）：即心瓣膜关闭时不能完全闭合，使部分血液反流。二者即可单独存在，也可合并存在，后者称为**联合瓣膜病**。

类型	二尖瓣狭窄	二尖瓣关闭不全	主动脉瓣狭窄	主动脉瓣关闭不全
病因	风湿性心内膜炎反复发作	风湿性心内膜炎、亚急性心内膜炎	风湿性动脉炎	风湿性动脉炎；感染性心内膜炎
病变	相邻瓣叶粘连；瓣膜呈鱼口样改变	瓣膜关闭不全	相邻瓣膜粘连；瓣膜口狭窄	关闭不全
血流动力学及心脏变化	左心房血流出受阻→左心房肥大→肺淤血、水肿，肺动脉高压→右心室肥大→体循环淤血	左心室血液反流→左心房肥大→左心室、右心室肥大→右心衰竭、体循环淤血	左心室排血受阻→左心室肥大→左心衰竭→肺淤血→右心衰竭，体循环淤血	主动脉血液反流→左心室肥大→左心衰竭→肺淤血→右心衰竭，体循环淤血
临床表现	"梨形心"；体循环淤血表现；心尖区舒张期隆隆样杂音	"球形心"；心尖区收缩期吹风样杂音	"靴形心"；主动脉瓣区粗糙、喷射性收缩期杂音	主动脉区舒张期吹风样杂音；脉压差增大的表现

第六节 心肌病

1. 定义：心肌病（cardiomyopathy）又称原发性心肌病（primary cardiomyopathy）或特发性心肌病（idiopathic cardiomyopathy），是指心肌病变伴心功能不全，病因不明。

2. 心肌病类型

类型	扩张型心肌病（dilated cardiomyopathy, DCM）又称充血性心脏病（congestive cardiomyopathy, CCM）	肥厚型心肌病（hypertrophic cardiomyopathy, HCM）	限制型心肌病（restrictive cardiomyopathy, RCM）
病因和发病机制	特发性、家族性和（或）基因性、病毒性和（或）免疫性、酒精性和（或）中毒性	多为家族性常染色体显性遗传	了解甚少
病理变化	心脏重量增加、心腔明显扩张，心尖钝圆。二尖瓣、三尖瓣可导致关闭不全，心内膜增厚，附壁血栓形成。镜下心肌细胞肥大和萎缩交错，细胞空泡变、小灶性坏死或瘢痕灶	心脏增大、重量增加，左心室显著肥大、室间隔不对称肥厚。镜下心肌细胞弥漫性肥大，肌纤维走行紊乱	心腔狭窄，心室内膜及内膜下纤维性增厚。镜下心内膜纤维化，可见玻璃样变和钙化，附壁血栓形成
临床表现	心力衰竭	心排血量↓，肺动脉高压，血栓栓塞	心排血量↓

致心律失常性右心室心肌病（arrhythmogenic right ventricular cardiomyopathy, ARVC）	特异性心肌病（specific cardiomyopathy, SCM）				
	克山病（keshan disease）	酒精性心肌病（alcoholic cardiomyopathy）	围生期心肌病（peripartum cardiomyopathy）	糖尿病心肌病（diabetes mellitus cardiomyopathy）	药物性心肌病（drug-induced cardiomyopathy）
多为家族性常染色体显性遗传	可能与缺乏硒等微量元素和营养物质有关	长期饮酒	可能与病毒感染和自身免疫有关	可能与代谢、心肌结构改变、心脏微血管病变、心脏自主神经病变和胰岛素抵抗有关	药物（抗肿瘤、抗精神病药物等）
右心室局部或全部心肌为脂肪组织或纤维脂肪组织替代，心肌组织见散在或弥漫性淋巴细胞浸润。病变心室壁变薄，可伴瘤样扩张	心脏重量增加，心腔扩大、室壁变薄，心脏呈球形。镜下心肌细胞颗粒变性、空泡变性、脂肪变性，细胞坏死，瘢痕形成	与 DCM 相似	与 DCM 相似	早期-左心室肥大	类似 DCM 和非梗阻性 HCM
右心室进行性扩大右心衰竭、窦性心动过速	心力衰竭	心脏扩大、窦性心动过速，舒张期增高，脉压减小，室性或房性奔马律	呼吸困难、血痰、肝大、水肿等心力衰竭症状	心绞痛、进行性心功能不全，常伴心律失常	

第七节　心肌炎

1. 定义：心肌炎（myocarditis）指各种原因引起的心肌局限性或弥漫性炎症。
2. 分类：{ 感染性：病毒、细菌、螺旋体、立克次体、真菌及寄生虫
非感染性：过敏、变态反应、理化因素或药物

类型	病毒性心肌炎	细菌性心肌炎	孤立性心肌炎	免疫反应性心肌炎
病因	柯萨奇 B 病毒、埃可病毒、流感病毒、风疹病毒	白喉杆菌、沙门菌属、链球菌、结核分枝杆菌、脑膜炎双球菌、肺炎球菌	不清	变态反应性疾病（风湿性心肌炎、类风湿性心肌炎等）；药物引起的过敏性心肌炎
病理变化	心肌间质水肿，淋巴、单核细胞浸润，分割心肌细胞呈条索状，部分心肌细胞断裂，间质纤维化	心肌及间质有多发性小脓肿灶，其周围有不同程度的心肌细胞变性坏死，间质以中性粒细胞为主	1. 弥漫性间质性心肌炎：间质炎症细胞浸润，后期纤维化 2. 特发性巨细胞性心肌炎：灶状坏死、肉芽肿，多核巨细胞多见	心肌间质炎症细胞浸润；心肌细胞变性、坏死

第八节　心包炎

定义：心包炎（pericarditis）是由病原微生物和某些代谢产物引起的脏、壁层心外膜的炎症，多为伴发性疾病。

一、急性心包炎（acute pericarditis）

类型	浆液性心包炎	纤维素性及浆液纤维素性心包炎	化脓性心包炎	出血性心包炎
病因	主要由非感染性疾病（风湿病、SLE、硬皮病、肿瘤、尿毒症等）引起	SLE、风湿病、尿毒症、结核、急性心肌梗死，Dressler 综合征	链球菌、葡萄球菌、肺炎双球菌感染	结核血道感染，肿瘤侵袭
病理变化	心外膜血管扩张、充血、通透性↑，心包腔内浆液性渗出液，少量炎症细胞渗出	心包脏、壁两层粗糙黄白色绒毛状纤维素渗出物→绒毛心；镜下浆液、纤维蛋白、少量炎症细胞及坏死组织构成	心包表面覆盖灰绿色、浑浊、黏稠的纤维性脓膜，心外膜血管扩张、充血，大量中性粒细胞浸润	心包腔血性积液
临床表现	胸闷不适，心界扩大，心音遥远	心前区疼痛、心包摩擦音	可发生缩窄性心包炎	心脏压塞

SLE：系统性红斑狼疮

二、慢性心包炎

多由急性心包炎转化而来，病程持续 3 个月以上属此型。分两型：

{ 非特殊型慢性心包炎：局限于心包·
{ 特殊型慢性心包炎（见下表）

特征 类型	病因	病理改变	对心脏功能的影响
粘连性纵隔心包炎	常继发于化脓性心包炎、干酪样心包炎、心外科手术或纵隔放射性损伤后	心外膜粘连闭塞，与纵隔及周围器官粘连，心脏肥大、扩张	心脏收缩受限
缩窄性心包炎	多继发于化脓性心包炎、结核性心包炎、出血性心包炎	心包腔内渗出物机化，瘢痕形成	心脏舒张充盈受限

第九节　先天性心脏病

1. 定义：先天性心脏病（congenital heart disease）指出生时就存在心血管结构和功能的异常，是由于胎儿时期，心血管系统发育异常或发育障碍以及出生后应当退化的组织未能退化所造成。常见于新生儿和儿童时期。

2. 病因和发病机制：未明。胚胎心脏血管发育期，母体疾病、宫内缺氧、药物、饮酒等；明显遗传倾向。

3. 类型：按早期是否发绀等分为以下三大类。

⎧ 非发绀型（动脉导管未闭、房间隔缺损、室间隔缺损）
⎨ 发绀型〔法洛（Fallot）四联症、大动脉移位〕
⎩ 阻塞型（主动脉缩窄）

类型	房间隔缺损 (atrial septal defect, ASD)	室间隔缺损 (ventricular septal defect, VSD)	Fallot 四联症 (tetralogy of Fallot)	动脉导管未闭 (patent ductus arteriosus, PDA)	主动脉狭窄 (coarctation of aorta)	大动脉移位 (transposition of the great arteries)
病因及发病情况	小儿先天性心脏病（先心）第二位	最常见的先天性心内畸形	成人最常见的发绀型先心，占先心 10%～15%	占先心 15%～20%，女性多于男性		因胚胎时期主动脉和肺动脉转位异常所致
病变及分型	分为卵圆孔未闭、中央型缺损、静脉窦型、冠状静脉窦型及原发孔缺损等类型	一组为充血性心力衰竭组，肺血管阻力低；一组为大儿童组，可伴肺血管阻力增高	四特征：室间隔缺损，肺动脉口狭窄，主动脉骑跨，右心室肥大。前两个基本病变		分为婴儿型和成人型。前者狭窄较重，常合并动脉导管开放，患者可存活；后者狭窄常较轻，动脉导管常闭锁	纠正型和非纠正型。前者主动脉移向前方，肺动脉移向后侧，常伴左右心室互相移位；非纠正型为主动脉和肺动脉互相交换位置，又称完全性大动脉移位
临床表现	儿童期多无症状，随年龄逐渐显现加重，劳力性呼吸困难为主，继而可有室上性心律失常。X 线示心脏扩大，右心房右心室为主；肺动脉突出；主动脉缩小	心前区触及收缩期震颤，第二心音通常分裂，伴肺血管梗阻性病变时，第二心音通常分裂消失；X 线示心脏增大，肺血管影加重	发绀，逐年加重。ECG 示右心室肥大；X 线示心脏大小一般正常，肺动脉相对偏小，呈"靴型心"	分流量甚小：胸骨左缘第二肋间及左锁骨下方可闻及连续性机械样杂音，伴震颤，脉压轻度增大；中度分流者常乏力、劳累后心悸、气喘胸闷等，心脏杂音同上，更响亮伴震颤；分流量大者常伴继发性严重肺动脉高压，致右向左分流，患者多青紫，症状严重	婴儿型：下肢青紫、凉冷、跛行成人型：胸主动脉与腹主动脉脉压增大	纠正型：无症状

第十节　心脏肿瘤

原发性肿瘤极少见，多为转移瘤。原发瘤成人多见黏液瘤、脂肪瘤、纤维弹性组织瘤；儿童多见横纹肌瘤。

（一）心脏良性肿瘤

1. 心脏黏液瘤：最常见。

（1）位置：左心房。

（2）肉眼：淡黄、半透明胶冻状，质软。

（3）镜下：大量黏液。

（4）临床：与位置有关。左侧导致二尖瓣关闭不全；右侧导致呼吸困难、颈静脉怒张。

2. 横纹肌瘤

（1）位置：室间隔。

（2）镜下：肿瘤细胞空泡状，肌原纤维疏松似蜘蛛。

（二）心脏恶性肿瘤

少见，主要为血管肉瘤、横纹肌肉瘤。

（三）心脏转移性肿瘤

主要通过血道转移，各种肉瘤、淋巴瘤、白血病、恶性黑色素瘤可转移到心脏。

第十一节　周围血管病

类型	高安动脉炎	巨细胞性动脉炎	结节性多动脉炎	Wegener 肉芽肿	动脉瘤
部位	主动脉及大分支	颞动脉、颅动脉、中等动脉和小动脉	中、小肌动脉。肾、心、肝、肠道动脉多见	小血管	弹性动脉及其大分支
病理变化	动脉壁增厚变硬。中膜黏液变性，平滑肌细胞增生，全层纤维化	肉芽肿性炎。动脉节段性增厚，中膜平滑肌变性、坏死	肌动脉节段性结节，全层炎症细胞浸润，中膜纤维素样坏死	小血管壁纤维素性坏死，炎症细胞浸润	形态和结构不同分为6种：囊状、梭形、蜿蜒性、舟状、夹层、假性动脉瘤

● 动脉瘤：动脉壁因局部病变而向外膨出，形成永久性的局限性扩张。

● 夹层动脉瘤：血管瘤可从动脉内膜的破裂口进入动脉的中膜，使中膜形成假血管腔。常发生在血压变动明显的升主动脉、主动脉弓等部位。

● 假性动脉瘤：又称外伤性动脉瘤。由动脉外膜和局部血管破裂形成的血肿及周围结缔组织构成，并与动脉腔相通。

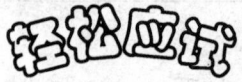

一、名词解释

1. 动脉粥样硬化（atherosclerosis）

2. 肌源性泡沫细胞

3. 动脉瘤（aneurysm）

4. 夹层动脉瘤

5. 心肌梗死（myocardial infarction）

6. 室壁瘤

7. 附壁血栓

8. 特发性高血压（essential hypertension）

9. 良性高血压（benign hypertension）

10. 细动脉硬化（arteriolosclerosis）

11. 原发性颗粒性固缩肾（primary granular atrophy of the kidney）

12. 风湿病（rheumatism）

13. 疣状心内膜炎（verrucous endocarditis）

14. 阿绍夫小体（Aschoff body）

15. 风湿性心肌炎（rheumatic myocarditis）

16. 绒毛心（cor villosum）

17. 心绞痛（angina pectoris）

18. 原发性高血压（primary hypertension）

19. 心内膜下心肌梗死（subendocardial myocardial infarction）

20. McCallum 斑

21. 心瓣膜病（valvular vitium of the heart）

22. 联合瓣膜病

23. 冠状动脉性心脏病（coronary heart disease）

24. 向心性肥大（concentric hypertrophy）

25. 离心性肥大（eccentric hypertrophy）

二、选择题

【A 型题】

1. 关于风湿病的描述中，哪一项是**错误**的
   - A. 风湿性心内膜炎最常累及二尖瓣和主动脉瓣
   - B. 疣状心内膜炎赘生物不易脱落
   - C. 风湿性心肌炎可导致心肌广泛纤维化
   - D. 风湿性心外膜炎可导致心包粘连
   - E. 风湿性关节炎不会导致关节畸形

2. 慢性风湿性瓣膜病常见的联合瓣膜损害是
   - A. 二尖瓣与三尖瓣
   - B. 二尖瓣与主动脉瓣
   - C. 主动脉瓣与肺动脉瓣
   - D. 主动脉瓣与三尖瓣
   - E. 二尖瓣与肺动脉瓣

3. 下述哪项关于动脉粥样硬化的描述是**错误**的
   - A. 粥样硬化易发生在主动脉前壁
   - B. 冠状动脉左前降支易受累
   - C. 大脑中动脉易受累
   - D. 可引起肾固缩
   - E. 下肢动脉比上肢动脉易受累

4. 下列何项与主动脉瓣狭窄**无关**
   - A. 左心室肥大
   - B. 右心室肥大
   - C. 水冲脉
   - D. 心绞痛
   - E. 主动脉瓣区收缩期杂音

5. 有关高血压脑病变的描述中，哪项是**不正确**的

   - A. 脑内可有小软化灶形成
   - B. 脑内可有微小动脉瘤形成
   - C. 脑出血是常见的致死原因
   - D. 基底节、内囊是出血的常见部位
   - E. 脑动脉栓塞常见

6. 下述哪项**不属于**动脉粥样硬化的危险因素
   - A. 高胆固醇血症
   - B. 甲状腺功能亢进
   - C. 糖尿病
   - D. 吸烟
   - E. 高血压病

7. 下述哪种疾病属于原发性心肌病
   - A. 克山病
   - B. 冠心病
   - C. 孤立性心肌炎
   - D. 风湿性心脏病
   - E. 高血压性心脏病

8. 在下列描述中，哪一项**不符合**高血压的病理变化
   - A. 细小动脉硬化
   - B. 左心室肥大
   - C. 肾大瘢痕性萎缩
   - D. 脑出血
   - E. 视盘水肿、出血

9. 有关风湿病的描述，哪项是**错误**的
   - A. 可引起缩窄性心包炎
   - B. 风湿性关节炎为纤维素性炎
   - C. 风湿性肉芽肿具有诊断意义

D. Aschoff 细胞可能为巨噬细胞源性

E. Aschoff 小体内淋巴细胞主要是 T 细胞

10. 下列哪种疾病一般**不引起**左室壁心肌广泛坏死

　　A. 克山病

　　B. 冠状动脉粥样硬化

　　C. 二尖瓣狭窄

　　D. 柯萨奇病毒性心肌炎

　　E. 白喉性心肌炎

11. 下述哪项符合限制性心肌病

　　A. 心内膜及心内膜下心肌纤维化

　　B. 心肌间质纤维化

　　C. 心肌细胞呈漩涡状排列

　　D. 心肌细胞变性坏死

　　E. 心肌间质内淋巴细胞浸润

12. 下述关于动脉粥样硬化性固缩肾的叙述中哪一项是**错误**的

　　A. 肾动脉开口处或主干近侧端狭窄

　　B. 肾动脉粥样硬化可并发血栓形成

　　C. 可引起肾血管性高血压

　　D. 受累的肾出现较大块的凹陷瘢痕

　　E. 常引起肾功能不全

13. 下列关于主动脉瓣关闭不全的叙述中，哪一项是**错误**的

　　A. 左心室肥大、扩张

　　B. 右房室肥大、扩张

　　C. 主动脉瓣区收缩期杂音

　　D. 脉压差增大，毛细血管搏动

　　E. 肺淤血

14. 关于动脉粥样硬化的描述，哪项是正确的

　　A. 主动脉脂纹仅见于中年以上人群

　　B. 粥瘤内泡沫细胞均来自单核细胞

　　C. 脂纹以主动脉前壁多见

　　D. 氧化低密度脂蛋白具有细胞毒性

　　E. 粥瘤内胶原由成纤维细胞形成

15. 下列哪项符合原发性心肌病

　　A. 炎症性心肌病变

　　B. 冠状动脉硬化引起的心肌病变

　　C. 原因不明的代谢性心肌病变

　　D. 高血压引起的心肌病变

　　E. 甲状腺功能低下引起的心肌病变

16. 动脉粥样硬化的早期病变中，下列哪一种细胞最早迁入内膜

　　A. 平滑肌细胞

　　B. 淋巴细胞

　　C. 单核细胞

　　D. 中性粒细胞

　　E. 嗜碱性粒细胞

17. 主动脉粥样硬化病变最严重的部位多为

　　A. 腹主动脉

　　B. 主动脉弓

　　C. 升主动脉

　　D. 降主动脉

　　E. 主动脉根部

18. 高血压病时动脉壁玻璃样变性常见于

　　A. 肾入球小动脉、脑细小动脉、脾小动脉及视网膜中动脉

　　B. 肾入球小动脉、脑细小动脉、股动脉及冠状动脉

　　C. 肾入球小动脉、脑细小动脉、脾小动脉及冠状动脉

　　D. 冠状动脉、肾入球小动脉、脾小动脉及肺小动脉

　　E. 股动脉、肾动脉、主动脉及冠状动脉

19. 在风湿病中最具诊断意义的病变是

　　A. 胶原纤维的纤维素样变性

　　B. Aschoff 小体

　　C. 心肌变性坏死

　　D. 心外膜纤维素渗出

　　E. 心瓣膜纤维组织增生

20. MaCallum 斑位于

　　A. 右心房心内膜

　　B. 左心房心内膜

　　C. 右心室心内膜

　　D. 左心室心内膜

　　E. 右心耳心内膜

21. 风湿性心内膜炎心瓣膜上的赘生物表现为

　　A. 大而不易脱落

　　B. 小而不易脱落

　　C. 大而易脱落

　　D. 小而易脱落

　　E. 大小不均、常易脱落

22. 一青年农妇数年劳动后心悸、气促日益加重，近年来丧失劳动力，但日常生活尚能

自理，傍晚与家人谈话突然晕倒不省人事，右上、下肢不能活动，血压正常，有可能的诊断是

A. 疣状心内膜炎

B. 亚急性细菌性心内膜炎

C. 主动脉粥样硬化，斑块溃疡继发血栓形成

D. 高血压脑出血

E. 心肌梗死伴血栓形成

23. 下列符合恶性高血压特征性病理变化的是

A. 肾入球小动脉玻璃样变性

B. 肾细动脉壁纤维素样坏死

C. 肾动脉粥样斑块

D. 肾小球毛细血管内透明血栓

E. 肾小球纤维化

24. 动脉粥样硬化合并血栓形成的主要原因是

A. 血液凝固性增高

B. 血流旋涡形成

C. 血流缓慢

D. 内膜损伤

E. 斑块内出血

25. 高血压病时，小动脉主要表现为

A. 内膜纤维化

B. 管壁玻璃样变性

C. 管壁炎症细胞浸润

D. 粥样斑块形成

E. 中膜纤维化

26. 高血压Ⅲ期患者常见的脏器改变有

A. 细颗粒固缩肾

B. 脑水肿

C. 右心肥大

D. 冠状动脉粥样硬化

E. 心力衰竭

27. 二尖瓣狭窄时心脏病变是

A. 左心房和左心室肥厚扩张

B. 左心室和右心室肥厚扩张

C. 左心房萎缩，左心室肥厚扩张

D. 左心房肥大扩张，左心室萎缩

E. 右心房肥大扩张，左心室萎缩

28. 疣状赘生物是指

A. 心内膜上附壁血栓

B. 心内膜新生物

C. 心瓣膜纤维化

D. 心瓣膜钙化

E. 心瓣膜增厚

29. 下列有关风湿病的描述，**错误**的是

A. 属于变态反应性疾病

B. 与溶血性链球菌感染有关

C. 心脏病变对机体影响最重

D. 常导致关节畸形

E. 皮下结节和环形红斑有助于临床诊断

30. 下列哪项**不是**左冠状动脉前降支的供血区域

A. 左心室前壁

B. 左心室乳头肌

C. 心尖部

D. 室间隔前 2/3

E. 左心室侧壁

31. 动脉瘤是指

A. 发生于动脉的良性瘤

B. 血管壁的局限性异常扩张

C. 动脉发生的恶性瘤

D. 动脉内血栓形成并机化

E. 动脉血管破裂形成的血肿

32. 亚急性细菌性心内膜炎的赘生物有以下特点，**除外**

A. 多发生于原有病变的瓣膜上

B. 赘生物单个或多个，呈息肉状或菜花状

C. 外观污秽、灰黄色，质松脆，易脱落

D. 镜下，其表面有细菌团

E. 赘生物脱落引起动脉性栓塞和血管炎

33. 形成肉芽肿的心肌炎是

A. 特发性巨细胞性心肌炎

B. 柯萨奇 B 病毒性心肌炎

C. 埃可病毒性心肌炎

D. 白喉性心肌炎

E. 葡萄球菌性心肌炎

34. 心肌梗死后肉眼能辨认出病灶的最早时间为

A. 1～2h

B. 6h 后

C. 12h 后

D. 24h 后

E. 4 天后

35. 动脉瘤最好发的部位是

A. 肾动脉

B. 冠状动脉

C. 主动脉及脑血管

D. 下肢动脉

E. 上肢动脉

36. 镜下观察动脉粥样硬化的粥样斑块少见

A. 胆固醇结晶

B. 无定形坏死物

C. 泡沫细胞

D. 较多中性粒细胞

E. 淋巴细胞

37. 造成动脉粥样硬化病灶中纤维增生的主要细胞是

A. 内皮细胞

B. 泡沫细胞

C. 平滑肌细胞

D. 成纤维细胞

E. 淋巴细胞

38. 冠状动脉粥样硬化发生率最高的部位是

A. 左主干

B. 左旋支

C. 左前降支

D. 右冠状动脉

E. 后降支

39. 引起原发性颗粒性固缩肾的最主要病变是

A. 部分肾小球纤维化

B. 肾间质纤维组织增生

C. 肾间质淋巴细胞浸润

D. 入球小动脉玻璃样变性

E. 部分肾小球代偿性肥大

【X型题】

1. 脑动脉粥样硬化时，脑组织可发生

A. 萎缩

B. 软化

C. 梗死

D. 出血

2. 动脉粥样斑块可发生

A. 出血

B. 溃疡

C. 血栓形成

D. 动脉瘤

3. 动脉粥样硬化的病变有

A. LDL 与内皮细胞上高亲和性受体结合而被摄取，形成泡沫细胞

B. 脂纹、脂斑形成

C. 夹层动脉瘤形成

D. 病灶可见胆固醇、钙盐、含铁血黄素等结晶

4. 室间隔膜部缺损合并亚急性细菌性心内膜炎可引起

A. 脑栓塞

B. 肺栓塞

C. 肾栓塞

D. 门静脉栓塞

5. 风湿病的早期病变在镜下见到的是

A. 结缔组织基质蛋白多糖增多

B. 胶原纤维肿胀、断裂

C. 浆液渗出及少量炎症细胞浸润

D. 阿绍夫结节形成

6. 关于动脉粥样硬化的危险因素描述哪些是正确的

A. 高脂血症是导致其发生的最重要因素

B. 高血压可导致及促进其病变的发生与发展

C. 吸烟导致动脉粥样硬化的发生

D. 雌激素水平与动脉粥样硬化的发生成正相关

7. 心内膜或瓣膜上有赘生物形成的疾病有

A. 感染性心内膜炎

B. 风湿性心内膜炎

C. 非感染性心内膜炎

D. 心肌梗死

8. 二尖瓣狭窄时可发生

A. 肺淤血、水肿

B. 左心房左心室扩张、肥大

C. 右心房右心室扩张、肥大

D. 左心房扩张肥大，左心室正常

9. 梅毒性主动脉瓣关闭不全的主要原因有

A. 瓣膜环部扩张

B. 瓣环弹力纤维断裂

C. 瓣叶联合处发生瓣叶间分离

D. 主动脉瓣穿孔破裂

10. 风湿小结包括下列哪些细胞

A. Anitschkow 细胞

B. 泡沫细胞

C. Aschoff 细胞

D. 淋巴细胞

11. 亚急性感染性心内膜炎可引起

  A. 心瓣膜变形

  B. 无菌性梗死

  C. 局灶性肾小球肾炎

D. Osler 结节

12. 病毒性心肌炎的常见病原体有

  A. 柯萨奇病毒

  B. 埃可病毒

  C. 流行性感冒病毒

  D. EB 病毒

三、问答题

1. 简述冠心病的好发部位及后果。

2. 哪些疾病可引起心源性猝死？举例说明其发生发展过程。

3. 何谓泡沫细胞？你学过的哪些疾病或病变中有泡沫细胞参与？其本质为何？

4. 动脉粥样硬化可有哪些复合病变？可发生什么严重后果？

5. 心肌梗死发病机制，好发部位，并发症是什么？

6. 试述心肌梗死出现各种并发症的机制。

7. 试述动脉瘤的形状、结构、类型。

8. 试述高血压病动脉病变特点。

9. 试述风湿性心脏病病理变化特点及临床病理联系。

10. 试分析风湿病形成二尖瓣狭窄的病变基础。

11. 亚急性细菌性心内膜炎可引起哪些并发症？

12. 常见的心瓣膜病有哪些？简要回答各种瓣膜病的血流动力学改变。

13. 哪些疾病可致心瓣膜病（列举一种病例）。

14. 试述主动脉关闭不全的血流动力学改变。

15. 风湿病患者发生心力衰竭的病理基础是什么？

选择题参考答案

A 型题：

1. A   2. B   3. A   4. C   5. E   6. B   7. A   8. C   9. B   10. C

11. A   12. C   13. C   14. D   15. C   16. C   17. A   18. A   19. B   20. B

21. B   22. B   23. B   24. D   25. B   26. A   27. D   28. A   29. D   30. E

31. B   32. D   33. A   34. B   35. C   36. D   37. C   38. C   39. D

X 型题：

1. ABCD 2. ABCD 3. BCD 4. ABC 5. ABC 6. ABC 7. ABCD

8. ACD 9. ABC 10. ACD 11. ABCD 12. ABC

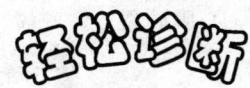

病例摘要

患者，男，59岁，主因胸骨后及上腹部剧痛伴呕吐 3h 急诊入院。患者近 3 年出现胸骨后及上腹部间歇性疼痛，有时伴有压迫感，或向左肩背部及前臂放射，且常发生于劳累、过饱或心情激动后，每次发作 3～5min，休息后症状减轻。本次发作当天曾 3 次吸烟，自感心前区"难受"，第三次吸烟后出现持续胸骨后剧痛，不能缓解。

入院查体：病情危重，面色苍白，口唇、甲床发绀明显，四肢湿冷，脉搏细数，呼吸 32 次/分，血压 80/50mmHg，体温 38.5℃。胸廓对称，表浅淋巴结无肿大，两肺底有明显湿性啰音。心率 136 次/分，律齐，心音低钝，未闻及明显杂音。心电图检查报告冠状动脉供血不足，左心室前壁大面积梗死。腹软，肝上界位于右侧第 5 肋间，下界位于肋缘下锁骨中线 1.5cm 处，送血、尿常规实验室检查。

医护人员即刻给予吸氧、强心、扩冠状动脉等抢救，入院后 2h 患者病情恶化，进入昏迷状态，入院后 2.5h，血压骤降至零，随后呼吸、心跳停止。

病理检查

体表检查：尸体肥胖。颜面、体表、甲床轻度发绀。其他未见异常。

1. 胸腔有少量淡黄色液体，右侧 200ml，左侧 150ml，胸膜无粘连。心包腔向两侧明显扩大，剪开心包壁层，心包腔内有血液 400ml。肝下缘位于右侧肋下 2.5cm，剑突下 3.5cm。

2. 心脏：重 415g，心外膜大量脂肪组织浸润。冠状动脉左前降支较硬，隆起于心外膜下。左心室前壁及心尖部可见数片不规则灰黄色斑块，左心室前壁距心尖部 1.7cm 处有一破裂孔，直径 1.0cm×0.6cm，贯穿心室壁全层，边缘不整齐。打开心脏，心室壁无明显增厚，各瓣膜无异常改变。左心室前壁及心尖部心肌变薄，切面呈灰黄色斑块或条纹状。镜下：病变处，心肌大部坏死溶解，其间夹杂有陈旧性瘢痕。左、右冠状动脉及其分支管腔狭窄，可见粥样斑块形成，左前降支病变可见新鲜血栓，将管腔完全堵塞。主动脉可见粥样硬化复合病变，肋间动脉、肠系膜动脉、肾动脉、脑动脉等亦有不同程度硬化。

3. 肺：淤血及水肿。

4. 肝：红褐色，重 1700g，被膜紧张。镜下，肝窦扩张充血。

5. 肾：重 160g，间质血管充血。

6. 脑：脑膜血管扩张充血，弥漫性、轻度脑水肿。

讨论题

1. 该疾病诊断是什么？
2. 病情恶化的原因是什么？
3. 疾病的并发症包括哪些？
4. 如何预防本病的发生？

病例分析

1. 诊断：急性心肌梗死。

2. 病情恶化的原因：香烟中的尼古丁可引起血压升高，心率增快，心肌耗氧量增加，烟雾中的一氧化碳进入血液，使血液携带氧的能力下降，加重心肌缺血，尼古丁和一氧化碳均可引起冠状动脉痉挛，导致急性心肌梗死的发生。入院后恶化的原因可能是因为心肌梗死后出现心力衰竭、心脏破裂导致患者死亡。

3. 疾病的并发症包括：心力衰竭、心脏破裂、室壁瘤、附壁血栓形成、心源性休克、急性心包炎、心率失常。

4. 预防本病发生的措施：冠心病患者应注意避免激动、过度兴奋，保证充足睡眠；不要过量服用降压药物；防止大出血及严重感染；不要吃得过饱，尤其不能大量吃脂肪食物，应戒烟、少饮酒；不能长时间剧烈运动或劳动，注意劳逸结合；长期服用普萘洛尔（心得安）等药物时，不能立即停服等，都有利于预防心肌梗死的发生。

（袁　远）

第8章 呼吸系统疾病

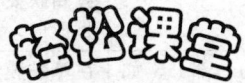

呼吸系统组成 {鼻 咽 喉 气管 支气管 肺}

支气管——→小支气管——→细支气管——→终末细支气管——→呼吸性细支气管——→肺泡管——→肺泡囊——→肺泡

肺小叶：每一细支气管以下的各级分支连同末端的肺泡组成肺小叶，为肺组织的结构单位。

肺腺泡：Ⅰ级呼吸细支气管及其远端的肺组织，为肺组织的功能单位。

呼吸系统常见疾病分类

	特点	举例
感染性疾病	病原体引起的呼吸道炎性疾病	鼻炎、鼻窦炎、支气管炎、肺炎等
阻塞性肺病	气道阻塞、肺功能不全	慢性支气管炎、肺气肿、支气管哮喘
限制性肺病	肺弹性减弱，顺应性降低，膨胀受限	呼吸窘迫综合征、肺尘埃沉着病等
肿瘤	良恶性肿瘤	鼻咽癌、肺癌等

☞**轻松提示** 呼吸系统是人体和外界交往最直接的系统，也就是所谓的"门户"，以感染性疾病最为常见。

第一节 呼吸道及肺部炎症性疾病

呼吸系统与外界相通，炎症性疾病是最常见的一类疾病。

一、鼻炎、鼻窦炎

（一）鼻炎（rhinitis）

类型		病因	病理变化
急性鼻炎	病毒性鼻炎	鼻病毒、冠状病毒、副流感病毒等	鼻黏膜充血、水肿，浆液渗出，可转化为黏液化脓性炎
	过敏性鼻炎	吸入性过敏原，如花粉、螨等，属于Ⅰ型变态反应	鼻黏膜上皮层杯状细胞增多，间质水肿，肥大细胞增多，并有嗜酸性粒细胞、淋巴细胞等浸润

续表

类型		病因	病理变化
慢性鼻炎	单纯性鼻炎	鼻腔血管神经调节功能紊乱	鼻黏膜血管扩张，腺体分泌增多
	肥厚性鼻炎	鼻腔血管神经调节功能紊乱、过敏等	鼻黏膜肥厚，鼻甲肿胀
	萎缩性鼻炎	与遗传因素有关	鼻黏膜萎缩，嗅觉障碍或消失，鼻腔内有痂样苔膜形成，易为腐败菌感染
	特异性鼻炎	为全身性疾病的一部分，如结核、麻风等	在鼻黏膜形成慢性肉芽肿性炎

（二）鼻窦炎（sinusitis）

多由鼻源性细菌感染引起，以上颌窦炎发病率最高，其次为筛窦炎、额窦炎和蝶窦炎。

急性浆液性卡他性鼻窦炎：鼻窦黏膜充血水肿，黏膜上皮完整

急性化脓性鼻窦炎：固有层大量中性粒细胞浸润，黏膜上皮细胞坏死脱落

↓

慢性期：部分黏膜破坏，常伴鳞状上皮化生和肉芽组织形成，固有膜增厚，淋巴细胞、浆细胞浸润，可有息肉形成

慢性鼻窦炎：黏膜增厚，固有膜水肿，管壁增厚、狭窄，间质内炎症细胞浸润

二、咽炎、喉炎

（一）咽炎（pharyngitis）

是咽部黏膜及淋巴组织的炎症。

类型		病变特点
急性咽炎	单纯性咽炎	常为上呼吸道感染的一部分，多由病毒引起，也可由链球菌等细菌感染引起
	急性化脓性咽炎	
慢性咽炎	单纯性咽炎	咽部黏膜充血、腺体增生，分泌增多伴淋巴细胞浸润
	肥厚性咽炎	黏膜增厚，淋巴组织及纤维结缔组织增生
	萎缩性咽炎	多由慢性萎缩性鼻炎蔓延而来，主要表现为黏膜和腺体的萎缩

（二）喉炎（laryngitis）

类型		病变特点
急性喉炎	卡他性喉炎	由感冒病毒引起，早期黏膜充血水肿，后中性粒细胞浸润伴黏液脓性分泌物形成
	假膜性炎	白喉杆菌引起，多由咽白喉蔓延而来
	出血性炎	流感所致，若合并葡萄球菌等感染，常有黏膜坏死和溃疡形成
慢性喉炎	单纯性喉炎	喉黏膜及黏膜下组织充血水肿、淋巴细胞浸润
	增生性喉炎	喉黏膜增厚，上皮增生，甚至角化，黏膜下纤维结缔组织增生，淋巴细胞、浆细胞浸润，可有淋巴滤泡形成

三、急性气管支气管、细支气管炎

（一）急性气管支气管炎（acute tracheobronchitis）

多见于儿童及老年人，主要在流感病毒感染的基础上继发细菌感染所致。

病理特点		
肉眼		黏膜红肿，表面黏附白色或淡黄色黏性分泌物，重症病例可出现黏膜坏死和溃疡形成
类型	急性卡他性气管支气管炎	黏膜及黏膜下充血、水肿，少量中性粒细胞浸润
	急性化脓性气管支气管炎	分泌物为脓性，黏膜及黏膜下大量中性粒细胞浸润
	急性溃疡性气管支气管炎	早期管腔黏膜发生浅表性坏死、糜烂，继而形成溃疡

（二）急性细支气管炎（acute bronchiolitis）

1. 概述：是指管径小于 2mm 的细支气管的急性炎症，常见于婴幼儿，主要由病毒感染引起。

2. 病理变化：细支气管黏膜充血肿胀，纤毛柱状上皮坏死脱落，代之以增生无纤毛柱状上皮或扁平上皮，黏液分泌增加，管壁内淋巴细胞和单核细胞浸润。

四、肺炎

指肺的急性渗出性炎症。

根据不同病因 {生物因子：细菌性、病毒性、支原体肺炎等 / 理化因素：放射性、吸入性、过敏性肺炎等

根据发生部位：肺泡性、间质性肺炎

根据病变累及范围：大叶性、小叶性肺炎等

根据病变性质：浆液性、纤维素性、化脓性、肉芽肿性炎等

（一）细菌性肺炎

1. 大叶性肺炎（lobar pneumonia）：是肺组织的急性**纤维素性炎症**，病变起始于肺泡，常波及肺大叶的全部或大部；多见于青壮年。

（1）病因和发病机制

病因：肺炎链球菌、肺炎杆菌、金黄色葡萄球菌等。

发病机制：病原菌──→呼吸道──→**肺泡**──→细菌大量繁殖──→毒素引发毛细血管发生超敏反应──→肺泡毛细血管通透性↑──→纤维蛋白渗出──→蔓延至整个**肺叶**。

（2）病理变化：按病变的自然发展过程分为四期。

分期	肉眼	镜下	临床表现
充血水肿期（起病第1～2天）	病变肺叶肿胀，重量增加，呈暗红色，切面湿润，可挤出带泡沫的血性液体	肺泡壁毛细血管明显扩张充血，肺泡内可见大量的浆液渗出物，混有少量红细胞、中性粒细胞等	患者因毒血症而寒战、高热；X线示片状分布的模糊阴影
红色肝样变期（实变早期）（发病第3～4天）	病变肺叶明显肿胀，重量显著增加，切面暗红色，实变、硬度增加如肝，故名红色肝样变期	肺泡壁毛细血管仍明显扩张、充血，肺泡内充满多量纤维素及红细胞、少量中性粒细胞和巨噬细胞	可出现发绀等缺氧症状，咳铁锈色痰；X线示大片致密阴影
灰色肝样变期（实变晚期）（发病第5～6天）	病变肺叶明显肿胀，重量显著增加，切面灰白色，颗粒状，实变、硬度增加似肝，故名灰色肝样变期	肺泡内充满大量纤维素交织成网，其中有多量中性粒细胞、少量巨噬细胞和红细胞。由于肺泡内渗出物的增加，压迫肺泡壁毛细血管致充血消退，呈贫血状	缺氧状况改善，临床症状减轻，痰逐渐转为黏液脓痰；不易检出细菌
溶解消散期（发病后1周左右）	病变肺叶渐带黄色，质地变软，切面颗粒外观消失，可挤出脓样浑浊液体	肺泡内的渗出物开始消散，渗出的中性粒细胞大部分已变性坏死，巨噬细胞明显增多	患者体温下降，临床症状和体征逐渐减轻、消失；X线恢复正常

　　大叶性肺炎病变由肺门部开始向周围扩散，波及一个甚至多个肺叶，因此同一大叶或不同大叶的病变并非完全一致，可处于不同期，临床上同一患者可出现病变各期的不同体征。

☞轻松提示　大叶性肺炎的一个重要特点是肺泡壁通常不遭受破坏，脱落的肺泡上皮可再生修复，肺组织可完全恢复原有结构和功能。

　　（3）并发症
> 肺肉质变
> 胸膜肥厚和粘连
> 肺脓肿及脓胸
> 败血症或脓毒败血症
> 感染性休克

　　2. 小叶性肺炎（lobular pneumonia）：是由化脓菌感染引起的以细支气管为中心的肺的化脓性炎症，以小叶为单位，呈灶状分布；主要发生于小儿和年老体弱者。

　　（1）病因和发病机制
> 病因：葡萄球菌、肺炎球菌、大肠埃希菌
> 发病机制：细菌──→呼吸道──→急性支气管炎──→ 纵向发展──→肺泡炎 / 横向发展──→支气管周围肺炎

　　（2）病理变化
> 肉眼：两肺表面和切面上散在灰黄色实变病灶，大小不一，形状不规则，可形成融合性支气管肺炎
> 镜下：病变区细支气管黏膜上皮充血、水肿，坏死脱落，管壁及周围肺泡腔中弥漫性中性粒细胞浸润，病灶周围肺组织可见浆液渗出及代偿性肺气肿

　　（3）临床病理联系：肺实变体征一般不明显，X线检查可见肺内散在不规则小片状模糊

阴影。

　（4）并发症

　　　　⎧ 呼吸功能不全
　　　　⎪ 心力衰竭
　　　　⎨
　　　　⎪ 脓毒血症
　　　　⎩ 肺脓肿及脓胸

大叶性肺炎和小叶性肺炎的区别

	大叶性肺炎	小叶性肺炎
病因	肺炎链球菌	葡萄球菌、肺炎球菌等
好发人群	青壮年	小儿、年老体弱者
发病机制	通过肺泡间孔蔓延	沿细支气管发展
病变范围	波及部分或整个肺大叶	以小叶为单位灶状分布
炎症性质	纤维素性炎	化脓性炎
肉眼特点	肺叶肿胀、实变	两肺散在分布灰黄、质实病灶
镜下特点	肺泡腔内纤维素、中性粒细胞渗出	细支气管及周围肺组织中性粒细胞浸润
临床表现	高热、咳嗽、胸痛，咳铁锈色痰；有实变体征	发热、咳嗽，咳黏液脓性痰；肺实变体征不明显
X线检查	大片致密阴影	散在不规则小片状模糊阴影
并发症	肺肉质变、胸膜肥厚和粘连、肺脓肿及脓胸、败血症或脓毒败血症、感染性休克	呼吸功能不全、心力衰竭、脓毒血症、肺脓肿及脓胸

3. 军团菌肺炎（Legionella pneumonia）：是由嗜肺军团杆菌引起的肺组织急性**纤维素性化脓性**炎症。

　（1）病因和发病机制：嗜肺军团杆菌侵入人体引起肺损伤。

　（2）病理变化：病变肺体积增大，质硬，病灶呈片状或团块状，实性；镜下大多数病例表现为肺组织急性纤维素性化脓性炎。

（二）病毒性肺炎（viral pneumonia）

是由上呼吸道病毒感染向下蔓延所致的**肺间质性**炎症。

常见的病毒：流感病毒、呼吸道合胞病毒、腺病毒、麻疹病毒、单纯疱疹病毒等。

病理变化：
⎧ 肉眼：病变肺组织轻度肿大
⎨
⎩ 镜下：
　　⎧ 早期：肺泡间隔增宽，血管充血，间质水肿及淋巴细胞、单核细胞浸润
　　⎪ 坏死性变化：肺组织大片坏死，肉眼为灰白色
　　⎨ 增生性变化：细支气管及肺泡上皮细胞增生
　　⎪ 晚期：透明膜形成：红染的膜样物
　　⎩ 病毒包涵体：出现在胞浆或胞核中，红染球形小体，周围有一透明晕

☞**轻松提示**　　检见病毒包涵体是病理组织学诊断病毒性肺炎的重要依据。

（三）严重急性呼吸综合征（severe acute respiratory syndrome，SARS）

以呼吸道传播为主的急性传染病，病原体为 SARS 冠状病毒。

病理变化：
- 肺：双肺斑块状实变，表面暗红；镜下以弥漫性肺泡损伤为主，肺泡腔内可见广泛透明膜形成。损伤肺组织出现纤维化，呈肾小球样改变。肺小血管发生纤维素样坏死伴血栓形成
- 脾：白髓和被膜下淋巴组织大片灶状出血坏死
- 淋巴结：固有结构消失，淋巴组织灶状坏死
- 心脏、肝、肾、肾上腺有不同程度变性、坏死、出血

（四）支原体肺炎（mycoplasmal pneumonia）

1. 概述：是由肺炎支原体引起的一种**间质性**肺炎，儿童发病率高。

2. 病理变化：病变常累及一叶肺组织，下叶多见；镜下肺泡间隔增宽，充血水肿，伴淋巴细胞、单核细胞浸润。

> ☞**轻松提示** 支原体肺炎与病毒性肺炎不易鉴别，患者分泌物支原体培养阳性为诊断依据。

第二节 慢性阻塞性肺疾病

慢性阻塞性肺疾病（chronic obstructive pulmonary disease，COPD）是一组慢性气道阻塞性疾病的统称，包括慢性支气管炎、肺气肿等。

一、慢性支气管炎

1. 概述：慢性支气管炎（chronic bronchitis）是指支气管黏膜及其周围组织的慢性非特异性炎性疾病。

2. 病因和发病机制
- 病毒和细菌感染
- 吸烟
- 空气污染与过敏因素
- 机体内在因素

3. 病理变化：病变呈多样性
- 呼吸道黏液-纤毛排送系统受损，上皮变性、坏死脱落
- 黏膜下腺体增生肥大，黏液腺化生
- 管壁充血水肿，淋巴细胞、浆细胞浸润
- 管壁平滑肌、软骨变性，萎缩

4. 临床表现：咳嗽、咳痰，常伴喘息；可并发肺气肿，肺心病。

二、支气管哮喘

1. 概述：支气管哮喘（bronchial asthma）是由呼吸道过敏引起的以支气管可逆性发作性痉挛为特征的慢性阻塞性炎性疾病。

2. 病因和发病机制：过敏原、呼吸道感染和精神因素均可诱发哮喘发作。

3. 病理变化 $\begin{cases} 肉眼：肺因过度充气而膨胀 \\ 镜下：见黏膜上皮局部脱落，黏膜下水肿，各层均可见嗜酸性粒细胞、单核 \\ \qquad\;\; 细胞浸润 \end{cases}$

三、支气管扩张症

1. 概述：支气管扩张症（bronchiectasis）是以肺内小支气管管腔扩张伴管壁纤维性增厚为特征的慢性呼吸道疾病。

2. 病因和发病机制：多继发于反复感染，导致管壁平滑肌等支撑结构破坏，引起支气管壁持久性扩张。

3. 病理变化 $\begin{cases} 肉眼：病变肺切面可见支气管呈筒状或囊状扩张 \\ 镜下：支气管壁增厚，管壁腺体、平滑肌等遭受不同程度破坏，代之以肉芽 \\ \qquad\;\; 组织或纤维组织 \end{cases}$

四、肺气肿

肺气肿（pulmonary emphysema）是末梢肺组织因残气量过多伴肺泡壁破坏，肺组织弹性减弱、容积增大、功能降低的病理状态。

1. 病因和发病机制 $\begin{cases} 阻塞性通气障碍 \\ 呼吸性细支气管和肺泡壁弹性降低 \\ \alpha_1-抗胰蛋白酶水平降低 \end{cases}$

2. 类型

类型		病变特点
肺泡性肺气肿 （阻塞性肺气肿）	腺泡中央型肺气肿	呼吸性细支气管囊状扩张
	腺泡周围型肺气肿	肺泡管和肺泡囊扩张
	全腺泡型肺气肿	呼吸性细支气管、肺泡管、肺泡囊和肺泡均扩张
间质性肺气肿		细支气管或肺泡间隔破裂，空气进入肺间质形成
其他类型肺气肿	瘢痕旁肺气肿	出现在肺组织瘢痕灶周围，由肺泡破裂融合形成
	代偿性肺气肿	肺萎缩或实变灶周围肺组织的肺泡代偿性过度充气
	老年性肺气肿	老年人肺组织弹性减弱使残气量增多引起肺膨胀

3. 病理变化 $\begin{cases} 肉眼：肺显著膨大，边缘钝圆，色泽灰白，质地柔软而缺乏弹性 \\ 镜下：肺泡扩张，肺泡间隔变窄并断裂，相邻肺泡融合成较大的囊腔 \end{cases}$

4. 临床表现：除咳嗽、咳痰等慢性支气管炎症状外，出现呼气性呼吸困难等缺氧症状；体征有"桶状胸"；后期导致慢性肺源性心脏病。

第三节　肺尘埃沉着症

肺尘埃沉着症（pneumoconiosis）是长期吸入有害粉尘在肺内沉着，引起以粉尘结节和肺纤维化为主要病变的职业病。

一、肺硅沉着症

肺硅沉着症（silicosis）简称硅肺，是由长期吸入含游离二氧化硅（SiO_2）粉尘沉着于肺组织所致。

1. 病因和发病机制：硅尘颗粒＜5μm 者可致病，其中 1～2μm 者致病性最强。

2. 病理变化：基本病变是**硅结节的形成**和肺组织的弥漫性**纤维化**。

> 硅结节：为境界清楚的的圆形或椭圆形结节，色灰白，早期为细胞性结节，后为纤维性结节
>
> 肺组织弥漫性纤维化：镜下为致密的玻璃样变性的胶原纤维

3. 硅肺的分期

分期	病变特点
Ⅰ期硅肺	硅结节主要局限在淋巴系统；肺组织内硅结节数量少，主要分布在两肺中、下叶近肺门处
Ⅱ期硅肺	硅结节体积增大，数量增多，可弥散于全肺，但仍以中、下叶肺门附近较为密集，总的病变范围未超过全肺 1/3
Ⅲ期硅肺	硅结节密度增大并与肺纤维化融合成团块，病灶周肺组织常有肺气肿或肺不张

4. 并发症 { 肺结核病　慢性肺源性心脏病　肺部感染和阻塞性肺气肿

二、肺石棉沉着症

肺石棉沉着症（asbestosis）是指长期吸入石棉粉尘引起的以肺组织和胸膜纤维化为主要病变的职业病。

1. 病因和发病机制：直形石棉纤维，特别是长度＞8mm，厚度＜0.5mm 者致病性更强。

2. 病理变化：肺间质弥漫性纤维化（内含石棉小体）及胸膜脏层肥厚和胸膜壁层形成胸膜斑。

> 肉眼：病变肺体积缩小、色灰、质硬；肺组织弥漫性纤维化，胸膜脏层增厚，壁层也出现纤维性斑块和广泛的纤维化
>
> 镜下：早期病变为石棉纤维引起的脱屑性肺泡炎；肺组织的纤维化始于细支气管周围，逐渐向肺泡间隔发展，最终全肺弥漫性纤维化；在增生的纤维组织内可见**石棉小体**，为铁蛋白包裹的石棉纤维（铁反应阳性），黄褐色，多呈棒状或蝌蚪形，有分节，长短不一

☞**轻松提示**　石棉小体的检出是石棉肺的重要病理诊断依据。

3. 并发症 { 恶性肿瘤　肺结核病与肺源性心脏病

第四节　慢性肺源性心脏病

慢性肺源性心脏病（chronic cor pulmonale）简称肺心病，是因慢性肺疾病等引起的肺循环阻力增加，**肺动脉压力升高**而导致以右心室肥大、扩张为特征的心脏病。

1. 病因和发病机制 { 肺疾病：最常见的为慢性阻塞性肺疾病　胸廓运动障碍性疾病　肺血管疾病

2. 病理变化

肺部病变：可以看到各种原发性肺疾病的晚期病变，肺内病变主要是肺小动脉的变化，表现为肌型小动脉中膜平滑肌增生、肥厚，致使管壁增厚，管腔狭窄

心脏病变
①以右心室病变为主，心室壁肥厚，心腔扩张，外观钝圆；心脏重量增加，肺动脉圆锥显著膨隆
②通常以肺动脉瓣下 2cm 处右心室前壁肌层厚度超过 5mm（正常为 3～4mm）作为诊断肺心病的病理形态标准
③镜下：可见右心室壁心肌细胞肥大、核增大、深染，也可见缺氧引起的心肌纤维萎缩、胶原纤维增生等

3. 临床表现：除原有肺疾病的症状和体征外，逐渐出现呼吸功能不全和右心衰竭。

第五节　呼吸窘迫综合征

一、成人型呼吸窘迫综合征

1. 概述：成人型呼吸窘迫综合征（adult respiratory distress syndrome，ARDS）是指全身遭受严重创伤、感染及肺内严重疾患时出现的一种以进行性呼吸窘迫和低氧血症为特征的急性呼吸衰竭综合征。

2. 病因和发病机制：严重的全身感染、休克、创伤等──→肺毛细血管和肺泡上皮的严重损伤──→血管壁通透性增加──→肺水肿、纤维素渗出──→透明膜形成、肺萎陷。

3. 病理变化
肉眼：双肺肿胀，重量增加，暗红色
镜下：主要表现为肺间质毛细血管扩张、充血，肺泡腔和间质内有大量含蛋白质浆液（肺水肿）；在呼吸性细支气管、肺泡管及肺泡内表面可见薄层红染的膜状物被覆，即**透明膜**形成，其成分为血浆蛋白及坏死的肺泡上皮碎屑

二、新生儿呼吸窘迫综合征

1. 概述：新生儿呼吸窘迫综合征（neonatal respiratory distress syndrome，NRDS）是指新生儿出生后仅出现数分钟至数小时的短暂自然呼吸便发生进行性呼吸困难、发绀等急性呼吸窘迫症状和呼吸衰竭综合征。

2. 病因和发病机制：主要与肺发育不全、缺乏肺表面活性物质有关。

3. 病理变化
肉眼：双肺质地坚实，色暗红
镜下：呼吸性细支气管、肺泡管及肺泡壁内表面贴附一层均质红染的透明膜

第六节　呼吸系统常见肿瘤

	肺癌	鼻咽癌	喉癌
发病年龄	大多 40 岁以上	多在 40～50 岁	多在 40 岁以上
男女发病比例	男女比例为 1.5：1	男性多于女性	大约 96% 为男性
病因	吸烟、空气污染、职业因素	EB 病毒、遗传因素、化学致癌物质	长期大量吸烟、酗酒及环境污染

续表

	肺癌	鼻咽癌	喉癌
好发部位	肺门部	鼻咽顶部，其次外侧壁和咽隐窝	声带，尤其是前 1/3
肉眼类型	中央型、周围型、弥漫型	结节型、菜花型、黏膜下浸润型、溃疡型	菜花状或息肉状肿块
组织学类型	鳞状细胞癌、腺癌、腺鳞癌、小细胞癌、大细胞癌、肉瘤样癌	鳞状细胞癌、腺癌	鳞状细胞癌、腺癌
扩散途径	直接蔓延；淋巴道、血道转移	直接蔓延；淋巴道、血道转移	直接蔓延；淋巴道、血道转移

1. 早期肺癌：指癌组织侵犯支气管及其周围肺组织，无局部淋巴结转移者；又分为中央型早期肺癌，包括腔内型和管壁浸润型，及周边型早期肺癌
2. 隐性肺癌：肺内无明显肿块，影像学检查阴性而痰细胞学检查阳性，手术切除标本证实为支气管黏膜原位癌或早期浸润癌而无淋巴结转移
3. 肺小细胞癌神经内分泌型可引起副肿瘤综合征

第七节　胸膜疾病

一、胸膜炎

1. 概述：常为肺的炎症性疾病蔓延至胸膜所致，大多为渗出性炎症。
2. 病理变化

分类	病变特点
浆液性胸膜炎	又称湿性胸膜炎，主要表现为多量淡黄色浆液聚积于胸膜腔，渗液过多可致呼吸困难
纤维素性胸膜炎	又称干性胸膜炎，渗出物主要为纤维素伴不等量中性粒细胞浸润
化脓性胸膜炎	常继发于化脓菌引起的肺炎、肺脓肿等，脓性渗出物积聚于胸腔形成脓胸

二、胸膜间皮瘤

1. 概述：胸膜间皮瘤（pleural mesothelioma）是原发于胸膜间皮的肿瘤，由被覆胸膜的间皮细胞发生。
2. 病理变化

分类	病变特点
良性胸膜间皮瘤	多呈局限性生长，瘤体常为有包膜的圆形肿块；镜下瘤组织大多由梭形的成纤维细胞样瘤细胞组成，排列方式似纤维瘤
恶性胸膜间皮瘤	为高度恶性肿瘤，与吸入石棉粉尘密切相关；肉眼特征性表现为胸膜弥漫性增厚呈多发性结节状；镜下组织学构象复杂，有腺管乳头状型、肉瘤样型及混合型

轻松应试

一、名词解释

1. 慢性阻塞性肺疾病（COPD）
2. 肺气肿（pulmonary emphysema）
3. 慢性肺源性心脏病（chronic cor pulmonale）
4. 间质性肺气肿（interstitial emphysema）
5. 肺大疱（bullae）
6. 瘢痕旁肺气肿（paraciatricial emphysema）
7. 代偿性肺气肿（compensatory emphysema）
8. 老年性肺气肿（senile emphysema）
9. 大叶性肺炎（lobar pneumonia）
10. 肺肉质变（pulmonary carnification）
11. 小叶性肺炎（lobular pneumonia）
12. 融合性支气管肺炎（confluent bronchopneumonia）
13. 军团菌肺炎（Legionella pneumonia）
14. 病毒性肺炎（viral pneumonia）
15. 病毒包涵体（virus inclusion body）
16. 严重急性呼吸综合征（SARS）
17. 巨细胞病毒性肺炎（cytomegaloviral pneumonia）
18. 支原体肺炎（mycoplasmal pneumonia）
19. 慢性支气管炎（chronic bronchitis）
20. 支气管哮喘（bronchial asthma）
21. 支气管扩张症（bronchiectasis）
22. 阻塞性肺气肿（obstructive emphysema）
23. 肺尘埃沉着症（pneumoconiosis）
24. 硅肺（silicosis）
25. 硅肺性空洞（silicotic cavity）
26. 硅结节（silicotic nodule）
27. Ⅱ期硅肺（silicosis Ⅱ）
28. 石棉肺（asbestosis）
29. 胸膜斑（pleural plaque）
30. 硅肺结核病（silicotuberculosis）
31. 成人型呼吸窘迫综合征（ARDS）
32. 新生儿呼吸窘迫综合征（NRDS）
33. 泡状核细胞癌（vesicular nucleus cell carcinoma）
34. 疣状癌（verrucous carcinoma）
35. 早期肺癌（early lung carcinoma）
36. 隐性肺癌（latent lung carcinoma）
37. 细支气管肺泡癌（bronchoalveolar carcinoma）
38. 燕麦细胞癌（oat cell carcinoma）
39. 肺神经内分泌肿瘤（neuroendocrine tumor，NET）
40. 胸膜间皮瘤（pleural mesothelioma）

二、选择题

【A 型题】

1. 病毒性肺炎的可靠诊断依据是
   A. 间质性肺炎
   B. 淋巴细胞、单核细胞为主的炎症细胞浸润
   C. 上皮细胞内病毒包涵体
   D. 肺泡上皮细胞增生
   E. 肺泡内透明膜形成
2. 下列哪项是慢性肺源性心脏病所**不具备**的
   A. 慢性阻塞性肺疾病
   B. 肺动脉高压
   C. 肺动脉硬化
   D. 右心室心肌肥大
   E. 肺动脉主干栓塞
3. 下述哪项描述**不符合**大叶性肺炎
   A. 多由肺炎球菌引起
   B. 属浆液性炎
   C. 可继发肺脓肿
   D. 肺泡炎症为主
   E. 可继发肺肉质变
4. 下述哪种慢性肺疾病与遗传性 α_1-抗胰蛋白

酶缺乏有关
A. 肺出血肾炎综合征
B. 全腺泡型肺气肿
C. 支气管扩张症
D. 慢性支气管炎
E. 肺间质纤维化

5. 下述哪项有关肺疾病的描述是正确的
A. 硅肺主要由小于 5μm 的粉尘引起
B. 支原体主要引起小叶性肺炎
C. α₁-抗胰蛋白酶缺乏是肺气肿的常见原因
D. 支气管腔扩大称为支气管扩张症
E. 支气管肺炎常作为独立疾病发生

6. 遗传性 α₁-抗胰蛋白酶缺乏与下列哪种肺气肿的发生关系密切
A. 腺泡中央型肺气肿
B. 间质性肺气肿
C. 全腺泡型肺气肿
D. 肺大疱
E. 瘢痕旁肺气肿

7. 硅肺的特征性病变是
A. 类上皮肉芽肿
B. 胸膜呈斑状增厚
C. 硅肺空洞
D. 硅结节
E. 肺间质纤维化

8. 下列肺癌的描述中，哪项是正确的
A. 腺癌最多见
B. 小细胞癌多呈弥漫型
C. 鳞状细胞癌多有吸烟史
D. 周围型多为鳞癌
E. 细支气管肺泡细胞癌多为中央型

9. 下列哪项符合肺小细胞癌
A. 与吸烟关系不密切
B. 可伴有异位激素分泌
C. 起源于化生的上皮细胞
D. 5 年存活率高
E. 发病率在肺癌中占首位

10. 关于硅肺的描述，正确的是
A. 大于 5μm 的硅尘致病性强
B. 硅酸导致巨噬细胞损伤
C. 硅结节内无免疫球蛋白

D. 纤维性结节是早期病变
E. 胸膜常无病变

11. 非典型肺炎属于
A. 肺化脓性炎
B. 肺纤维素性炎
C. 肺泡性炎
D. 肺间质性炎
E. 肺出血性炎

12. 肺癌中恶性程度最低的类型是
A. 类癌
B. 腺癌
C. 鳞癌
D. 大细胞癌
E. 小细胞癌

13. 病毒性肺炎的特征性病变是
A. 纤维素性肺炎
B. 化脓性肺炎
C. 出血性肺炎
D. 肺纤维化
E. 间质性肺炎

14. 下列选项中，**不属于**我国 COPD 发病的常见危险因素是
A. 吸烟
B. 职业性粉尘暴露
C. 儿童时期下呼吸道感染
D. 先天性 α₁-抗胰蛋白酶缺乏
E. 大气污染

15. 慢性阻塞性肺疾病最常见于
A. 支气管扩张
B. 支气管哮喘
C. 慢性支气管炎
D. 肺结核球
E. 肺脓肿

16. 关于慢性支气管炎，下列哪项是**错误**的
A. 中年以上男性多见
B. 常见反复咳嗽、咳痰
C. 发作性呼气性呼吸困难
D. 可伴喘息症状
E. 可进展为肺心病

17. 慢性支气管炎的主要病变**不包括**
A. 黏膜上皮纤毛脱落、倒伏
B. 上皮鳞状细胞化生

C. 黏液腺肥大

D. 管壁淋巴细胞、浆细胞浸润

E. 可见病毒包涵体

18. 慢性支气管炎患者通气与换气功能障碍的病理基础是

A. 黏液腺肥大、增生，黏膜上皮杯状细胞多

B. 上皮纤毛倒伏，脱落

C. 软骨变性、萎缩

D. 急、慢性细支气管炎及细支气管周围炎

E. 管壁平滑肌束断裂、萎缩

19. 腺泡中央型肺气肿病变主要累及

A. 各级支气管

B. 管径＜2mm 的小支气管

C. 肺泡管、肺泡囊

D. 呼吸性细支气管

E. 从终末细支气管至肺泡

20. 下列哪项为**不累及**肺泡的肺气肿

A. 腺泡中央型

B. 全腺泡型

C. 腺泡周围型

D. 间质性肺气肿

E. 不规则型

21. 严重肺气肿**不可**导致

A. 右心衰竭

B. 自发性气胸

C. 肺性脑病

D. 颅压升高、灶状脑出血

E. 支气管哮喘

22. 慢性阻塞性肺气肿的发生主要由于

A. 支气管腺体肥大增生、上皮杯状细胞增多

B. 支气管壁因炎症而遭破坏

C. 肺组织高度纤维化

D. 细支气管壁及肺泡间隔破坏，弹性减弱

E. 急、慢性细支气管炎

23. 下列哪项反映大叶性肺炎的病变实质

A. 肺的化脓性炎

B. 肺的出血性炎

C. 肺的肉质变

D. 肺泡的纤维素性炎

E. 肺大疱形成

24. 下列关于大叶性肺炎的描述哪项是**错误**的

A. 由细菌感染引起

B. 病变多从肺泡开始

C. 以中性粒细胞渗出为主的炎症

D. 不破坏肺泡壁结构

E. 患者常有胸痛及咳铁锈色痰

25. 大叶性肺炎渗出物吸收清除不完全，可致

A. 肺大疱

B. 肺源性心脏病

C. 脓胸

D. 中毒性肺炎

E. 肺肉质变

26. 小叶性肺炎的病变主要表现为

A. 支气管的急性卡他性炎

B. 由慢性支气管炎引起

C. 肺泡的纤维素性炎

D. 肺泡出血性炎

E. 支气管和肺泡的化脓性炎

27. 下列哪一项**不符合**小叶性肺炎

A. 细菌和病毒均能引起小叶性肺炎

B. 病变灶状分布、大小不等

C. 各病灶病变不一致

D. 可致心力衰竭

E. 可为麻疹或手术后并发症

28. 小叶性肺炎的并发症为

A. 肺心病

B. 肺脓肿

C. 纤维素性胸膜炎

D. 肺气肿

E. 蜂窝肺

29. 下列有关硅肺的致病因子描述哪项是**错误**的

A. 硅尘粒子分散度愈高，被吸入机会愈多

B. 大于 $5\mu m$ 的硅尘能被吸入肺泡，引起病变

C. 较大的硅尘被阻留于上呼吸道，并被清除

D. 吸入肺泡的硅尘首先引起肺淋巴系统病变

E. 吞噬硅尘后的巨噬细胞溶酶体膜破裂

30. 硅肺可出现以下并发症，**除了**
    A. 硅肺结核病
    B. 易继发肺部细菌或病毒感染
    C. 肺气肿
    D. 自发性气胸
    E. 肺癌

31. 下列哪项符合硅肺的病变特点
    A. 早期病变分布在两肺中、下叶近肺门处
    B. 硅肺性空洞是硅肺合并结核病所致
    C. II 期硅肺总的病变范围超过全肺的 1/3
    D. II 期硅肺全肺入水下沉
    E. III 期硅肺的硅结节融合，分布范围少于四个肺区

32. 下列肺癌的肉眼观察，哪一项是**不会看到的**
    A. 整个肺叶呈肺炎样外观
    B. 肺上叶多个厚壁空洞
    C. 肺门分叶状巨大肿块
    D. 近脏层胸膜的肺组织内 5cm 直径结节状肿块
    E. 多个肺叶内大小不等结节

33. 肉眼观察发现整个肺叶呈肺炎样外观，这可能是
    A. 大细胞癌
    B. 鳞状细胞癌
    C. 小细胞癌
    D. 细支气管肺泡细胞癌
    E. 瘢痕癌

34. 下列哪一项**不符合**肺腺癌的特点
    A. 多见于肺周边部
    B. 常有吸烟史
    C. 女性多见
    D. 常有肺门淋巴结转移
    E. 常累及胸膜

35. 下列关于肺癌的扩散转移，哪一项是**错误的**
    肺鳞状细胞癌常侵及纵隔及心包
    A. 肺鳞状细胞癌常侵及纵隔及心包
    B. 小细胞癌生长迅速，转移较早
    C. 血道转移以脑、骨及肾上腺多见

D. 周围型肺腺癌可直接侵犯胸膜
E. 大细胞癌生长慢，较少见血行播散转移

【X 型题】

1. 支气管扩张症的主要发病基础是
   A. 支气管慢性感染
   B. 支气管阻塞性通气障碍
   C. 支气管肿瘤压迫
   D. 支气管壁平滑肌和弹力组织遭受破坏

2. 慢性肺源性心脏病时，心肺的病理变化可以有
   A. 肺肌型小动脉纤维素样坏死
   B. 心肌纤维溶解、纤维化
   C. 弥漫性阻塞性肺气肿
   D. 肺间质纤维化

3. 大叶性肺炎的病理特点有
   A. 肺泡的纤维素性炎
   B. 支气管常受累
   C. 可合并中毒性休克
   D. 可合并肺脓肿

4. 下述哪些疾病可导致慢性肺源性心脏病
   A. 慢性阻塞性肺气肿
   B. III 期矽肺
   C. 慢性空洞性肺结核
   D. 肺动脉反复血栓栓塞

5. 原发性肺结核的基本病变包括
   A. 原发病灶
   B. 肺门淋巴结结核
   C. 血源性结核病
   D. 结核性淋巴管炎

6. 慢性阻塞性肺气肿的发生与下列哪些因素有关
   A. 小气道阻塞性通气障碍
   B. 内源性弹性蛋白酶增多
   C. 吸烟
   D. 遗传性 α_1-抗胰蛋白酶缺乏

7. 下列属于慢性肺源性心脏病肺内血管病变的有
   A. 毛细血管数量减少
   B. 中型动脉纤维素样坏死
   C. 无肌型细动脉肌化

D. 肌型小动脉中膜增厚

8. 慢性肺淤血可以引起
   A. 肺漏出性出血
   B. 肺褐色硬化
   C. 肺癌
   D. 肺结节病

9. 吸烟引起慢性支气管炎症状加重的机制是
   A. 刺激引起支气管黏膜上皮及腺体分泌增加，腺体肥大，增生
   B. 支气管黏膜上皮纤毛倒伏和脱落
   C. 引起细支气管炎
   D. 支气管平滑肌的麻痹

10. 硅肺对人体的危害在于
    A. 造成肺心病右心衰竭
    B. 并发肺结核
    C. 造成肺纤维化影响气体交换
    D. 晚期常合并肺癌

11. 慢性支气管炎可导致
    A. 支气管扩张症
    B. 支气管管腔狭窄
    C. 肺气肿
    D. 支气管哮喘

12. 麻疹病毒性肺炎早期可见
    A. 细支气管及肺泡上皮增生，多核巨细胞形成
    B. 浆液渗出较多，肺泡透明膜形成
    C. 胞浆内和核内包涵体
    D. 肺间质淋巴细胞浸润

13. 慢性阻塞性肺疾病引起肺动脉高压的主要机制是
    A. 肺小动脉收缩
    B. 肺小动脉壁增厚
    C. 肺血管床减少
    D. 肺无效腔增大

14. 鼻咽癌的特点是
    A. 最常发生于鼻咽前壁
    B. 以低分化鳞状细胞癌最为多见
    C. 未分化癌多来自黏膜上皮的嗜银细胞
    D. 往往早期发生淋巴结转移

15. 以下哪些为硅肺的并发症
    A. 肺癌
    B. 硅肺结核病
    C. 肺气肿
    D. 自发性气胸

三、问答题

1. 简述慢性支气管炎患者出现咳痰喘的病理学基础。
2. 试述肺气肿的发病机制、类型及主要病变特点。
3. 试述慢性阻塞性肺疾病的发生、发展规律及其主要疾病的病变特点。
4. 叙述慢性肺源性心脏病的病因、发病机制及基本病理变化（肺、心）。
5. 列举三种能引起肺心病的疾病，并说明它们引起肺心病的病理机制。
6. 简述大叶性肺炎的病因及发病机制。
7. 试述大叶性肺炎各期的基本病理变化特点。
8. 大叶性肺炎的并发症有哪些？
9. 慢性支气管炎的并发症有哪些（举两例）？
10. 试述大叶性肺炎同小叶性肺炎在病因、发病、病理变化方面有何不同？
11. 简述支原体肺炎与病毒性肺炎的区别。
12. 解释小叶性肺炎的湿啰音。
13. 试述新生儿呼吸窘迫综合征肺部的病理变化。
14. 试述中晚期肺癌的肉眼类型、组织学类型及其关系。
15. 何谓神经内分泌肿瘤？试述肺的神经内分泌肿瘤的诊断要点。
16. 试述鼻咽癌的病理组织学类型及病因。
17. 简述鼻咽癌的蔓延及转移规律。
18. 试述硅肺的基本病理变化及分期。

19. 某患者咯血，请列举3种可能疾病，并分别描述其病理特点。
20. 何谓APUD瘤？试从呼吸系统疾病中举例并说明特点。

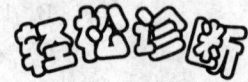

A型题：

1. C　2. E　3. B　4. B　5. A　6. C　7. D　8. C　9. B　10. B
11. D　12. A　13. E　14. C　15. C　16. C　17. E　18. D　19. D　20. D
21. E　22. D　23. D　24. C　25. E　26. E　27. A　28. B　29. B　30. E
31. A　32. B　33. D　34. B　35. E

X型题：

1. D　2. BCD　3. ACD　4. ABCD　5. ABD　6. ABCD　7. ACD
8. AB　9. ABC　10. ABC　11. ABC　12. ABC　13. ABC　14. BD　15. BCD

轻松诊断

病例摘要

患者，男性，54岁，有35年吸烟史。近20年来反复出现咳嗽，咳白色泡沫样痰时而咳黄痰，并出现气短，尤以过劳、受凉后症状明显。近1周来出现少尿伴双下肢水肿，口服利尿药治疗效果不佳而入院。

体格检查：体温37.8℃，脉搏125次/分，呼吸25次/分，血压115/75mmHg。

神志清楚，端坐位，呼吸略急促，口唇发绀，颈静脉怒张，桶状胸，肺肝界位于右锁骨中线第六肋间，叩诊过清音，双肺下野可闻及干湿性啰音。

剑突下可见心脏搏动，心浊音界不易叩出，心音遥远，肺动脉瓣区第二心音亢进，三尖瓣区可闻及收缩期杂音，心律规整；心率为125次/分。腹软，肝于右锁骨中线肋缘下3.2cm，剑突下4.0cm，双下肢水肿。

辅助检查：

1. 心电图显示：窦性心律，肺型P波，电轴右偏+120°，重度顺钟向转位，$R_{V_1} + S_{V_5}$ ≥1.05mV。

2. 胸片显示：两肺纹理增多、增粗、紊乱，右下肺动脉干扩张，其横径≥15mm；肺动脉段明显突出，其高度≥7mm；右心室增大征。

讨论题

1. 本病例的诊断是什么？
2. 简述诊断依据。
3. 试述慢性阻塞性肺疾病的发生、发展过程。

病例分析

1. 入院诊断：

慢性支气管炎

肺气肿

慢性肺源性心脏病

2. 诊断依据：患者有慢性支气管炎（慢支）、肺气肿病史，引起肺动脉高压、右心室增大及右心功能不全表现，如颈静脉怒张、肝大压痛、肝颈静脉反流征阳性、下肢水肿及静脉高压等，并有前述的心电图、X 线表现，再参考肺功能或其他检查，即可作出诊断。

3. 讨论：慢性阻塞性肺疾病（COPD）是一组慢性气道阻塞性疾病的统称，其共同特点为肺实质和小气道受损，导致慢性气道阻塞、呼吸阻力增加和肺功能不全，主要包括慢性支气管炎、肺气肿等疾病。

（1）慢性支气管炎：是气管、支气管黏膜及其周围组织的慢性非特异性炎症。中老年人多发，多种因素长期反复作用引起，临床主要表现：咳嗽、咳痰或伴喘息；症状每年持续 3 个月，连续 2 年以上发作。病因有吸烟、感染因素、过敏及机体内在抵抗力降低等。基本病理变化有：①呼吸道上皮的损伤与修复；慢支时首先受到损害的是纤毛柱状上皮，纤毛可发生粘连、倒伏、脱失，上皮发生不同程度的变性、坏死、脱落，再生时可发生鳞状上皮化生；②腺体增生肥大、黏液化；慢支时最明显的病变是支气管腺体的变化，由于黏膜上皮和腺体分泌功能亢进，患者出现咳嗽和咳痰的症状；③支气管壁的其他炎性损伤；慢支时支气管壁充血、水肿、淋巴细胞浸润，长期反复发作可引起管壁平滑肌束断裂、萎缩，软骨发生变性、钙化或骨化。

慢支患者小气道狭窄和阻塞可致阻塞性通气障碍，此时呼气阻力的增加大于吸气，久之，肺过度充气，残气量明显增多而并发肺气肿。

（2）肺气肿：是呼吸性细支气管以远的末梢肺组织因残气量过多呈过度膨胀，伴肺泡壁破坏，肺组织弹性减弱，容积增大的病理状态。是支气管肺疾病常见的并发症。

病因有阻塞性通气障碍、呼吸性细支气管和肺泡壁弹性降低等。

类型主要有肺泡性肺气肿（是指终末细支气管以远的末梢肺组织或肺腺泡由于肺泡间隔破坏引起异常的持续性扩张，含气量增多），间质性肺气肿，以及其他类型肺气肿等。

基本病理变化有：肺显著膨大，边缘钝圆，色苍白，质地软，弹性差。肺泡扩张，肺泡间隔变窄，断裂，扩张的肺泡融合成大小不等囊腔等。

肺气肿患者除咳嗽、咳痰等慢支症状外，常因阻塞性通气障碍而出现呼气性呼吸困难，气促、发绀等缺氧症状。患者因长期处于过度吸气状态而形成"桶状胸"。后期由于肺泡间隔毛细血管床受压及数量减少，使肺循环阻力增加，肺动脉压升高，最终导致慢性肺源性心脏病。

（3）慢性肺源性心脏病：是因慢性肺疾病等引起的肺循环阻力增加，肺动脉压力升高而导致以右心室肥大、扩张为特征的心脏病。

病因主要为慢性阻塞性肺疾病，其中以慢支并发阻塞性肺气肿最常见。基本病变除肺部疾病外，主要以右心室的病变为主。

肺心病发展缓慢，患者在原有疾病基础上逐渐出现呼吸功能不全和右心衰竭的表现，严重者可并发肺性脑病。

预防肺心病的发生主要是对引发该病的肺部疾病进行早期治疗并控制其发展，积极治疗肺部感染是控制右心衰竭的关键。

（宋丽娜）

第 9 章　消化系统疾病

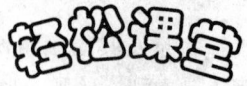

消化系统组成 $\begin{cases} \text{消化管：口腔、食管、胃、肠、肛门} \\ \text{消化腺：涎腺、肝、胰腺、消化管的黏膜腺体} \end{cases}$

第一节　食管的炎症、狭窄与扩张

一、食管的炎症

（一）急性食管炎

类型	病因	临床病理表现	后果
单纯性卡他性炎	强刺激性食物 高温食物	黏膜充血、水肿	多可在短期内痊愈
化脓性炎	多继发于食管憩室伴食物潴留、腐败及细菌感染	局部化脓性炎或脓肿形成	可波及食管壁软组织形成蜂窝织炎；继发纵隔炎、胸膜炎、脓胸
坏死性食管炎	强酸、强碱腐蚀；猩红热、白喉等波及食管黏膜	食管黏膜坏死、溃疡形成	食管瘢痕狭窄

（二）慢性食管炎

类型	病因	临床病理表现	后果
单纯性慢性食管炎	习惯性摄食刺激性食物，重度吸烟，以及食管狭窄致食物潴留和慢性淤血	食管上皮局限性增生及不全角化，有时形成食管黏膜白斑	一般预后良好，伴黏膜糜烂者，可有出血
反流性食管炎	胃液反流至食管	早期黏膜充血、水肿、炎症细胞浸润；上皮细胞脱落形成糜烂、溃疡	晚期可有瘢痕形成，引起食管狭窄，癌变
Barrett 食管	胃食管反流	慢性反流性食管炎时食管下段黏膜的鳞状上皮可被胃黏膜柱状上皮所取代	消化性溃疡、狭窄、出血，非典型增生、癌变

☞**轻松提示**

1. 在反流性食管炎中，引起胃液反流的原因为呕吐、食管贲门切除术、胃内容潴留及置胃管等引起的食管下段括约肌功能减弱。机制：反流胃液中的胃酸和胃蛋白酶可损伤食管黏膜使之发生充血、水肿及急性炎症细胞浸润。

2. Barrett 食管：慢性反流性食管炎时食管下段黏膜的鳞状上皮可被胃黏膜柱状上皮所取代。该处可发生溃疡或癌变，癌变率可达 10％，多为腺癌。

二、食管狭窄、扩张与贲门弛缓不能

（一）食管狭窄（esophageal stenosis）

分类：
- 先天性
- 后天性
  - 食管黏膜上皮受损——→修复——→瘢痕性狭窄
  - 食管肿瘤阻塞——→阻塞性狭窄
  - 周围组织病变从外压迫——→压迫性狭窄

（二）食管扩张（dilatation of esophagus）

分类：
- 原发性扩张
  - 广泛性扩张，又称巨大食管症
  - 局限性扩张
    - 真性膨出性憩室
    - 假性牵引性憩室
- 继发性扩张：发生于食管狭窄部上方的扩张

（三）贲门弛缓不能（achalasia）

发生在食管的中下段及贲门，当食物通过时食管壁肌肉失去弛缓性调节而发生吞咽困难。

第二节　胃　炎

一、急性胃炎

类型	病因	临床病理表现	后果
急性刺激性胃炎/单纯性胃炎	暴饮暴食，食入过热食物、刺激性食品，烈性酒	黏膜充血水肿，黏液附着，糜烂	一般预后良好
急性出血性胃炎	服药不当，酗酒；应激反应	胃黏膜出血，糜烂，多发性浅表溃疡	一般预后良好
腐蚀性胃炎	吞服腐蚀性化学剂	胃黏膜坏死，溶解，可累及深肌层	胃壁坏死、穿孔、腹膜炎，后果严重
急性感染性胃炎	经血道或胃外伤直接感染	胃黏膜充血、水肿，广泛糜烂、出血。实验室检查可查到病原体	本病由于诊断困难，患者往往不能得到及时治疗，因此病死率颇高。但由于抗生素的应用，病死率大大降低

二、慢性胃炎

胃黏膜的慢性非特异性炎症。

病因 {
  幽门螺旋杆菌感染
  长期慢性刺激
  十二指肠液反流
  自身免疫性损伤
}

	慢性浅表性胃炎	慢性萎缩性胃炎	慢性肥厚性胃炎	疣状胃炎
好发部位	胃窦部	胃体和胃底部	胃底和胃体	胃窦
肉眼特点	多灶状或弥漫性分布，黏膜充血、水肿、伴/不伴点状出血和糜烂	1. 胃黏膜由正常橘红色变为灰色或灰绿色 2. 胃黏膜明显变薄，与周围的正常胃黏膜界限明显 3. 病变表面呈细颗粒状，萎缩处黏膜下血管分支清晰可见	1. 黏膜皱襞粗大、加深，变宽，呈脑回状 2. 黏膜皱襞可见横裂，有疣状隆起结节 3. 黏膜隆起顶端常伴糜烂	胃黏膜可见较多中心凹陷的疣状突起灶
镜下特点	炎性病变主要分布于黏膜浅层（黏膜层上1/3）；炎症细胞主要为淋巴细胞和浆细胞；不伴有黏膜腺体萎缩	病变区腺体萎缩、变小或消失，可伴有囊状扩张；肠上皮化生	1. 腺体肥大，腺管延长 2. 黏液分泌细胞数目增多 3. 固有层炎症细胞浸润不显著	病灶中心呈急性炎性反应，上皮变性、脱落坏死
临床病理联系	多可治愈，少数转为慢性	胃腺体萎缩，壁、主细胞减少或消失 → 胃液分泌减少 → 消化不良、贫血 肠上皮化生——癌变	胃酸低下，低蛋白血症	

☞ **轻松提示**

1. 慢性萎缩性胃炎分类

慢性萎缩性胃炎 A、B 型比较表

	A 型	B 型
病因与发病机制	自身免疫	$H.\ pylori$ 感染（60%～70%）
病变部位	胃体部或胃底部	胃窦部
抗壁细胞和内因子抗体	阳性	阴性
血清胃泌素水平	高	低
胃内 G 细胞的增生	有	无
血清中自身抗体	阳性（>90%）	阴性
胃酸分泌	明显降低	中度降低或正常
血清维生素 B_{12} 水平	降低	正常
恶性贫血	常有	无
伴发消化性溃疡	无	高

2. 肠上皮化生：在胃窦部黏膜出现与小肠相似的结构，即胃黏膜腺上皮被肠的吸收上皮（有绒毛状结构，有纹状缘）、潘氏细胞、杯状细胞所代替。

3. 假幽门腺化生：在胃体或胃底区黏膜呈现胃窦部腺体样结构。即胃底腺失去壁细胞、主细胞而转化为类似幽门腺的分泌黏液的细胞。

第三节　消化性溃疡病

消化性溃疡病亦称慢性消化性溃疡（chronic peptic ulcer），多见于成人。患者病情呈长期慢性经过，常伴有规律性上腹部疼痛。

发病情况 $\begin{cases} 十二指肠溃疡占 70\% \\ 胃溃疡占 25\% \\ 复合性溃疡约占 5\% \end{cases}$

一、病因及发病机制

1. 幽门螺杆菌感染：具有重要作用。

2. 胃液的自身消化作用：胃酸和胃蛋白酶对胃黏膜和十二指肠黏膜的消化作用。

3. 黏膜屏障功能降低 $\begin{cases} 黏膜破坏，黏液分泌减少，屏障破坏 \\ 幽门螺杆菌可以破坏胃黏膜屏障 \\ 长期服用阿司匹林，吸烟均可破坏胃黏膜屏障 \end{cases}$

4. 神经内分泌功能失调：迷走神经功能亢进或兴奋性降低分别与十二指肠溃疡和胃溃疡有关。

5. 遗传因素：O 型血人溃疡病的发生率高。

二、病理变化

1. 病变部位

(1) 胃溃疡：多发于胃小弯近幽门侧，尤多见于胃窦部。

(2) 十二指肠溃疡：十二指肠起始部（球部）。

2. 肉眼观

(1) 形状：圆形或椭圆形，边缘整齐，状如刀切；溃疡较深，周围黏膜皱襞常呈放射状；底部平坦洁净。

(2) 数目及大小：多为单个（80%），少数为多个，胃溃疡直径在 2cm 以内，十二指肠溃疡直径在 1cm 以内。

3. 镜下表现

溃疡底部大致分四层 $\begin{cases} 渗出层：最上层由渗出的纤维素和中性粒细胞覆盖 \\ 坏死层：以坏死的细胞碎片和中性粒细胞为主 \\ 肉芽层：肉芽组织伴少量炎症细胞 \\ 瘢痕层：纤维化伴玻璃样变性，其内有管壁增厚的小动脉，可伴血栓形成；有时可见断裂神经纤维、肌纤维 \end{cases}$

4. 消化性溃疡难以愈合的原因

(1) 溃疡面不断受胃蛋白酶的侵蚀。

（2）倾斜溃疡使胃壁各层难以相应对合而影响愈合。

（3）大瘢痕形成，动脉管壁硬化，伴血栓形成影响局部血液供应。

三、结局及并发症

1．愈合：渗出物及坏死组织被肉芽组织代替，上皮再生修复。

2．并发症

（1）出血：溃疡活动期毛细血管被胃酸腐蚀──→少量长期出血──→贫血、大血管破裂出血──→呕血、柏油样便──→休克。

（2）幽门梗阻：反复的溃疡易形成大量瘢痕，瘢痕收缩──→幽门狭窄──→胃排空困难，呕吐宿食，引起水电解质紊乱。

（3）穿孔：十二指肠由于肠壁较薄更易发生穿孔──→腹膜炎。

（4）癌变：仅见于胃溃疡，癌变率约1%以下。十二指肠溃疡几乎不发生癌变。

四、临床病理联系

1．规律性上腹痛（本病特点）

（1）胃溃疡（进食后痛）：胃泌素、胃酸分泌增加。

（2）十二指肠溃疡（空腹痛）：迷走神经亢进、空腹时胃酸分泌增加。

2．反酸、呕吐：幽门痉挛或胃逆蠕动。

3．嗳气、上腹饱胀：消化不良、食物滞留。

第四节　阑尾炎

阑尾炎（appendicitis）分为急性及慢性阑尾炎，而后者主要病变为阑尾壁不同程度的纤维化及慢性炎症细胞浸润。临床表现为转移性右下腹疼痛、呕吐及体温升高，血常规检查中性粒细胞升高。

一、急性阑尾炎

	急性单纯性阑尾炎	急性蜂窝织炎性阑尾炎	急性坏疽性阑尾炎
肉眼特点	病变轻微，阑尾轻度肿胀，浆膜面轻度充血、失去正常的光泽	阑尾肿胀，浆膜高度充血、表面渗出	阑尾肿胀，暗红色/黑色，极易穿孔
镜下特点	病变多局限于黏膜层或黏膜下层，有中性粒细胞浸润和纤维素渗出，黏膜上皮可有缺损；黏膜下层可有炎性水肿	阑尾壁各层有明显充血、水肿及大量中性粒细胞浸润，浆膜面有炎性渗出物及纤维素	阑尾壁各层见炎症细胞浸润，坏死
临床表现	右下腹压痛，反跳痛，或转移性右下腹痛	转移性右下腹痛、全身中毒症状	转移性右下腹痛、全身中毒症状。穿孔可导致弥漫性腹膜炎症状
结局及并发症	及时应用抗生素可治愈，反复发作可转为慢性	局限性腹膜炎、阑尾周围炎	弥漫性腹膜炎，阑尾周围脓肿

二、慢性阑尾炎

多由急性炎症治疗不彻底发展而来。主要病变为阑尾壁的不同程度纤维化及淋巴细胞浸润。临床上可有右下腹隐痛症状。慢性阑尾炎也可急性发作。

第五节　炎性肠病

大多病因不明，在病理学上无特殊变化，故称为炎性肠病。

类型	局限性肠炎（Crohn 病）	溃疡性结肠炎	急性出血性坏死性肠炎	菌群失调性肠炎
易患人群	20～30 岁	多见于 30 岁以上	小儿	可发生于各年龄段
部位	回肠末段	结肠	小肠	肠道各段
大体观察	肠壁变厚、硬；状如卵石	溃疡、假息肉	节段性、出血坏死，溃疡形成	假膜形成
镜下表现	坏死性肉芽肿性炎，累及肠壁全层，淋巴组织增生	早期可见隐窝小脓肿、随后可见大的溃疡、假息肉、纤维组织增生，可见不典型增生	出血、坏死	纤维素渗出、黏膜脱落、坏死
临床	腹部包块、肠梗阻、肠瘘	病轻反复，经久不愈，可癌变	起病急，便血，休克	与长期滥用抗生素有关

第六节　病毒性肝炎

病毒性肝炎（viral hepatitis）是由一组肝炎病毒引起的以肝实质细胞变性、坏死为主要病变的一种常见传染病。

一、病因和传染途径

已证实引起病毒性肝炎的病毒有 HAV、HBV、HCV、HDV、HEV、HGV 六种肝炎病毒，每种病毒各有其致病和临床特点：

病毒类型	病毒特性	潜伏期	传染途径	转为慢性
HAV	单链 RNA 病毒	2～6 周	肠道	无
HBV	DNA 病毒	4～26 周	密切接触，输血、注射	5%～10%
HCV	单链 RNA 病毒	2～26 周	密切接触，输血、注射	70%以上
HDV	缺陷性 RNA 病毒	4～7 周	密切接触，输血、注射	同时感染 HBV 大于 80%
HEV	单链 RNA 病毒	2～8 周	肠道	无
HGV	单链 RNA 病毒	—	输血、注射	无

二、基本病理变化

(一) 肝细胞变性坏死

1. 肝细胞疏松化（水肿）——→气球样变——→溶解性坏死。
2. 嗜酸性变——→嗜酸性坏死。

①细胞水肿：肝细胞内水分增多，胞浆肿胀，呈半透明的疏网状，胞核形态正常

②嗜酸性变：细胞体积变小、散在于小叶内，胞浆嗜酸性增强，胞核染色较深

③嗜酸性坏死：以前称单个肝细胞的凝固性坏死，现在认为是细胞凋亡。由嗜酸性变进展而来

④溶解性坏死：形成点状坏死或灶性坏死、碎片状坏死等

按照肝细胞溶解坏死的范围和分布不同，可将溶解性坏死分为：

	特点	常见肝炎类型
点状坏死	肝小叶内单个或数个肝细胞坏死	急性普通型肝炎
碎片状坏死	发生在界板处的灶性坏死	慢性肝炎
桥接坏死	连接肝小叶中央静脉和汇管区或连接相邻的中央静脉的条带型坏死灶	中度和重度慢性肝炎
大片坏死	以中央静脉为中心的大范围坏死，坏死面积大于肝实质的 2/3 亚大片坏死：坏死面积小于肝实质的 50%	重型肝炎

(二) 炎症细胞浸润

见于汇管区、肝小叶坏死灶内。主要是淋巴细胞、单核细胞散在或灶状浸润。

(三) 细胞增生性变化

1. 肝细胞再生：再生的肝细胞体积较大，核大而染色较深，有时可见双核。

类型	原坏死灶特点	特点	对肝组织影响	常见肝炎类型
原位再生	坏死区小，点状坏死	网状支架未塌陷，肝细胞沿网状支架再生	小，可完全恢复原有的肝索结构	急性普通型肝炎
结节状再生	大灶状坏死	不规则结节状增生	大，失去原有小叶的结构和功能	重度慢性肝炎或亚急重型肝炎

2. 间叶细胞增生，分化成组织细胞，参与炎性浸润。

①Kupffer 细胞增生肥大，吞噬活动增强

②成纤维细胞增生，形成胶原纤维，逐步引起肝纤维化和肝硬化，见于慢性肝炎

3. 小胆管增生，在汇管区和坏死灶内可见小胆管增生。

(四) 其他改变

1. 淤胆：肝细胞胞浆内可见黄褐色胆色素颗粒，小胆管内可见黄褐色胆栓。

2. 毛玻璃样肝细胞：肝细胞体积大，胞浆内含均匀嗜酸性细颗粒状物，不透明似毛玻璃；

为光面内质网增生的表现；用免疫学方法证明其中含有大量乙肝表面抗原（HBsAg）。多见于 HBsAg 携带者和慢性肝炎。

三、临床病理类型

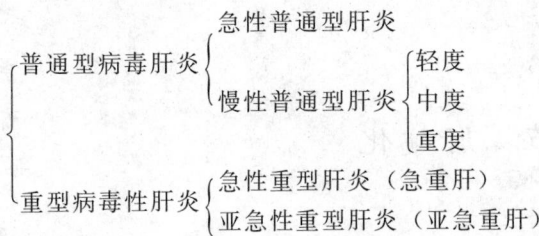

各型肝炎的临床病理特点

	病理特点	临床表现	结局
急性普通型肝炎	以肝细胞广泛水变性和气球样变为主，坏死范围小（点状坏死和嗜酸性坏死），散在分布于小叶内；肝窦受压变窄，肝小叶和汇管区正常结构的轮廓仍然存在；汇管区和坏死灶内有炎症细胞浸润；黄疸型肝炎有淤胆	肝大、肝区痛、黄疸，血清转氨酶增高	大多数痊愈，少数可变为慢性，极少数可变为急性重型肝炎
慢性普通型肝炎	1. 轻度慢性肝炎：以点状、小灶性坏死为主，汇管区轻度纤维化，肝小叶结构完整 2. 中度慢性肝炎：出现碎片状坏死及典型的桥接坏死，小叶内出现纤维组织增生，肝小叶结构大部分保存 3. 重度慢性肝炎：肝细胞重度碎片状坏死及大范围桥接坏死，坏死区肝细胞不规则再生，小叶内及汇管区增生的纤维组织互相连接形成分隔，小叶结构被破坏	根据病情发展程度临床表现不一致	病情相对稳定或持续发展演变成肝硬化，依据病毒复制状态及机体免疫反应状况而定
急性重型肝炎	肝细胞大片坏死，仅在小叶周边部残留少数变性的肝细胞；肝窦扩张充血，Kupffer 细胞增生肥大，吞噬活跃；小叶内和汇管区炎性浸润（较轻）；肝细胞再生不明显（病程短者）；肝小、轻、软、黄或红色（急性黄色或红色肝萎缩）	起病急，病情重，病程短	病死率高，多于发病后数日至 1 个月内死于肝衰竭，少数存活病例可演变为亚急性重型肝炎
亚急性重型肝炎	肝细胞亚大片坏死；增生活动显著：宽纤维间隔、肝细胞结节、小胆管数目增多；炎性浸润显著；肝小叶正常结构破坏殆尽；肝小、轻、黄，形状不规则，表面及切面可见小岛状的肝细胞再生结节	病程较急重肝稍长	死于肝功能不全或发展为坏死后肝硬化

第七节　酒精性肝病

酒精性肝病（alcoholic liver disease）为长期酗酒所致的慢性酒精中毒的主要表现，出现变性、坏死以及纤维化。慢性酒精中毒主要引起下述三种损伤：

1. 脂肪肝：为酒精中毒最常见的病变，脂肪变性累及 50％ 以上肝细胞。肝细胞浆内出现脂滴；肝大而软，色黄，有油腻感，临床常无症状，控制得当可以恢复。

2. 酒精性肝炎：肝细胞脂肪变＋灶状肝细胞坏死伴中性粒细胞浸润＋酒精透明小体（Mallory 小体）。

3. 酒精性肝硬化：为西方国家最常见的肝硬化类型。酒精性肝炎时肝细胞灶性坏死，引起纤维组织增生及静脉闭塞，纤维条索互相连接分割肝小叶形成假小叶，形成肝硬化。

发病机制

1. 还原型辅酶Ⅰ（NADH）/辅酶Ⅰ（NAD）比值增高 $\begin{cases} 三羧酸循环水平降低 \longrightarrow 脂肪肝 \\ 乳酸水平升高 \longrightarrow 肝细胞耗氧增多 \end{cases}$

2. 乙醛毒性作用：破坏肝细胞结构。
3. 自由基产生：损伤细胞膜。
4. 营养缺乏：促进酒精毒性作用。

第八节　肝硬化

一、概念

肝硬化（liver cirrhosis）是由于肝细胞弥漫性变性、坏死、纤维组织增生、肝细胞结节状再生这几种病变反复交错进行，致使肝变形、变硬的一种慢性常见肝疾病。晚期出现门静脉压力增高和肝功能障碍。

二、分类

国内分类（结合病因、病变　　　　国际分类（依据肉眼形态）
特点、临床表现）

门脉性肝硬化　　　　　　　　　大结节型
坏死后性肝硬化　　　　　　　　小结节型
胆汁性肝硬化　　　　　　　　　大小结节混合型
淤血性肝硬化　　　　　　　　　不完全分割型
寄生虫性肝硬化
色素性肝硬化

	门脉性肝硬化	坏死后性肝硬化	胆汁性肝硬化
病因	病毒性肝炎、慢性酒精中毒、营养不良、中毒	在肝实质大片坏死基础上形成，多见于亚急性重型肝炎以及重度慢性活动性肝炎（慢活肝）	肝外胆道阻塞
肉眼特点	早、中期肝体积正常或略增大，质硬，质量增加；后期肝体积减小、质量变轻；质硬、表面呈颗粒状；结节大小均匀，直径 0.1～0.5cm，结节间纤维间隔较窄且一致	肝体积变小，变硬，明显变形；左叶病变常尤显著，甚至完全萎缩。肝的表面和剖面均呈现结节性病变：结节较大，且大小不等，其直径多为 0.3～6cm；所有结节周围的纤维间隔较厚，且薄厚不均	肝可稍大，晚期轻度缩小，因重度淤胆而呈深绿色或绿褐色，中等硬度，表面平滑或显细小颗粒；肝切面上，可见宽窄不等的纤维组织束穿插走行
镜下特点	正常肝小叶结构被破坏，肝内纤维组织增生，假小叶形成，纤维间隔宽窄一致	假小叶大小不一，纤维间隔宽窄不一，假小叶内肝细胞变性坏死明显，间隔中淋巴细胞浸润、小胆管增生显著	肝细胞浆内淤胆，严重者引起肝细胞"羽毛状坏死"；毛细胆管淤胆、胆栓形成，胆汁外溢形成"胆汁湖"；汇管区胆管扩张、小胆管增生，纤维组织增生；肝小叶结构无明显改建

续表

	门脉性肝硬化	坏死后性肝硬化	胆汁性肝硬化
临床表现	**门静脉高压**：脾大、胃肠淤血、腹水、侧支循环开放 **肝功能障碍**：睾丸萎缩，男子乳腺发育，蜘蛛痣，黄疸，出血倾向，肝性脑病，血浆蛋白减少，血清/球蛋白比值下降、倒置	肝功能不全出现早，而门静脉高压出现晚	严重黄疸、皮肤瘙痒，门静脉高压不明显
结局	病程长，晚期发生肝衰竭	病程较短，肝功能障碍较明显；癌变率较高	病程长，癌变率很低

☞**轻松提示**

1. **假小叶**：肝硬化的组织学特征。由原有肝小叶被纤维组织分割后所形成的肝细胞团或肝细胞结节状再生而形成；假小叶中的肝细胞索排列紊乱，中央静脉缺如、偏位或有两个以上。

2. **门静脉高压**

形成机制 { 肝纤维化使肝静脉的分支小叶下静脉、中央静脉、肝窦受压
肝内血管网受破坏而减少
肝动脉与门静脉之间形成异常吻合支 }

门静脉压增高 {

　肝硬化腹水形成原因：
　　①门脉系统毛细血管流体静压升高
　　②白蛋白减少引起血浆胶体渗透压减低
　　③醛固酮、抗利尿激素水平升高，水钠潴留

　侧支循环开放：
　　①食管下段静脉丛曲张——→上消化道大出血（呕血），肝硬化患者常见死因
　　②直肠静脉丛曲张——→便血
　　③腹壁浅静脉丛曲张——→"海蛇头"

　胃肠淤血：胃肠静脉回流障碍——→局部水肿、缺氧——→食欲不振，消化不良、腹泻

　脾大：脾静脉回流障碍——→脾大——→脾功能亢进——→出血倾向

}

肝功能不全 {

　雌激素灭活不全——→睾丸萎缩、男子乳腺发育、蜘蛛痣

　胆色素代谢障碍——→黄疸

　凝血因子、纤维蛋白原合成减少——→出血倾向

　血浆蛋白减少——→血清/球蛋白比值下降、倒置

　肝性脑病（肝昏迷）——晚期肝衰竭引起的精神神经综合征

　原因 { ①氨中毒
②假性递质
③其他因素 }

　表现：性情行为改变，定时定向障碍，精神错乱，扑翼样震颤，嗜睡，谵妄，昏迷

}

第九节 肝代谢性疾病与循环障碍

一、肝代谢性疾病

	肝豆状核变性	含铁血黄素沉着症	糖原沉着症	类脂质沉积症	
				戈谢病	磷脂沉积症（尼曼-皮克病）
病因	13 号染色体隐性遗传	溶血及肝内出血的疾病	常染色体隐性遗传	常染色体隐性遗传	常染色体隐性遗传
肉眼观			肝颜色变淡，肿大，可达正常肝的3 倍以上	肝、脾大，脾大尤为明显	肝大
镜下观	肝病变：在肝细胞中可见有脂褐素、铜结合蛋白、铁等沉着。铜或铜结合蛋白，可由组织化学染色检出。早期见肝细胞线粒体基质中有大颗粒或晶体沉着。中枢神经系统可见壳核及苍白球变性，尾状核萎缩，大脑皮质及小脑变性等	含铁血黄素主要沉积于肝细胞内，Kupffer细胞内也有色素沉着，但较肝细胞轻。因输血引起者Kupffer细胞色素沉着则较明显	肝细胞明显肿大，胞浆淡染，呈疏松的颗粒状并有空亮区。冷冻切片，PAS 染色可见肝细胞内红色的糖原颗粒。对淀粉酶的消化反应稳定。后期多种类型可伴有肝纤维化或肝硬化	肝内聚集大量高度胀大的载脂巨噬细胞，有的胞浆呈泡沫状，有的胞浆出现红染条纹，后者排列成皱纹纸样外观，胞核小，圆形或椭圆形居于细胞中央，称为高雪细胞。这些细胞主要分布于小叶中央静脉附近的肝窦内和汇管区。偶见发生肝纤维化和肝硬化	肝窦内和汇管区有大量 Kupffer细胞和巨噬细胞聚集，细胞体积肿大，胞浆呈泡沫状，核小居中，称为 Pick 细胞。肝细胞内也可见有脂肪，主要为中性脂肪及胆固醇。电镜下见 Pick 细胞内充满多数年轮样层状排列的球形包涵体
临床表现	首先累及肝，待肝饱和后再沉积于中枢神经系统，故出现神经症状。铜也可蓄积于角膜，在角膜周围出现绿褐色环（Kayser-Fleischer 环）	溶血性贫血，肝纤维化，肝硬化	主要累及肝、心、肾及肌组织，有低血糖、酮尿及发育迟缓等表现	主要累及肝、脾、骨髓及淋巴结等单核巨噬细胞系统	主要累及肝、脾、骨髓及淋巴结等器官，在儿童也侵犯神经系统

☞**轻松提示** 血色素沉着病：是一种先天性铁代谢异常的全身性疾病。发病机制不明。肝病变为全身病变的一部分，表现为肝内重度含铁血黄素沉积，全肝呈铁锈色。后期伴有肝纤维化或肝硬化。

二、肝血管循环障碍

	门静脉阻塞	肝静脉阻塞
原因	肝、胰疾病引起门静脉的血栓或栓塞	先天性血管异常或局部静脉血栓
常见部位	肝内门静脉一支或多支	肝静脉至下腔静脉干； 肝内肝静脉小分支
病理变化	肝小叶中央淤血、出血；局部肝细胞萎缩、变性、坏死	肝淤血、肝细胞萎缩、变性、坏死； 肝出血、肝硬化
对人体影响	对机体无太大影响	慢性病例可发展为淤血性肝硬化

第十节 胆囊炎与胆石症

一、胆囊炎

胆囊炎（cholecystitis）是临床上一种常见的胆囊疾病，由细菌引起，多有胆汁淤积的基础。慢性胆囊炎往往与胆囊结石同时存在。

1. 病理分类

{ 急性胆囊炎：黏膜上皮变性、坏死，管壁中性粒细胞浸润

{ 慢性胆囊炎：黏膜萎缩，管壁淋巴细胞、单核细胞浸润，纤维化

2. 临床表现：右上腹持续性疼痛伴阵发性加剧，可向右肩胛部放射。多数患者有恶心、呕吐和发热，并有墨菲征阳性。

二、胆石症

胆石症（cholelithiasis）是指在胆道系统中，胆汁的某些成分在致病因素下析出，凝集而形成结石。

发生于各级胆管内的结石称胆管结石；发生于胆囊内的结石称为胆囊结石。两者统称为胆石症。

1. 病因和发病机制 { 胆汁理化性状的改变

{ 胆汁淤滞

{ 细菌感染

2. 胆石的类型

	胆固醇结石	胆色素性结石	混合性结石
主要成分	胆固醇为主	胆红素为主	胆固醇、胆色素和钙盐等间隔而成
形状	多呈椭圆形（单发者）或多面形（多发者），表面平滑，结节状，淡灰色，质硬	多为泥沙样，质软而脆；有的如沙粒，色棕黑或棕红	胆固醇、胆色素和钙盐等间隔而成外形不一，为多面形颗粒，表面光滑，边缘钝圆，呈深绿或棕色，切面呈环层状
X线表现	平片上不显影	平片上多不显影	平片上有时显影

第十一节　胰腺炎

因胰蛋白酶的自身消化作用而引起的炎症性疾病。

一、急性胰腺炎

1. 病因
   - ①胆道疾病
   - ②胰管梗死
   - ③十二指肠乳头邻近部病变
   - ④酗酒和暴饮暴食
   - ⑤手术与损伤
   - ⑥其他

2. 病理类型及特点

(1) 急性水肿性/间质型：较多见。病变可累及部分或整个胰腺，尾部多见。胰腺肿大变硬。镜检：间质充血、水肿、炎症细胞浸润，可见局部脂肪坏死，但无出血。

(2) 急性出血坏死型：胰腺肿大质软，暗红色，表面无光泽。胰腺、大网膜、肠系膜处可见钙皂或小灶状脂肪坏死。镜检：胰腺组织发生大片凝固性坏死及脂肪组织坏死；血管坏死出血。

3. 临床病理联系

(1) 休克
   - 胰液外溢──→刺激腹膜──→疼痛性休克
   - 出血，呕吐──→体液丢失，电解质紊乱──→休克
   - 组织坏死，蛋白质分解──→中毒性休克

(2) 腹膜炎：胰液外溢刺激腹膜，导致剧烈腹痛并向背部放射。

(3) 酶的改变：胰液外溢导致淀粉酶和脂酶吸收入血并从尿排出。因此检测血、尿中淀粉酶和脂酶的含量是确诊急性胰腺炎的重要生化指标。

(4) 血清离子改变：患者血清中钙、钾、钠离子水平下降。

二、慢性胰腺炎

由急性胰腺炎反复发作，迁延而来。

- 肉眼观：胰管扩张。胰腺内可见灶性坏死，假性囊肿形成
- 镜下观：胰腺组织内纤维化，腺泡和胰腺组织萎缩、消失，间质慢性炎症细胞浸润

第十二节　消化系统常见肿瘤

一、食管癌、胃癌及大肠癌

	食管癌	胃癌	大肠癌
病因	亚硝基化合物	熏烤食物、亚硝酸盐、幽门螺旋杆菌	高营养而少纤维饮食、遗传因素等
好发年龄	40岁以上	40～60岁	30～60岁
男女发病情况	男性好发	男多于女	女多于男

续表

		食管癌	胃癌	大肠癌
好发部位		食管中段（60%）＞下段（30%）＞上段（5%）	胃窦部近小弯侧	直肠（50%）＞乙状结肠
肉眼特点	早期	黏膜轻度糜烂，表面颗粒或微小乳头状	黏膜扁平或稍隆起或溃疡周边糜烂	癌变仅限于黏膜层。称为上皮内瘤变或黏膜内瘤变
	中晚期	出现吞咽困难，可分为髓质型、蕈伞型、溃疡型、缩窄型	癌组织浸润生长，可分为息肉型、溃疡型、浸润型	癌组织浸润生长，可分为隆起型、溃疡型、浸润型、胶样型
组织学类型		90%以上为鳞状细胞癌。腺癌次之。偶见小细胞癌和腺棘皮癌	腺癌最常见，鳞癌次之	腺癌最常见，其次为未分化癌、腺鳞癌、鳞癌
淋巴道转移		上→颈部、上纵隔淋巴结 中→食管旁、肺门淋巴结 下→食管旁、贲门、腹腔淋巴结	小弯侧冠状静脉旁淋巴结→腹主动脉旁淋巴结→肝门淋巴结→肝内 幽门下淋巴结→肠系膜根部淋巴结→纵隔淋巴结 大弯侧淋巴结→大网膜淋巴结 晚期：胸导管→左锁骨上淋巴结	先转移至癌所在部位引流淋巴结，然后远处转移
血道转移		肝、肺	肝、肺、脑、骨	肝、肺、脑

☞**轻松提示**　　　　　　**良、恶性溃疡的鉴别**

	良性溃疡（溃疡病）	恶性溃疡（溃疡型癌）
外形	圆形或椭圆形	不规则形
大小	直径小于 2cm	直径大于 2cm
边缘	整齐，不隆起	不整齐，隆起
底部	较平坦	凹凸不平、坏死出血
周围黏膜	皱襞呈放射状	皱襞中断，呈结节状肥厚
深度	较深	较浅

胃癌的组织发生 { 1. 胃癌的细胞来源：胃腺颈部和胃小凹底部的干细胞
2. 肠上皮化生：尤其是大肠型上皮化生
3. 非典型增生：尤其是重度非典型增生

二、原发性肝癌

原发性肝癌（primary carcinoma of liver）是起源于肝细胞或肝内胆管上皮细胞的恶性肿瘤，简称肝癌。

病理改变 ┤

肉眼类型 ┤
- 早期肝癌（小肝癌）：瘤体直径＜3cm，或两个癌结节合计最大直径＜3cm
- 中晚期肝癌：肝体积明显肿大可达 2000g 以上。可分为三型：
  1. 巨块型：直径常＞15cm，多位于右叶。周围常有卫星结节
  2. 多结节型：最常见。瘤结节数目多，散在分布，也可互相融合。常合并严重的肝硬化
  3. 弥漫型：少见。癌组织在肝内弥漫分布，无明显的结节形成

组织学类型 ┤
1. 肝细胞癌：最常见。癌细胞大，胞浆丰富，嗜酸性，核大深染、有异型。分化高者与肝细胞相似。癌细胞常呈梁状、片状排列，癌巢间为血窦——结构似肝索、窦。癌细胞可有胆汁分泌——保留部分肝细胞功能
2. 胆管细胞癌：结构上为管状腺癌或单纯癌，较少合并肝硬化
3. 混合细胞型肝癌：具有上述两种结构，罕见

三、胰腺癌

胰腺癌是我国人口死亡的十大恶性肿瘤之一，在我国占恶性肿瘤的 1%。患病年龄多在 41～70 岁，预后差。

1. 病理变化 ┤
- 发生部位：胰头部位最多见，体部次之，尾部更少
- 肉眼观：肿瘤多向胰腺表面隆起，形成结节、色灰白、界限不清；切面灰白、质硬，少数呈胶冻状、乳头状或囊状，较软，若有出血坏死则亦可变软
- 镜下观：按其组织形态可分为腺癌、腺鳞癌、黏液腺癌、囊腺癌及乳头状囊腺癌、巨细胞癌、腺泡细胞癌及未分化癌等

2. 临床病理联系 ┤
- 腹痛：位于上腹部、脐周或右上腹，刀绞样痛，向腰背部放射
- 无痛性黄疸：进行性加深，伴有皮肤瘙痒
- 体重减轻，晚期伴有腹水、恶病质

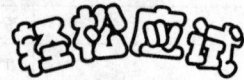

一、名词解释

1. 肠上皮化生（intestinal metaplasia）
2. 复合性溃疡（complexity ulcer）
3. 阑尾黏液囊肿（mucocele）
4. 早期食管癌（early esophageal carcinoma）
5. Barrett 食管腺癌（Barrett esophageal adenocarcinoma）
6. 早期胃癌（early gastric carcinoma）
7. 进展期胃癌（advanced gastric carcinoma）
8. 革囊胃（linitis plastica）
9. 克鲁根勃瘤（Krukenberg tumor）
10. 病毒性肝炎（viral hepatitis）
11. 肝细胞气球样变性（ballooning degenera-

tion）
12. 嗜酸性小体（acidophilic body）
13. 肝细胞溶解性坏死（lytic necrosis）
14. 肝细胞点状坏死（spotty necrosis）
15. 肝细胞碎片状坏死（piecemeal necrosis）
16. 肝细胞桥接坏死（bridging necrosis）
17. 毛玻璃样肝细胞（frosted glass hepatocyte）
18. 急性黄色肝萎缩（acute yellow atrophy, hepatatrophia）
19. 肝肾综合征（hepatorenal syndrome）
20. 肝硬化（liver cirrhosis）

21. 假小叶（pseudoloculus）
22. 肝性脑病（hepatic encephalopathy）
23. 羽毛状坏死（plumelike necrosis）
24. 海蛇头（caput medusae）
25. 早期肝癌（early carcinoma of the liver）

二、选择题

【A 型题】

1. 下述关于各型肝炎细胞坏死程度的描述中，哪项是**错误**的
   A. 轻度慢性肝炎——碎片状坏死
   B. 急性重型肝炎——大片状坏死
   C. 重度慢性肝炎——灶状坏死
   D. 急性普通型肝炎——点状坏死
   E. 亚急性重型肝炎——灶状及桥状坏死

2. 早期大肠癌是
   A. 局限于黏膜层及黏膜下层的癌
   B. 侵及黏膜下层的癌
   C. 侵及浅肌层的癌
   D. 无淋巴结转移的癌
   E. 直径小于 2cm 的癌

3. 我国门脉性肝硬化最常见的原因是
   A. 慢性酒精中毒
   B. 营养不良
   C. 胆道阻塞
   D. 血吸虫病
   E. 病毒性肝炎

4. 胰腺癌的临床改变，应**除外**
   A. 逐渐加重的黄疸
   B. 腹腔积液
   C. 碱性磷酸酶升高
   D. 疼痛
   E. 脾大

5. 慢性肝炎时出现的毛玻璃样肝细胞，在电镜下的主要变化是
   A. 光面内质网大量增生
   B. 粗面内质网大量增生
   C. 线粒体大量增生
   D. 高尔基器肥大增生
   E. 溶酶体数目增多

6. 关于食管癌的描述中，哪项是**错误**的
   A. 食管上段最常见
   B. 鳞状细胞癌多见

   C. 可见原位癌
   D. 亚硝胺与食管癌发生有关
   E. 可以多灶发生

7. 慢性萎缩性胃炎最具特征的病理变化是
   A. 黏膜变薄、腺体减少
   B. 假幽门腺化生
   C. 肠上皮化生
   D. 腺体异型增生
   E. 胃酸减少

8. 最常引起肝硬化的肝炎类型是
   A. 急性重型肝炎
   B. 亚急性重型肝炎
   C. 亚急性重型肝炎和慢性肝炎
   D. 慢性肝炎
   E. 急性重型肝炎和慢性肝炎

9. 下列哪一项有关早期食管癌的叙述是**不正确**的
   A. 常无明显临床症状
   B. 可以是黏膜内癌
   C. 可以是黏膜下癌
   D. 可以是原位癌
   E. 可以侵及浅肌层

10. 导致肝硬化的 DNA 病毒是
    A. HAV
    B. HBV
    C. HCV
    D. HDV
    E. HEV

11. 下述有关假小叶的描述中，哪项**不正确**
    A. 体积大小不等
    B. 肝细胞索排列紊乱
    C. 中央静脉偏位或缺如
    D. 可见汇管区
    E. 肝细胞异型性显著

12. 关于大肠癌的描述，下列哪项是正确的
    A. 盲肠癌最多见
    B. 类癌由腺瘤癌变而来

C. 少数癌瘤产生 CEA

D. Dukes D 期有远隔器官转移

E. 未分化癌多见

13. 下述哪项支持胃的恶性溃疡

    A. 溃疡呈圆形、椭圆形

    B. 边缘整齐，不隆起

    C. 底部较平坦

    D. 火山口状，底部凹凸不平

    E. 皱襞向溃疡集中

14. 下述哪项支持门脉性肝硬化

    A. 结节大小相仿，纤维分隔薄而均匀

    B. 结节大小不等，纤维分隔厚薄不均

    C. 肝呈细颗粒状，深绿色

    D. 树枝状纤维组织将肝分割为粗大结节

    E. 肝内散在多个大结节

15. 下述病变中，与大肠癌关系**不密切**的是

    A. 家族性腺瘤性息肉病

    B. 绒毛状腺瘤

    C. 管状腺瘤

    D. 溃疡性结肠炎

    E. 增生性息肉

16. 肝硬化的特征性病变是

    A. 肝细胞增生

    B. 小胆管增生

    C. 纤维组织增生

    D. 肝细胞坏死

    E. 假小叶形成

17. 无淋巴结转移的癌是

    A. 早期食管癌

    B. 早期胃癌

    C. 早期大肠癌

    D. 肺鳞癌

    E. 胰腺癌

18. 肝细胞点状坏死的特点是

    A. 肝细胞核碎裂为小点状的坏死

    B. 破坏界板的坏死

    C. 形成嗜酸性小体

    D. 坏死灶仅累及几个肝细胞

    E. 伴有严重脂肪变性的坏死

【X 型题】

1. 下列哪些因素与肝细胞癌发生关系密切

    A. 黄曲霉污染的食物

    B. 坏死后肝硬化

    C. 华支睾吸虫感染

    D. 肝细胞不典型增生

2. 下述哪些疾病可发生穿孔

    A. 伤寒

    B. 胃癌

    C. 细菌性痢疾

    D. 十二指肠溃疡

3. 肝硬化的病理组织学变化有

    A. 假小叶形成

    B. 纤维组织增生

    C. 肝细胞弥漫大片坏死

    D. 淋巴细胞浸润

4. 病毒性肝炎中常见的肝细胞变化有

    A. 胞浆疏松化

    B. 气球样变

    C. 嗜酸性坏死

    D. 溶解坏死

5. 早期食管癌包括

    A. 原位癌

    B. 黏膜内癌

    C. 黏膜下癌

    D. 浸润肌层的癌

6. 肝硬化时，门静脉高压形成的原因有

    A. 小叶下静脉受压

    B. 肝动脉与门静脉异常吻合支形成

    C. 中央静脉及肝静脉窦受压

    D. 肝静脉阻塞

7. 下述有关肝细胞癌的描述，哪些是正确的

    A. 常经血道转移

    B. 常与周围肝组织分界明显

    C. 可呈腺管样结构

    D. 可呈团块状结构

8. 急性重型肝炎的病理特点是

    A. 肝细胞点状坏死

    B. 肝体积明显缩小

    C. 肝质地柔软，呈黄色或红褐色

    D. 肝细胞再生不明显

9. 早期胃癌包括

    A. 黏膜内癌

    B. 黏膜下癌伴淋巴结转移

C. 侵及肌层的癌

D. 侵及浆膜层的癌

10. 大肠癌的癌前病变有

    A. 大肠腺瘤性息肉

    B. 家族性息肉病

    C. 溃疡性结肠炎

    D. 绒毛状腺瘤

11. 在大肠癌发生发展中，起重要作用的基因有

    A. Ret

    B. Ras

    C. APC

D. p53

12. 原发性肝癌的组织学类型有

    A. 鳞癌

    B. 胆管细胞癌

    C. 混合性肝癌

    D. 肝细胞癌

13. 与胃癌发生有关的疾病或病变有

    A. 萎缩性胃炎

    B. 胃溃疡

    C. 黏膜上皮非典型增生

    D. 黏膜肠上皮化生

三、问答题

1. 简述易引起上消化道出血的消化系统疾病（举两例说明）。

2. 简述能引起急性腹膜炎的疾病（举两例说明）。

3. 简述急性胰腺炎的组织学类型及各型主要病变特点。

4. 简述大肠癌的 Ducks 分期及预后。

5. 请叙述溃疡病的好发部位，肉眼及镜下病变特点。溃疡病患者经久不愈和产生疼痛的原因分别是什么？

6. 论述病毒性肝炎的临床病理类型及各型的主要病变特点。

7. 论述门静脉高压时形成的主要侧支循环及其并发症。

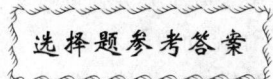

A 型题：

1. C   2. A   3. E   4. C   5. A   6. A   7. A   8. C   9. E   10. B

11. E   12. D   13. D   14. A   15. E   16. E   17. A   18. D

X 型题：

1. ABCD   2. ABD   3. ABD   4. ABCD   5. ABC   6. ABC   7. ACD   8. BCD

9. AB   10. ABCD   11. BCD   12. BCD   13. ABCD

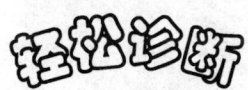

病历摘要

    患者，男性，52 岁，农民。上午劳动时突然自觉心慌气短。在旁人扶助下卧倒休息，随之面色苍白，大汗淋漓，伴呕吐。半小时后大小便失禁、丧失意识，无肢体抽搐，就近送我院抢救。

    体检：体温 38.7℃，心率 150 次/分，血压 16/11kPa；头颅 CT 未见异常，腹部 B 超示肝实质回声普遍增强，光点分布不均呈颗粒状。经对症治疗后效果不佳。当日，上午出现呕吐，呕出物为咖啡色；中午发现球结膜出血，夜间解血样便约 300ml。

实验室检查：肝炎血清学检查：HBsAg（＋）、抗HBs（－）、HBeAg（＋）、抗HBe（－）、抗HBc（－），血小板$50×10^9$/L，凝血酶原时间22s；血清学检查：谷草转氨酶1423U/L，谷丙转氨酶8645U/L，血清总胆红素49.4μmol/L，结合胆红素11.2μmol/L。入院第2日患者全身皮肤出现黄染。血压11/7.5kPa，24h尿量200ml。入院第3日患者全身皮肤高度黄染，呼吸浅快，双上肺可闻及哮鸣音，双肺底闻及湿性啰音，腹部膨隆，腹水征（＋）。急查肝功：谷草转氨酶4283U/L，谷丙转氨酶57692U/L，血清总胆红素251.3μmol/L，结合胆红素178.3μmol/L。入院第4日凌晨5时，患者呕吐咖啡色液体200ml，眼球固定、瞳孔对光反射、角膜反射消失，经抢救无效于6时死亡。

讨论题

试分析本病例患者的临床诊断及直接死亡原因是什么？

病例分析

1. 诊断：急性重症肝炎

 　　肝硬化

2. 直接死亡原因：肝肾综合征

 　　　肝性脑病

本例患者起病急，于发病后4日内死亡，临床表现为进行性黄疸加重、意识渐丧失、昏迷；尿量减少，便血、呕血、出血倾向；入院后实验室检查胆红素、谷草转氨酶、谷丙转氨酶急剧升高，提示肝细胞损害程度大且进展快；血清学检查：HBsAg（＋）、抗HBs（－）、HBeAg（＋）、抗HBe（－）、抗HBc（－），提示肝炎病毒感染；B超显示肝实质回声普遍增强，光点分布不均呈颗粒状，提示肝结节性硬化。综上所述，诊断为肝硬化、急性重症肝炎。

肝炎病毒在一定的条件下引起肝发生严重的免疫性损害，这是重症肝炎发病机制的主要环节。肝细胞严重变性和大量坏死导致患者发生暴发性肝衰竭，即严重肝病后出现肝性脑病。这是一个致死性的综合征，包括脑水肿、血流动力学不稳定、肾衰竭、出血倾向、电解质代谢紊乱等。肝损害后，大量有毒代谢物聚集在机体内不能由肝代谢、转化排出体外，引起内毒素血症。而肝细胞坏死又加重了有毒代谢物在体内的聚集，其最重要的后果就是造成肝性脑病。

肝肾综合征常伴发于急性重型肝炎，同时出现黄疸、腹水和肝性脑病。肝肾综合征原因不明，但胆红素代谢障碍、循环血量不足造成的微循环障碍可能是造成肝肾综合征的重要原因。

（王　苗）

第 10 章 淋巴造血系统疾病

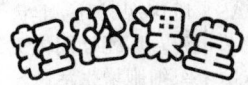

第一节 淋巴结良性增生

淋巴造血组织 $\begin{cases} 髓样组织：骨髓、血液中各种血细胞 \\ 淋巴样组织：胸腺、脾、淋巴结、淋巴组织 \end{cases}$

一、淋巴结反应性增生

各种损伤和刺激常引起淋巴结内的淋巴细胞和组织细胞反应性增生，使淋巴结肿大，称为淋巴结反应性增生。因病理变化缺乏特异性，又称非特异性淋巴结炎。

1. 急性非特异性淋巴结炎：肿大的淋巴结可局限于引流感染灶的一组，也可累及全身淋巴结。

病理变化 $\begin{cases} 大体：可见淋巴结肿胀，切面灰红色 \\ 镜下：生发中心扩大，淋巴滤泡增多，滤泡大小形状不一，界限明显。化脓性感\\ \quad\quad 染，在滤泡和淋巴窦内可见中性粒细胞浸润，甚至出现脓肿，脓肿破溃，\\ \quad\quad 穿透皮肤形成窦道 \end{cases}$

2. 慢性非特异性淋巴结炎：根据病原体不同，淋巴结出现如下三种病理变化的一种即可诊断：淋巴滤泡增生、副皮质区淋巴增生、窦组织细胞增生。

①淋巴滤泡增生：淋巴结结构保存，生发中心之间有正常的淋巴组织；淋巴结大小不一，形态不同；可见不同分化阶段的淋巴细胞混杂；有吞噬现象，核分裂现象仅位于生发中心。以此区别于淋巴瘤。滤泡增生可见于类风湿关节炎和 HIV 感染早期

②副皮质区淋巴增生：是 T 细胞区的反应性增生，生发中心变小。常见于病毒感染、天花疫苗接种后、药物诱发的免疫反应等

③窦组织细胞增生：窦腔扩张，窦组织细胞增生和内皮细胞肥大

二、淋巴结的特殊感染

是指由特殊病原微生物引起的淋巴结改变。

	结核性淋巴结炎	淋巴结真菌感染	组织细胞坏死性淋巴结炎	猫抓病	传染性单核细胞增多症
病因	结核分枝杆菌	真菌	病因不明，可能与病毒感染有关	立克次体	嗜B淋巴细胞的EB病毒
病理变化	结核性肉芽肿	曲菌感染可见化脓性炎及脓肿形成。PAS染色可显示曲菌菌丝；而在新型隐球菌感染则为肉芽肿性炎。黏液卡红染色在异物型多核巨细胞胞浆内可见到有厚荚膜的菌体	淋巴结被膜下或副皮质区见大量灶状坏死，坏死灶周围见组织细胞增生活跃	上皮样细胞形成肉芽肿，中心为中性粒细胞聚集，外周有类上皮细胞增生，无朗格汉斯巨细胞	淋巴组织的良性增生。淋巴结肿大。肝、脾、心肌、肾、肾上腺、肺、中枢神经系统均可受累，主要为异常的多形性淋巴细胞浸润
临床表现	淋巴结肿大，可破溃	发热，淋巴结肿大，多伴有其他脏器真菌感染症状	颈部淋巴结肿大，轻微疼痛，发热	腋下、颈部淋巴结肿大	发热，咽痛，淋巴结肿大，外周血淋巴细胞增多并出现异常淋巴细胞

第二节　淋巴组织肿瘤

淋巴组织肿瘤是指来源于淋巴细胞及其前体细胞的恶性肿瘤，包括淋巴瘤、淋巴细胞白血病、毛细胞白血病和浆细胞肿瘤等。

恶性淋巴瘤：是指原发于淋巴结和结外淋巴组织的淋巴细胞及其前体细胞的恶性肿瘤，简称淋巴瘤。

一、淋巴组织肿瘤分类

传统分类 { 霍奇金淋巴瘤（Hodgkin lymphoma，HL）
非霍奇金淋巴瘤（non-Hodgkin lymphoma，NHL） { B 细胞肿瘤
T/NK 细胞肿瘤

WHO 关于淋巴组织肿瘤的分类

前体淋巴细胞肿瘤	成熟 T/NK 细胞淋巴瘤
B 淋巴母细胞白血病/淋巴瘤，非特殊类型	T 细胞幼淋巴细胞白血病
B 淋巴母细胞白血病/淋巴瘤伴重现性遗传学异常	侵袭性 NK 细胞白血病
T 淋巴母细胞白血病/淋巴瘤	成人 T 细胞白血病/淋巴瘤
成熟 B 细胞肿瘤	结外 NK/T 细胞淋巴瘤，鼻型
慢性淋巴细胞白血病（CLL）/小淋巴细胞淋巴瘤	皮下脂膜炎样 T 细胞淋巴瘤
B 细胞幼淋巴细胞白血病	蕈样肉芽肿（蕈样霉菌病）/Sezary 综合征
脾边缘区淋巴瘤	外周 T 细胞淋巴瘤，非特殊类型
毛细胞白血病	血管免疫母细胞 T 细胞淋巴瘤
淋巴浆细胞淋巴瘤	ALK 阳性间变性大细胞淋巴瘤

续表

成熟 B 细胞肿瘤	成熟 T/NK 细胞淋巴瘤
浆细胞肿瘤	ALK 阴性间变性大细胞淋巴瘤
结外黏膜相关淋巴组织边缘带 B 细胞淋巴瘤	**霍奇金淋巴瘤**
淋巴结内边缘区淋巴瘤	结节性淋巴细胞为主淋巴瘤
滤泡性淋巴瘤	经典霍奇金淋巴瘤
套细胞淋巴瘤	结节硬化型
弥漫性大 B 细胞淋巴瘤，非特殊类型	富于淋巴细胞型
浆母细胞淋巴瘤	混合细胞型
Burkitt 淋巴瘤	淋巴细胞减少型

ALK：间变性淋巴瘤激酶

☞**轻松提示**

1. 对淋巴瘤分类需掌握的一些原则

①80％～85％的淋巴瘤为 B 细胞起源，其余为 T 细胞起源，NK 细胞起源的较少

②B 细胞起源的淋巴瘤临床上主要为两种：滤泡性淋巴瘤和弥漫性大 B 细胞淋巴瘤。镜下特点为正常淋巴结构消失，结构破坏

③淋巴样肿瘤易出现继发性感染和自身免疫病；先天或获得性免疫缺陷病患者常继发淋巴瘤

④各种淋巴样肿瘤都是由一个细胞发生恶性转化而来，因此是单克隆性。不同亚型的淋巴瘤都可以分别在其正常 T 细胞或 B 细胞的不同分化阶段找到对应体，因而具有不同的免疫表型

⑤NHL 发现后需进行全身化疗，而某一部位的 HL 在早期可通过局部治疗而治愈

2. 淋巴造血系统肿瘤诊断常用免疫学标记物

T 细胞及其肿瘤标记物：CD2、CD3、CD4、CD7、CD8

B 细胞及其肿瘤标记物：CD10、CD19、CD20

NK 细胞及其肿瘤标记物：CD16、CD56

淋巴母细胞及其肿瘤标记物：TdT

髓样细胞肿瘤：CD13、CD14、CD15、CD64

二、霍奇金淋巴瘤

是一个独特的淋巴瘤类型，其发生与 EB 病毒感染有关。

（一）病理变化

好发部位：颈部和锁骨上淋巴结

肉眼观特点：淋巴结肿大，后期互相融合成巨大肿块，切面灰白色、鱼肉状、可见坏死灶

组织学特点：
- 淋巴结结构破坏
- 肿瘤细胞增生
- 反应性非肿瘤细胞增生

肿瘤细胞
1. Reed-Sternberg（R-S）细胞：是一种双核或分叶核瘤巨细胞。特点：细胞大，胞浆丰富，核大，双核或分叶核，核仁粗、红染、核仁周围有一透明晕，以双核并列对称的"镜影"细胞最具有诊断价值
2. 陷窝细胞（lacunar cell）：细胞体积大，胞浆丰富，淡而透亮，核大呈分叶状，常有多个小核仁。在常规切片中，胞浆收缩与周围细胞之间形成透明的空隙，好似细胞位于陷窝内。主要见于结节硬化型
3. "爆米花"细胞（LP细胞）：细胞核多分叶状、皱折、核空、核仁小，胞浆淡染。主要见于淋巴细胞为主型
4. 多核瘤巨细胞：瘤细胞体积大、形态不规则、染色质粗、可见大而嗜酸性的包涵体样核仁，核分裂象多

反应性非肿瘤细胞：淋巴细胞，组织细胞，浆细胞，嗜酸性粒细胞，中性粒细胞。

（二）组织类型

1. 经典型霍奇金淋巴瘤
   ① 结节硬化型
   ② 混合细胞型
   ③ 淋巴细胞减少型
   ④ 富于淋巴细胞型
2. 结节性淋巴细胞为主型霍奇金淋巴瘤

各型霍奇金淋巴瘤的特点

		病理学特点及预后
结节性淋巴细胞为主型		1. 肿瘤呈结节状分布 2. 爆米花细胞，典型 R-S 细胞很少或缺乏 3. 小淋巴细胞
经典型	结节硬化型	1. 青年妇女多见，常有颈部、锁骨上和纵隔肿块，预后好 2. 肿瘤细胞为陷窝细胞 3. 纤维间隔将病变分成结节状
	混合细胞型	1. 多见于老年人，预后好 2. 大量典型 R-S 细胞 3. 反应性炎症细胞多而杂，有少量纤维增生，但不形成纤维束
	淋巴细胞减少型	1. 老年人多见，进展快，易全身化，预后差 2. 弥漫纤维化型：R-S 细胞和变异型 R-S 细胞均较多，纤维组织增生，细胞成分明显减少，常有坏死 3. 网状细胞型：变异型 R-S 细胞较多，细胞丰富
	富于淋巴细胞型	1. 大量反应性淋巴细胞，其他炎症细胞少，无纤维化 2. 爆米花细胞多，典型 R-S 细胞少 3. 为 B 细胞起源肿瘤，预后好

（三）霍奇金淋巴瘤分期

分期	病变分布
Ⅰ 期	病变局限于一组淋巴结或病变局限于一个结外器官或组织
Ⅱ 期	病变局限于膈肌同侧的两组或两组以上的淋巴结，或上述病变直接蔓延至一个结外器官
Ⅲ 期	累及膈肌两侧的淋巴结或再累及一个结外器官或部位
Ⅳ 期	弥漫或播散性累及一个或多个结外器官

三、非霍奇金淋巴瘤

病名	病理改变	免疫表型和细胞遗传学	临床表现及预后
弥漫性大 B 细胞淋巴瘤	异质性的大细胞弥漫浸润，细胞形态多样，类似中心母细胞，免疫母细胞，间变大细胞或浆母细胞	CD19、CD20 和 CD79α（＋），大部分表达 Ig，TdT（－）。有 3 号染色体上的 Bcl-6 基因突变 分型：生发中心 B 细胞来源和生发中心外活化 B 细胞来源	老年男性多见，淋巴结迅速长大，或结外组织的肿块。骨髓受累少见。加强联合化疗的完全缓解率可达 60%～80%，有 50% 的患者可以治愈
滤泡性淋巴瘤	肿瘤细胞呈结节状生长，肿瘤性滤泡由中心细胞和中心母细胞以不同比例混合组成。在大多数滤泡型淋巴瘤，中心细胞占绝大多数。随着病程的进展，中心母细胞数量增多，生长方式从滤泡型发展成弥漫型，提示肿瘤的侵袭性增加	CD19（＋），CD20（＋），CD10（＋）和 Bcl-2（＋）。 注：正常生发中心 Bcl-2 表达阴性	局部或全身无痛性多个淋巴结肿大，以腹股沟淋巴结受累为常见。骨髓累及占 30%～50%。本型淋巴瘤属低恶性，预后较好，五年存活率超过 70%。但是 30%～50% 的患者可以转化为更加侵袭性的弥漫性大细胞性 B 细胞淋巴瘤
黏膜相关淋巴组织淋巴瘤	由多少不等的反应性淋巴滤泡和滤泡周围弥漫浸润的 B 淋巴（肿瘤）细胞构成；主要为中心细胞样细胞和单核细胞样 B 细胞；瘤细胞浸润腺上皮组织，导致腺上皮嗜酸性变或破坏，形成"淋巴上皮病变"的组织学特征；常见浆细胞分化；瘤细胞也可侵入生发中心形成滤泡内植入	表达 B 淋巴细胞的相关抗原：IgA、IgM（＋），IgD（－），CD19（＋），CD20（＋），CD22（＋），CD79α（＋），CD22（＋），CD5（－），CD10（－），CD23（－），CyclinD1（－）	发病中位年龄 60 岁，男女比例为 1.5∶1。临床上主要表现为非特异性消化道症状，如上腹痛、纳差、消化不良等，常伴有贫血、消瘦。其次为眼附属器、皮肤、甲状腺、肺、涎腺、乳腺。本病预后良好，多在后期才发生转移
前体 B 细胞和 T 细胞淋巴瘤	淋巴结的正常结构被肿瘤性淋巴母细胞取代，肿瘤细胞浸润包膜和结外软组织。瘤细胞体积小，淋巴细胞略大，胞质少，染色质细腻呈点彩状，不见核仁或不清	多数病例表达 CD10；B 细胞 CD19（＋），T 细胞 CD2（＋）；95% 前 B 和 T 细胞淋巴母细胞白血病/淋巴瘤 TdT（＋） 约 90% 淋巴母细胞白血病/淋巴瘤有染色体数目异常	好发青少年。贫血，易受感染，出血；瘤细胞侵犯骨膜，出现骨痛；全身淋巴结、肝、脾大；侵犯中枢神经系统，出现头痛、呕吐、神经麻痹。WBC 升高，外周血和骨髓可见淋巴母细胞，比例高。血小板少于 $100\,000/\mu l$
慢性淋巴细胞白血病/小淋巴细胞淋巴瘤	淋巴结肿大，结构破坏，假滤泡形成，病变以小淋巴细胞为主，在骨髓和外周血涂片中，CLL 是小淋巴细胞，染色质呈块状，胞浆淡染，透亮到稍嗜碱性。核仁不明显或没有核仁	表达所有 B 细胞标记，如 CD19、CD20、CD23。也表达 IgM、IgD 轻链 κ、λ。肿瘤细胞也表达 CD5 约 50% 的患者有核型异常。13q12-14 缺失，12q 三体型，11q、17q 缺失	老年男性多发。乏力、腹胀厌食、体重减轻；全身淋巴细胞肿大，质软，互不粘连；肝、脾大；白细胞增多，达（20～600）×10⁹/L，其中 95% 为成熟小淋巴细胞。疾病后期，骨髓广泛受浸润可发生贫血和血小板减少
Burkitt 淋巴瘤	肿瘤细胞弥漫性生长，中等大小，形态单一。核圆形或卵圆形，有 2～5 个大核仁，分裂象多。瘤细胞间有散在的巨噬细胞吞噬核碎片，形成所谓满天星图像	起源于相对成熟的 B 细胞，表达 IgM 和 CD19、CD10、CD79α；Ki-67（＋） 与第 8 号染色体上的 c-myc 基因转位有关，最常见的是 t（8；14），还可发生 t（2；8）或 t（8；22）	多见于儿童和青年人，常发生于颌骨、颅骨、面骨、腹腔器官和中枢神经系统，形成巨大的包块。一般不累及周围淋巴结，白血病象少见。对于大剂量化疗反应好，部分患者可治愈

续表

病名	病理改变	免疫表型和细胞遗传学	临床表现及预后
浆细胞肿瘤	大体：肿瘤区骨髓破坏、质软，胶冻状、鱼肉状伴出血 镜下：肿瘤细胞类似浆细胞	肿瘤细胞表达 CD138、CD38 和 CD79α，不表达 CD19、CD20。常有染色体结构和数量的异常 患者血和尿中存在 M 成分，血清蛋白电泳呈现单一峰值或条带。大多数患者存在低 γ 球蛋白血症；血清中可查到本-周蛋白	全身骨髓均可受累，形成瘤块及骨溶解性改变。患者出现贫血、白细胞、血小板减少，最终导致继发性感染和肾衰竭。发病高峰为 50～60 岁，中位生存期 2～4 年。对化疗效果不好，预后不佳
外周 T 细胞淋巴瘤，非特殊类型	淋巴结结构破坏，瘤细胞常在副皮质区或弥散分布，多伴有炎性多形背景，可见小淋巴细胞、嗜酸性粒细胞、浆细胞及大量的上皮样组织细胞。瘤细胞的种类多样、变化大	表达 T 细胞相关抗原，CD2、CD3、CD45RO 和 CD43 多数病例有 TCR 基因重排；3 号染色体的三倍体在 Lennert 淋巴瘤发生率较高	老年男性多见，多有全身淋巴结肿大，临床表现多样，5 年生存率为 20%～30%
NK/T 细胞淋巴瘤	肿瘤细胞可浸润表皮或腺体并伴有广泛的坏死；当肿瘤细胞侵入血管壁，导致管壁呈葱皮样增厚、管腔狭窄、闭锁和弹力膜的破裂。瘤细胞呈多形性，瘤细胞之间有明显的急慢性炎症细胞浸润	肿瘤细胞表达 T 细胞抗原 CD2、CD45RO、CD3，或 NK 细胞标记 CD56。大多数病例可检出 EB 病毒 DNA 的克隆性整合和 EB 病毒编码的小分子量 RNA (EBER)，常见染色体 6q 缺失	男性多发，发病高峰在 40 岁前后。为细胞毒性 T 淋巴细胞 (CTL) 或 NK 细胞起源。多数发生在结外，特别是鼻腔和上呼吸道，与 EB 病毒密切相关
蕈样肉芽肿	真皮浅层和血管周围瘤细胞浸润。瘤细胞核大，深染，高度扭曲，有深切迹，可见折叠或脑回状核。表皮内可见 Pautrier 微脓肿	T 细胞起源，CD3 (+)，CD4 (+)，CD45RO (+)，CD8 (−)，CD30 (−)	原发于皮肤，早期湿疹样病损，逐渐变为斑块状，最后形成棕色瘤样结节。发展缓慢，局限于皮肤的患者治疗后预后较好

霍奇金 (HL) 淋巴瘤与非霍奇金淋巴瘤 (NHL) 的区别

	霍奇金淋巴瘤 (HL)	非霍奇金淋巴瘤 (NHL)
发病率	我国 HL 约占淋巴瘤的 10%	我国 NHL 约占淋巴瘤的 90%
发病年龄	青年多见，儿童少见	可发于各年龄组，随年龄增长而增加
首发部位	颈或锁骨上淋巴结，表现为无痛性肿大	颈或锁骨上淋巴结（占 22%）或结外淋巴组织
扩散方式	从一个或一组淋巴结开始，到邻近的淋巴结，到远处扩散，晚期扩散至肝、脾、骨髓	跳跃式扩散，易早期发生结外或全身扩散
组织学特点	特殊的 R-S 细胞，伴有种类多样的非肿瘤性炎症细胞混合存在（嗜酸性粒细胞，嗜碱性粒细胞，浆细胞，淋巴细胞，吞噬细胞）	组织学分类复杂多样，共同特点：肿瘤细胞多为单克隆性，形态单一，弥漫散在。反应性细胞少

第三节　髓系肿瘤

髓系肿瘤是起源于骨髓内多向分化干细胞的造血干细胞的克隆性恶性增生，包括除淋巴细胞外其他各系来源的肿瘤，多表现为白血病（leukemia），且有二级造血器官的浸润并伴髓外造血。

分类
1. 急性髓系白血病（acute myelogenous leukemia，AML）
2. 慢性骨髓增生性疾病（chronic myeloproliferative disorders，CMPD）
3. 骨髓异常增生综合征（myelodysplastic syndrome，MDS）
4. 骨髓异常增生/骨髓增生性疾病（MDS/MPD）

	急性髓系白血病（AML）	慢性粒细胞白血病（CML）
临床表现	多见于成年人，儿童较少见。常有不明原因的皮肤或黏膜出血，表现为瘀斑或瘀点，以及贫血、乏力、发热、肝和脾大等。常有骨痛	发病高峰为 40～50 岁。起病缓慢，早期无症状，可出现乏力、低热、多汗、盗汗、体重减轻等症状。后期出现脾大、脾梗死、腹胀、腹部下坠感
病理改变	1. 骨髓组织肉眼呈灰红色。原始粒细胞在骨髓内弥漫性增生，并在全身各器官组织广泛浸润，不形成肿块 2. 周围血中白细胞总数升高可见大量的原始细胞 3. AML 器官浸润特点：肿瘤细胞在淋巴结的副皮质区及窦内、脾红髓以及肝窦内浸润。单核细胞的肿瘤可浸润皮肤和牙龈	1. 外周白细胞总数显著增高，中性晚幼粒、中幼粒及杆状核占大多数。嗜碱性粒细胞比例增高，中性粒细胞碱性磷酸酶常减低。血小板常增多，红细胞及血红蛋白正常或增高 2. 骨髓细胞增生明显活跃或极度活跃，粒红比例高达（10～50）：1 3. 脾明显肿大
免疫表型和细胞遗传学	各种 AML 表达标记不同。大多数 CD13、CD14、CD15、CD64 阳性。髓样前体细胞 CD33 阳性。急性巨核细胞白血病可检测到血小板相关抗原阳性。出现髓细胞分化的髓过氧化物酶阳性。Auer 小体过氧化物酶强阳性。单核细胞分化的溶酶体非特异性酯酶阳性	约 90% 以上 CML 患者有 t（9q＋，22q－），可检测到 Ph 染色体和 *BCR-ABL* 融合基因
治疗和预后	主要是化学药物治疗，约 60% 的患者可达到完全缓解，但 5 年存活率仅为 15%～30%。骨髓移植是目前唯一能根治白血病的方法	用 BCR-ABL 激酶的阻断剂，90% 的患者获得完全血象缓解。但是骨髓移植是较好的治疗选择。进展缓慢，平均生存期为 3 年。3 年后，50% 的患者进入加速期

☞轻松提示

1. 类白血病反应：类白血病反应是由于急性感染、慢性炎症或某些肿瘤引起的反应性白细胞增高，与慢性粒细胞白血病有许多相似之处，如白细胞总数明显增高，外周血有幼稚细胞，也可出现脾大。但类白血病反应的骨髓增生程度比较轻。一般以成熟阶段的中性粒细胞为主，伴有碱性磷酸酶积分明显增高。无 Ph 染色体，可随原发病治愈而自行缓解。

2. 绿色瘤：急性粒细胞白血病时，大量原始粒细胞增生，在骨组织、骨膜下或软组织中浸润（多见于颅骨及眼眶），聚集形成肿块，肿瘤呈绿色。

第四节 组织细胞和树突状细胞肿瘤

是各种组织细胞或巨噬细胞增生性疾病的总称。朗格汉斯（Langerhans）细胞是一种树突状细胞，该细胞克隆性增生性疾病有以下三种类型：

	Letterer-Siwe 综合征	Hand-Schueller-Christian 综合征	嗜酸性肉芽肿
临床表现	1. 皮疹：常为首要症状。其中有朗格汉斯细胞浸润 2. 溶骨性损害：以头颅骨病变最多见，下肢骨、肋骨、骨盆和脊柱次之，颌骨病变亦相当多见 3. 肝、脾、淋巴结肿大，也可累及肺 4. 可累及骨髓，出现贫血、血小板减少和感染	是多发、单系统性朗格汉斯细胞组织增生症。常发生于较小儿童，表现为多发性溶骨性占位性病变，并可侵犯周围软组织。颅骨病变、尿崩症、眼球突出是本病的三大特征	多发生于 5～10 岁的儿童，男女发生率比 2∶1，占朗格汉斯细胞增多症病例的 60%～80%。临床表现为：局部疼痛、肿胀，红细胞沉降率升高
病理改变	未成熟的组织细胞大量增生，使正常人体组织受到破坏，尤其是皮肤和脾受累最为严重，可造成出血和坏死	同 Letterer-Siwe 综合征	病灶呈膨胀性生长，破坏骨质，颜色灰红、褐色或者褚黄色，质软，肉芽、胶质状。镜下可见大量朗格汉斯细胞，浆内可见 Birbeck 颗粒，也可见数量不等的淋巴细胞、浆细胞、嗜酸性粒细胞和中性粒细胞。免疫组化 CD1α，S-100 阳性
预后	未经治疗的患者迅速死亡，经大剂量化疗，50%患者存活 5 年	部分患者可消退，其余患者对化疗反应良好	该病表现为惰性，可自愈，也可局部切除或放疗治愈

Birbeck 颗粒：朗格汉斯细胞最为特征性的是胞浆内出现的数目不等的 Birbeck 颗粒。Birbeck 颗粒通常有特征性的形态——网球拍样。Birbeck 颗粒长 200～400nm，宽度约为 33nm。

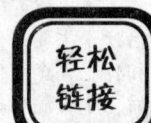

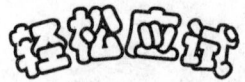

一、名词解释

1. 里–施细胞（Reed-Sternberg cell）
2. 粒细胞肉瘤（granulocytic sarcoma）
3. 恶性淋巴瘤（malignant lymphoma）
4. 蕈样肉芽肿（mycosis fungoides）
5. 镜影细胞（mirror-image cell）
6. 霍奇金淋巴瘤（Hodgkin lymphoma）
7. 白血病（leukemia）
8. 伯基特淋巴瘤（Burkitt lymphoma）
9. 滤泡性淋巴瘤（follicular lymphoma）
10. 类白血病反应（leukemoid reaction）
11. 绿色瘤（chloroma）

二、选择题

【A 型题】

1. 下述蕈样肉芽肿的病理变化中，哪一项是**错误**的
   A. 可见脑回样肿瘤细胞
   B. 可见鲍氏小脓肿
   C. 发生在皮肤
   D. 可扩散到淋巴结和内脏
   E. 由 B 细胞发生

2. 慢性粒细胞白血病时，肝内白血病细胞浸润的部位是
   A. 集中在被膜下
   B. 集中在中央静脉周围
   C. 集中在汇管区内
   D. 弥散在肝窦内
   E. 集中在小叶下静脉周围

3. 霍奇金病最重要的具有诊断意义的病变是
   A. 小核裂细胞
   B. 大核裂细胞
   C. 陷窝细胞
   D. 霍奇金细胞
   E. R-S 细胞

4. 下述哪个是 B 淋巴细胞来源的恶性肿瘤
   A. 多发性骨髓瘤
   B. 霍奇金病
   C. 蕈样肉芽肿
   D. 伯基特淋巴瘤
   E. 恶性组织细胞增生症

5. 下列描述中，哪项**不符合**慢性粒细胞白血病
   A. 约 90% 出现 Ph 染色体
   B. 周围血白细胞数量明显增高
   C. 骨髓内大量原始粒细胞
   D. 脾明显肿大
   E. 肝大

6. 下述哪项符合结节硬化型霍奇金病
   A. 淋巴结结构保留
   B. 淋巴细胞大量增生
   C. 多种细胞混合增生，少数 R-S 细胞
   D. 淋巴细胞显著减少，较多 R-S 细胞
   E. 纤维组织增生，多数陷窝细胞和 R-S 细胞

7. 下列哪种是 T 细胞淋巴瘤
   A. Burkitt 淋巴瘤
   B. 滤泡性淋巴瘤
   C. 免疫母细胞淋巴瘤
   D. 滤泡中心细胞型淋巴瘤
   E. 曲折核淋巴细胞型淋巴瘤

8. 关于非霍奇金淋巴瘤的描述，正确的是
   A. 脑、肝、肾等器官不发生非霍奇金淋巴瘤
   B. 非霍奇金淋巴瘤以 T 细胞源性多见
   C. 滤泡型及小细胞型非霍奇金淋巴瘤恶性度低
   D. 蕈样肉芽肿为 B 细胞源性
   E. Burkitt 淋巴瘤为 T 细胞源性

9. 下述描述中，**不符合** Burkitt 淋巴瘤的是
   A. 多累及颈部淋巴结
   B. B 细胞来源
   C. 与 EB 病毒感染有关
   D. 多见于儿童和青年
   E. 化疗效果较好

10. 以皮肤病变为特点的淋巴瘤是
    A. 蕈样肉芽肿
    B. Burkitt 淋巴瘤
    C. 免疫母细胞淋巴瘤
    D. 小细胞淋巴瘤
    E. 滤泡型淋巴瘤

11. 缺乏典型诊断性 R-S 细胞的霍奇金淋巴瘤亚型是
    A. 结节硬化型
    B. 混合细胞型
    C. 淋巴细胞减少型
    D. 弥漫性淋巴细胞为主型
    E. 结节性淋巴细胞为主型

12. 镜下肿瘤细胞间有散在巨噬细胞存在，形成满天星图像的淋巴瘤是
    A. Burkitt 淋巴瘤
    B. 大 B 细胞淋巴瘤
    C. 霍奇金淋巴瘤
    D. 滤泡型淋巴瘤
    E. 周围 T 细胞淋巴瘤

13. 下列关于非霍奇金淋巴瘤的叙述，**错误**的是
   A. 多数为 B 细胞起源
   B. 正常淋巴结结构破坏
   C. 可伴有免疫功能缺陷
   D. 多克隆起源
   E. 确诊时，常已有播散

A. 伯基特淋巴瘤
B. 浆细胞样淋巴细胞淋巴瘤
C. 小核裂细胞型淋巴瘤
D. 滤泡中心细胞淋巴瘤

2. 伯基特淋巴瘤的特点是
   A. 多见于非洲儿童
   B. 一般不累及外周淋巴结
   C. 由小无裂细胞恶变而来
   D. 伴有组织细胞反应性增生

【X 型题】

1. B 细胞恶性淋巴瘤可以有

三、问答题

1. 非霍奇金淋巴瘤的主要类型及各型的病理特征是什么？
2. 霍奇金淋巴瘤有哪些类型和亚型？哪些细胞具有诊断意义？
3. 急性髓系白血病有哪些类型？临床与病理上各有何特点？
4. 何种细胞对霍奇金淋巴瘤具有诊断意义？其形态特征如何？
5. 有一患者颈部能触及一肿块，可能患什么病，病史及检查注意什么？

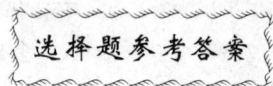

选择题参考答案

A 型题：
1. E　　2. D　　3. E　　4. D　　5. C　　6. E　　7. E　　8. C　　9. A　　10. A
11. E　　12. A　　13. D
X 型题：
1. ABCD　　2. ABCD

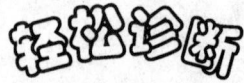

轻松诊断

病历摘要

患者，男，45 岁，工人。半年前洗澡无意发现右侧腹股沟有两个花生米大小淋巴结，可推动、触之不痛，未予理会。3 个月来患者肿物渐增大，同时伴有低热、乏力，食欲减退，到当地医院就诊，诊断为"慢性淋巴结炎"，口服"先锋 Ⅴ 号（头孢唑林）"20 天未见减小，遂到我院就诊。

查体：右侧腹股沟区外侧可见一 $7cm \times 5cm \times 4cm$ 的包块，质硬，表面光滑，活动度可，有轻微压痛。血常规：血红蛋白（Hb）120g/L，红细胞（RBC）5×10^{12}/L，白细胞（WBC）6.2×10^9/L，中性粒细胞（N）0.65。B 超示：右侧腹股沟区多发肿大淋巴结。

淋巴结活检：肿物呈结节状，质硬，切面灰白色鱼肉样，局部有出血；镜检：瘤细胞呈滤泡状分布，滤泡比正常滤泡稍大，缺乏外套层细胞。瘤细胞由中心细胞和中心母细胞混合组成，小和中等大小细胞核不规则，有裂沟，胞质少而淡染，大细胞核可呈泡状。免疫组化 Bcl-2（＋）、Bcl-6（＋）、CD10（＋）。

讨论题

1. 请根据临床病史及肿物的镜下特点，作出诊断。
2. 本病和淋巴结反应性增生的区别是什么？

病例分析

1. 患者为中年男性，腹股沟淋巴结无痛性进行性肿大，伴有低热、乏力、食欲差等临床症状。病理学改变具有滤泡性淋巴瘤的形态学特点，瘤性滤泡中心及滤泡周围肿瘤细胞表达 Bcl-2、Bcl-6、CD10，提示滤泡性淋巴瘤。

2. 滤泡性淋巴瘤与淋巴结反应性增生的鉴别诊断：

良性增生性滤泡	瘤性增生性滤泡
细胞组成复杂：中心/中心细胞、巨噬细胞、小 T 细胞	细胞组成较单一
滤泡主要在皮质区	皮质和髓质均有大量的滤泡
滤泡大小不等	滤泡大小较一致
套区分界清楚	套区变薄或不清楚
滤泡各区带清晰	滤泡各区带不清晰
有吞噬碎片的巨噬细胞	吞噬细胞消失或少见
增殖率高（>50），Ki-67	增殖率低，Ki-67
Bcl-2（−）	Bcl-2（＋）
滤泡内细胞 CD10（＋）	滤泡间区也有细胞 CD10（＋）
Ig 轻链（λ、κ）呈多克隆	克隆性 Ig 轻链（λ、κ）
IgH 和 Bcl-2 基因重排呈多克隆	克隆性 IgH 和 Bcl-2 基因重排

（王　苗）

第11章 免疫性疾病

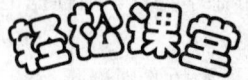

"免疫"是人体极其重要的自卫功能,人体依靠自身的免疫力,能抵御种类繁多的各种疾病。一旦免疫反应出现异常,无论是反应过高或过低均能引起组织损害,导致疾病。

第一节 自身免疫病

自身免疫病(autoimmune disease)是指由机体自身产生的抗体或致敏淋巴细胞破坏,损伤自身的组织和细胞成分,导致组织损害和器官功能障碍的原发性免疫性疾病。

☞**轻松提示** 自身抗体的存在与自身免疫病并非两个等同的概念。要确定自身免疫病的存在一般需要 { 有自身免疫反应的存在 / 排除继发性免疫反应的可能 / 排除其他病因的存在

一、自身免疫病的发病机制

免疫耐受性的终止和破坏是自身免疫病发生的根本机制,可能与以下因素有关。

(一)免疫耐受(immune tolerance)的丢失及隐蔽抗原的暴露

通常机体对自身抗原是耐受的,免疫耐受的机制有 { 克隆消除 / 克隆无变应性 / T细胞外周抑制

下列情况可导致失耐受:

{ 回避 T_H 细胞的耐受,下列情况可导致免疫应答的发生 { 分子修饰 / 协同刺激分子表达
交叉免疫反应
Ts 细胞和 T_H 细胞功能失衡
隐蔽抗原释放

(二)遗传因素

自身免疫病的易感性与遗传因素密切相关,以下事实可说明:

{ 一些自身免疫病,如系统性红斑狼疮等均有家族史
有些自身免疫病与 HLA,特别是 HLA-Ⅱ类抗原相关
在转基因大鼠可诱发自身免疫病

（三）微生物因素

各种微生物，包括细菌、病毒等可导致自身免疫病的发生，其方式包括：

- 在微生物作用下，自身抗原决定簇发生改变或形成复合抗原，回避了 T_H 细胞耐受
- 某些病毒和细菌产物可激活非特异性多克隆 B 细胞，从而产生自身抗体
- 导致 Ts 细胞功能丧失
- 存在自身抗原

☞**轻松提示**　自身免疫病多见于女性，提示女性激素可能对某些自身免疫病有促进发生的作用。

二、自身免疫病的类型

	器官或细胞特异性	系统性
损伤部位	某一器官或某一类细胞	多器官组织，常发生在结缔组织和血管内，又称胶原病或结缔组织病
抗原	仅限于某局部组织，如甲状腺球蛋白等	为多器官、组织的共有成分，如细胞核、线粒体等
举例	慢性淋巴细胞性甲状腺炎、1 型糖尿病等	系统性红斑狼疮、类风湿关节炎等

（一）系统性红斑狼疮（systemic lupus erythematosus，SLE）

是常见的全身性自身免疫病，由抗核抗体为主的多种自身抗体引起；多见于年轻女性。

1. 病因与发病机制：免疫耐受的终止和破坏导致大量自身抗体产生是根本原因；抗核抗体是其中最主要的自身抗体，可分为四类：

- 抗 DNA 抗体
- 抗组蛋白抗体
- 抗 RNA-非组蛋白性抗体
- 抗核仁抗原抗体

☞**轻松提示**　临床上常用间接免疫荧光法检测患者血清中抗核抗体的类型，其中抗双股 DNA 和抗核糖核蛋白（Smith 抗原）抗体具有相对特异性。

发病机制不明，与以下因素有关：

- 遗传因素
  - 在纯合子双胞胎中有很高的一致性
  - SLE 患者家族成员中发病的可能性明显增加
  - 北美白人中 SLE 与 HLA DR$_2$、DR$_3$ 有关
  - 有些患者表现为补体成分的遗传缺陷
- 免疫因素：患者体内多种自身抗体形成，提示 B 细胞活动亢进是发病基础
- 其他
  - 药物
  - 性激素
  - 紫外线照射

组织损伤机制：

SLE的组织损伤与自身抗体的存在有关，多数内脏病变为免疫复合物所介导（Ⅲ型变态反应）；其次为Ⅱ型变态反应导致相应血细胞的损伤和溶解。

> ☞**轻松提示**　抗核抗体能攻击变性或胞膜受损的细胞，可使核肿胀，呈均质一片，并被挤出胞体，形成狼疮小体（苏木素小体），为诊断SLE的特征性依据；狼疮小体对中性粒细胞和巨噬细胞有趋化作用，吞噬了狼疮小体的细胞称狼疮细胞。

2. 病理变化：急性坏死性小动脉、细动脉炎是本病的基本病变，几乎存在于所有患者并累及全身各器官。

部位		病变特点
皮肤	肉眼	以面部蝶形红斑最为典型，亦可累及躯干和四肢
	镜下	表皮常有萎缩、角化过度等，表皮和真皮交界处水肿，基底膜、小动脉壁的胶原纤维可发生纤维素样坏死，血管周围淋巴细胞浸润
	免疫荧光	真皮与表皮交界处IgG、IgM、C3沉积，形成颗粒或团块状荧光带即"狼疮带"，对本病有诊断意义
肾	病变	肾损害主要表现为狼疮性肾炎，原发性肾小球肾炎各型均可出现，以系膜增生型、局灶型、膜型和弥漫增生型常见，晚期可发展为硬化性肾小球肾炎；肾衰竭是SLE患者的主要死因
	免疫荧光	弥漫增生型狼疮性肾炎中内皮下大量免疫复合物沉积，是SLE急性期的特征性病变；苏木素小体的出现有诊断意义
心脏		以心瓣膜非细菌性疣赘性心内膜炎最为典型，赘生物常累及二尖瓣或三尖瓣
关节		有不同程度关节受累，表现为滑膜充血水肿，单核细胞、淋巴细胞浸润，结缔组织内可出现灶性纤维素性坏死
脾		体积略增大，滤泡增生常见，红髓中出现多量浆细胞，最突出的变化是小动脉周围纤维化，形成洋葱皮样结构

（二）类风湿关节炎（rheumatoid arthritis）

是以多发性和对称性增生性滑膜炎为主要表现的慢性全身性自身免疫病；大多数患者血浆中存在类风湿因子（rheumatoid factor，RF）及其免疫复合物。

1. 病因和发病机制：可能与遗传因素、免疫因素及感染因素有关；细胞免疫在类风湿关节炎中发挥主要作用，体液免疫也参与其中，近80%患者存在IgG分子Fc片段的自身抗体，即类风湿因子；存在于关节的RF被认为是导致炎症反应的原因。

> ☞**轻松提示**　类风湿因子的出现及滴度高低与疾病的严重程度一致，因而可作为临床诊断及预后判断的重要指标。

2. 病理变化

（1）关节病变：最常发生病变的是手足小关节，其次肘、腕等也可被累及，多为多发性及对称性。组织学上，受累关节表现为慢性滑膜炎，其病理变化为：

- 滑膜细胞增生肥大、多层，有时形成绒毛状突起
- 滑膜下结缔组织多量淋巴细胞、浆细胞浸润，常形成淋巴滤泡
- 血管新生明显，其内皮细胞可表达高水平黏附分子
- 形成血管翳（pannus）

（2）关节外病变：多种器官组织可被累及；类风湿小结（rheumatoid nodule）主要发生于皮肤，其次为肺、脾等，具有一定特征性；镜下，小结中央为大片纤维素样坏死，周围有上皮样细胞，外围为肉芽组织。

（三）口眼干燥综合征（sjögren syndrome）

在临床上表现为眼干、口干等特征，为唾液腺、泪腺受免疫损伤所致；可单独存在，也可与其他自身免疫病并存。

1. 发病机制：口眼干燥综合征是以腺管上皮为靶器官的自身免疫病，可能有 T_H 细胞的作用，近年来发现两种特征性抗核糖核蛋白成分的自身抗体，即抗 SS-A 和抗 SS-B，对本病的诊断有参考价值。

2. 病理变化：病变主要累及唾液腺和泪腺，其他外分泌腺如鼻、咽等也可受累；受累腺体主要表现为大量淋巴细胞和浆细胞浸润，有时可形成淋巴滤泡并有生发中心形成，伴腺体结构破坏。

（四）炎性肌病（inflammatory myopathy）

本病不常见，分为三种类型：

类型	病变特点
皮肌炎	病变累及皮肤及肌肉，特点是皮肤出现典型的红疹及对称性缓慢进行性肌无力；在小血管周围及周围结缔组织有炎症细胞浸润，典型的是在肌束周边有少量萎缩的肌纤维
多发性肌炎	是以肌肉损伤和炎症反应为特征的自身免疫病；组织学上主要表现为淋巴细胞浸润及肌纤维的变性和再生
包涵体肌炎	近年才发现的一种炎性肌病，其特点为围绕血管周围的炎症细胞浸润，肌细胞内有空泡

（五）系统性硬化病（systemic sclerosis）

以全身多个器官间质纤维化和炎症性改变为特征，主要累及皮肤。临床上分为两类：

- 弥漫性：发病时皮肤广泛受累，伴快速进展及早期内脏受累
- 局限性：相对局限性的皮肤受累，内脏受累较晚，预后相对较好

1. 病因和发病机制：纤维化是本病的特征性病变，其启动可能与免疫系统激活、血管损伤及成纤维细胞活化有关；抗 DNA 拓扑异构酶-1（DNA topoisomerase Ⅰ）抗体和抗着丝点抗体对本病具有相对特异性；系统性硬化病早期即可出现微血管病变。

2. 病理变化

部位	病变特点
皮肤	由指端开始，病变向心性发展；镜下，早期表现为真皮水肿，血管周围 CD4+ T 细胞浸润，后胶原纤维明显增加，小血管壁增厚、玻璃样变；有时可出现皮下组织钙化，尤其是限制性系统性硬化病更易发生钙化、雷诺现象、食管蠕动障碍、手指硬化和毛细血管扩张，即 CREST 综合征
消化道	主要表现为管壁进行性萎缩和纤维化，伴血管周围淋巴细胞浸润，小血管壁进行性增厚
肾	叶间小动脉病变最为突出，表现为内膜黏液样变性，伴内皮细胞增生及管壁纤维化，引起管腔明显狭窄
肺	可出现弥漫性间质纤维化，肺泡扩张、间隔断裂，形成囊样空腔，是造成蜂窝肺的重要原因之一

第二节　免疫缺陷病

免疫缺陷病（immunodeficiency disease）是一组由于免疫系统发育不全或遭受损害所致的免疫功能缺陷而引发的疾病，有两种类型：

原发性免疫缺陷病：又称先天性免疫缺陷病，与遗传有关，多发生在婴幼儿

继发性免疫缺陷病：又称获得性免疫缺陷病，可发生在任何年龄，多因严重感染、恶性肿瘤、应用免疫抑制剂等原因引起

一、原发性免疫缺陷病

是一组少见病，与遗传相关，常发生在婴幼儿，出现反复感染；可分为

体液免疫缺陷为主

细胞免疫缺陷为主

联合性免疫缺陷病

腺苷酸脱氢酶缺乏症

吞噬细胞功能障碍

补体缺陷

二、继发性免疫缺陷病

较原发者更为常见，感染、恶性肿瘤、自身免疫病等可伴发，可因机会性感染引起严重后果；其中常见的获得性免疫缺陷综合征（acquired immunodeficiency syndrome，AIDS），即艾滋病，由一种反转录病毒即人类免疫缺陷病毒（human immunodeficiency virus，HIV）感染引起，其特征为免疫功能缺陷伴机会性感染和（或）继发性肿瘤。

1. 病因：HIV 为单链 RNA 病毒，分为 HIV-1 和 HIV-2 两个亚型；世界各地的 AIDS 主要由 HIV-1 所引起，HIV-2 在西非地区呈地方性流行；其中 HIV-1 又被分为 A～H 及 O 共 9 个亚型。

传染源：患者和无症状病毒携带者。

传播途径

性接触传播

血道传播

母-婴传播

医务人员职业性传播

2. 发病机制　包括两方面：

（1）HIV 感染 CD4$^+$T 细胞

HIV 进入人体 →
- 包膜上的 gp120 与 CD4$^+$T 细胞膜上 CD4 受体结合
- 以趋化因子受体 CXCR4 和 CCR5 作为共受体进行识别 } → 进入细胞

内 → 合成反义链 DNA → 运送至细胞核 → 复制为双股 DNA，与宿主基因组整合 → 此时病毒处于潜伏状态 → 被某些因子（TNF、IL-6 等）激活开始复制 → 释放入血 → 再侵犯其他靶细胞 → 病毒复制的同时可直接导致受感染的 CD4$^+$T 细胞破坏、溶解 →

导致 {
- 淋巴因子产生减少
- CD8$^+$T 细胞的细胞毒活性下降
- 巨噬细胞溶解肿瘤细胞、杀菌功能减弱
- NK 细胞功能降低
- B 细胞不产生正常的抗体反应
- 作用于骨髓中造血干细胞，影响造血细胞分化

（2）HIV 感染组织中单核巨噬细胞

HIV 进入人体 → {
- 通过 gp120 与 CD4 结合 → 感染巨噬细胞
- 通过吞噬作用或 Fc 受体介导的胞饮作用 → 进入细胞 } → 大量复制，

通常储存在胞质内，成为 HIV 的储存场所，在病毒扩散中起重要作用

综合以上后果，导致严重免疫缺陷，构成了 AIDS 发病的中心环节。

3. 病理变化

①淋巴组织的变化：早期，淋巴结肿大；镜下，最初有淋巴滤泡增生，生发中心活跃，髓质内出现较多浆细胞；后滤泡外层淋巴细胞减少或消失，小血管增生；晚期淋巴结呈现一片荒芜，淋巴细胞几乎消失殆尽。脾、胸腺也表现为淋巴细胞减少

②继发性感染：多发机会性感染是本病另一特点，感染范围广泛，可累及各器官，以中枢神经系统、肺最为常见；70%～80% 的患者可经历肺孢子虫感染，对诊断本病有一定参考价值

③恶性肿瘤：约 30% 的患者可发生 Kaposi 肉瘤，其他常见伴发肿瘤为淋巴瘤

4. 临床病理联系　临床分为三大类：

A 类：包括急性感染、无症状感染和持续性全身淋巴结肿大综合征

B 类：包括免疫功能低下时出现的 AIDS 相关综合征、继发感染等

C 类：患者已有严重免疫缺陷，出现各种机会性感染、继发性肿瘤等 AIDS 表现

按病程分三个阶段：

①早期或称急性期：感染 HIV 3～6 周后可出现咽痛、发热等非特异性表现

②中期或称慢性期：机体的免疫功能与病毒之间处于相互抗衡的阶段，临床可无明显症状或出现全身淋巴结肿大，常伴发热、皮疹等

③后期或称危险期：机体免疫功能全面崩溃，患者有持续发热、乏力等，出现神经系统症状、机会性感染及恶性肿瘤，细胞免疫反应丧失殆尽

（本病预后差，目前抗 HIV 治疗主要采用反转录酶抑制剂和蛋白酶抑制剂。）

第三节　器官和骨髓移植

将相应健康细胞、组织或器官植入机体的过程称为移植（transplantation），是临床重要治疗

手段之一，根据供体来源分为 $\begin{cases}自体移植\\同种异体移植\\异种移植\end{cases}$

☞**轻松提示**　移植成败的关键是移植免疫的问题。

一、移植排斥反应及机制

移植排斥反应（transplant rejection）涉及细胞和抗体介导的多种免疫损伤机制，但皆针对移植物中的人类白细胞抗原（human leucocyte antigen，HLA），供者与受者 HLA 差异程度决定了排斥反应的轻重。

（一）单向移植排斥理论

宿主抗移植物反应（host versus graft reaction，HVGR）：在机体未使用免疫抑制剂的情况下自然发生的移植排斥反应，包括：

$\begin{cases}T 细胞介导的排斥反应：迟发性超敏反应与细胞毒作用\\抗体介导的排斥反应\begin{cases}过敏排斥反应\\抗 HLA 抗体形成\end{cases}\end{cases}$

少数情况下亦可发生移植物抗宿主反应（graft versus host reaction，GVHR）。

（二）双向移植排斥理论

①宿主抗移植物反应（HVGR）和移植物抗宿主反应（GVHR）两者共存现象
②最终形成供、受体白细胞共存的微嵌合现象（microchimerism）
③微嵌合现象长期存在可导致受者对供者器官的移植耐受
④不成熟树突状细胞在微嵌合体形成的移植耐受中发挥关键作用

二、实体器官移植排斥反应的病理改变

类型		发生时间	病变特点
超急性排斥反应		一般于移植后数分钟至数小时出现	其发生与受者血循环中已有供体特异性 HLA 抗体存在，或与受者、供者 ABO 血型不符有关；本质属Ⅲ型变态反应，以广泛分布的急性小动脉炎、血栓形成和因此引起的组织缺血性坏死为特征
急性排斥反应	细胞型	未经治疗者可发生在移植后数天内，而经免疫治疗者可在数月或数年后突然发生	临床表现为骤然发生的移植肾衰竭；镜下可见肾间质明显水肿伴以 CD4 阳性和 CD8 阳性细胞为主的单个核细胞浸润；以细胞免疫为主
	血管型		主要为抗体介导的排斥反应，抗体及补体的沉积引起血管损伤，随后出现血栓形成及相应部位的梗死
慢性排斥反应		多发生在术后几个月至 1 年以后	常表现为慢性进行性的移植器官损害，突出病变是血管内膜纤维化，引起管腔严重狭窄，从而导致肾缺血

三、骨髓移植排斥反应的病理改变

骨髓移植所面临的主要问题是移植物抗宿主病（GVHD）和移植排斥反应。

GVHD 可分为 { 急性：一般在移植后 3 个月内发生，可引起肝、皮肤和肠道上皮细胞坏死

慢性：可以是急性的延续或在移植后 3 个月自然发生，其皮肤病变类似于系统性硬化病

同种异体骨髓移植的排斥反应由宿主的 T 细胞和 NK 细胞介导。

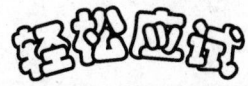

一、名词解释

1. 自身免疫病（autoimmune disease）
2. 克隆消除（clonal deletion）
3. T 细胞外周抑制（peripheral suppression by T cell）
4. 主要组织相容性复合体（major histocompatibility complex，MHC）
5. 共同抗原（common antigen）
6. 系统性红斑狼疮（systemic lupus erythematosus，SLE）
7. 抗核抗体（antinuclear antibody）
8. 苏木素小体（hematoxylin body）
9. 狼疮细胞（lupus erythematosus cell）
10. 狼疮带（lupus band）
11. 类风湿关节炎（rheumatoid arthritis）
12. 类风湿小结（rheumatoid nodule）
13. 类风湿因子（rheumatoid factor，RF）
14. 口眼干燥综合征（sjögren syndrome）

15. 系统性硬化病（systemic sclerosis）
16. CREST 综合征
17. 免疫缺陷病（immunodeficiency disease）
18. 获得性免疫缺陷综合征（acquired immunodeficiency syndrome，AIDS）
19. 移植（transplantation）
20. 人类白细胞抗原（human leucocyte antigen，HLA）
21. 宿主抗移植物反应（host versus graft reaction，HVGR）
22. 移植物抗宿主病（graft versus host disease，GVHD）
23. 微嵌合现象（microchimerism）
24. 超急性排斥反应（hyperacute rejection，HAR）
25. 慢性排斥反应（chronic rejection，CR）

二、选择题

【A 型题】

1. 慢性排斥反应中，移植物血管病理特点有
   A. 血管内膜纤维化
   B. 血管肌层肥厚
   C. 血管外膜纤维组织增生
   D. 血管壁纤维素样坏死
   E. 血管壁玻璃样变性

2. 艾滋病患者最常见的恶性肿瘤是

   A. 霍奇金淋巴瘤
   B. 非霍奇金淋巴瘤
   C. Kaposi 肉瘤
   D. 子宫颈癌
   E. 阴茎癌

3. 皮肤活检时，SLE 最典型的发现是
   A. 真皮浅表部出血
   B. 真皮深部出血
   C. 真皮内色素沉积

D. 真皮深部免疫复合物沉积

E. 真皮浅表部免疫复合物沉积

4. 狼疮性肾炎的特征性病变是

A. 内皮细胞增生

B. 苏木素小体

C. 上皮细胞增生

D. 中性粒细胞浸润

E. 巨噬细胞浸润

5. 类风湿关节炎较具特异性的自身抗体是

A. 抗 IgG Fc 片段抗体

B. 抗双股 DNA 和 Sm 抗原抗体

C. 抗 SS-A 和 SS-B 抗体

D. 抗 DNA 拓扑异构酶抗体

E. 抗 tRNA 合成酶抗体

6. 超急性排斥反应时，血管病变的特点是

A. 血管壁纤维素样坏死

B. 血管周围纤维组织增生

C. 血管壁玻璃样变性

D. 血管内膜纤维化

E. 血管壁钙化

7. 超急排斥反应发生的时间是

A. 移植后几分钟至 1 天

B. 在未经治疗者此反应可发生在移植后数天内；而经免疫抑制治疗者，可在数月或数年后突然发生

C. 移植后 6～60 天

D. 移植后 90 天～1 年

E. 移植后 1 年以上

8. 超急性排斥反应主要由哪种免疫反应介导

A. 主要由细胞免疫介导

B. 主要由体液免疫介导

C. 细胞免疫为主，体液免疫为辅

D. 体液免疫为主，细胞免疫为辅

E. 尚不清楚

9. 同种异体器官移植排斥反应的强弱主要取决于下列哪一因素

A. HLA 的差异程度

B. P 抗原的差异程度

C. 血小板抗原的差异程度

D. Lewis 抗原的差异程度

E. 性染色体抗原的差异程度

10. 下列疾病属于Ⅲ型变态反应的是

A. 支气管哮喘

B. 新生儿溶血性贫血

C. 类风湿关节炎

D. 青霉素过敏性休克

E. 结核病

11. 下列关于自身免疫病组织损害的机制，正确的是

A. 多为Ⅰ、Ⅱ、Ⅲ型变态反应的结果

B. 多为Ⅰ、Ⅱ、Ⅳ型变态反应的结果

C. 多为Ⅰ、Ⅲ、Ⅳ型变态反应的结果

D. 多为Ⅱ、Ⅲ、Ⅳ型变态反应的结果

E. 多为Ⅰ、Ⅱ、Ⅲ、Ⅳ 型变态反应的结果

12. 下列哪种炎症属于Ⅳ型变态反应

A. 风湿性心内膜炎

B. 支气管哮喘

C. 病毒性肝炎

D. 肺出血肾炎综合征

E. 肺结核病

13. 最常见的先天性免疫缺陷病是

A. 原发性丙种球蛋白缺乏症

B. Di George 综合征

C. 孤立性 IgA 缺乏症

D. 普通易变免疫缺陷病

E. Wiscott-Aldrich 综合征

14. 系统性红斑狼疮的特征性皮肤改变是

A. 面部蝶形红斑

B. 蜘蛛痣

C. 皮肤出血点

D. 皮下小结

E. 肢体环形红斑

15. 对狼疮性肾炎具有诊断价值的形态特征是

A. 免疫球蛋白沉积

B. 补体沉积

C. 系膜细胞增生

D. 电子致密物沉积

E. 苏木素小体

16. 移植物抗宿主反应多发生于下列哪种情况

A. 肝移植

B. 肺移植

C. 骨髓移植

D. 心脏移植

E. 肾移植

17. Sjögren 综合征的临床表现是
    A. 甲状腺功能减退
    B. 甲状旁腺功能减退
    C. 眼、口、外阴溃疡
    D. 眼、口干燥
    E. 肌无力

18. 原发性免疫缺陷病常见于
    A. 婴幼儿
    B. 中老年患者
    C. 器官移植患者
    D. 营养不良患者
    E. 恶性肿瘤患者

19. 下列关于系统性红斑狼疮的叙述**错误**的是
    A. 肾衰竭是主要致残原因
    B. 多见于年轻男性
    C. 组织损害与自身抗体有关
    D. 苏木素小体是诊断本病的特征性依据
    E. 属于自身免疫病

20. 解决器官移植排斥反应的根本途径是
    A. 除去移植器官内的淋巴细胞
    B. 除去受者体内的天然抗体
    C. 选择与受者 HIA 尽量匹配的供者
    D. 诱导受者对移植抗原的特异性耐受
    E. 建立和维持受者处于免疫抑制状态

【X 型题】

1. 系统性红斑狼疮的病理特点有
    A. 抗核抗体阳性
    B. 脾小动脉洋葱皮样改变
    C. 心瓣膜细菌性心内膜炎
    D. 肾小球内出现苏木素小体

2. 艾滋病的传播途径包括
    A. 经血传播
    B. 性传播
    C. 母婴传播
    D. 粪-口传播

3. HIV 可以感染的细胞有
    A. CD4$^+$ T 细胞
    B. 巨噬细胞

C. 树突状细胞
D. B 细胞

4. 下列哪些**不是** II 型变态反应
    A. 细胞毒性抗体反应
    B. 迟发型变态反应
    C. 速发型变态反应
    D. T 细胞介导的细胞毒性反应

5. 下列哪些特点与 IV 型变态反应有关
    A. 肉芽肿
    B. 致敏 T 细胞
    C. 坏死性血管炎
    D. 巨噬细胞被激活

6. 原发性免疫缺陷病包括
    A. T 细胞免疫缺陷病
    B. B 细胞免疫缺陷病
    C. 联合免疫缺陷病
    D. 补体缺陷病

7. 下列关于超急性排斥反应的描述，正确的是
    A. 发生于移植后数分钟至 1 天
    B. 未经治疗者发生于移植后数天
    C. 主要由体液免疫介导
    D. 主要由细胞免疫介导

8. 下列器官移植**不会**引起排斥反应的有
    A. 异种移植
    B. 自体移植
    C. 同种异基因移植
    D. 同卵孪生子之间的移植

9. 抗体介导的排斥反应容易发生于
    A. 接受过输血的患者
    B. 恶性肿瘤患者
    C. 人工透析患者
    D. 肝硬化患者

10. 关于肾移植急性排斥反应的描述，正确的是
    A. 移植后几分钟内就可发生
    B. 早期多表现为细胞免疫反应
    C. 经免疫抑制治疗者，可在移植后数月或数年后突然发生
    D. 可发生于同卵孪生者

三、问答题

1. 简述与自身免疫病相关的发病机制。

2. 自身免疫病的类型有哪些?

3. 叙述系统性红斑狼疮的病因、发病机制及基本病理变化。

4. 试述类风湿关节炎的病变特点。

5. 简述炎性肌病的类型及各自特点。

6. 系统性硬化病的皮肤病变有哪些?

7. 叙述免疫缺陷病的类型并分别举例。

8. 详细叙述获得性免疫缺陷综合征（AIDS）的病理变化。

9. 叙述实体器官移植排斥反应的类型，并以肾移植中的各类排斥反应的病理变化为例加以说明。

10. 简述骨髓移植排斥反应的病理改变。

选择题参考答案

A 型题：

1. A   2. C   3. E   4. B   5. A   6. A   7. A   8. B   9. A   10. C
11. D   12. E   13. C   14. A   15. E   16. C   17. D   18. A   19. B   20. D

X 型题：

1. ABD   2. ABC   3. ABC   4. BCD   5. ABD   6. ABCD   7. AC
8. BD   9. AC   10. BC

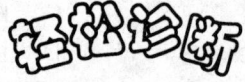

病例摘要

患者，女性，38岁。主因皮疹、关节痛9个月，加重1个月，为进一步诊治入院。病程中有明显脱发，但无口腔溃疡、发热、盗汗和口眼干燥等，家族中无类似病史。

入院查体：血压155/90mmHg，头顶部皮肤、双侧眼睑、颊部、耳郭处可见弥漫性水肿性红色斑丘疹，按压可以退色，略高出皮面，眼睑和耳郭皮疹表面有少量鳞屑，有散在色素沉着斑，浅表淋巴结不大，头发干枯而稀疏，心肺肝脾无异常，双下肢无水肿，束臂试验阴性。

辅助检查：

1. 血常规：血小板（PLT）38×10^9/L，WBC 6.89×10^9/L，Hb 143×10^9/L。

2. 尿常规：上皮细胞 10～20/HP，白细胞 0～2/HP，尿比重 1.010。

3. 抗 RNP、Sm、SSA 和 ds-DNA 抗体均阳性，红细胞沉降率 23mm/h，ANA 1∶10^3 阳性（均质、颗粒型），IgM 3.58g/L，补体 C3 0.519g/L，C4＜0.1g/L，RF、CRP、IgA、IgG、肌酶、肝肾功能均正常，24h 尿蛋白定量 0.19g/d。

4. 腹部 B超：脂肪肝，肾、脾和胆囊无异常。胸片无异常。

讨论题

1. 本病例的诊断是什么?

2. 简述诊断依据。

3. 本病例需要与哪些疾病相鉴别?

病例分析

1．入院诊断：

系统性红斑狼疮

狼疮血液系统受累

2．诊断依据：

①中年女性

②有分布在颜面、头顶部、眼睑和双前臂伸侧的红色斑丘疹

③有一过性关节炎症，无晨僵和畸形变

④持续性血小板降低

⑤有光过敏和脱发

⑥多种自身抗体阳性，包括抗 RNP、Sm、SSA 和 ds-DNA 抗体

3．鉴别诊断：

（1）皮肌炎

支持点：有眼睑红色水肿性斑丘疹，类似于向阳性皮疹；有一过性关节炎；免疫球蛋白 IgM 升高。

不支持点：无肌痛和触压痛；无肌无力；肌酶正常。

（2）特发性血小板减少性紫癜

支持点：中年女性患者；血小板降低；下肢曾出现瘀点和瘀斑；脾不大。

不支持点：有原发疾病，系统性红斑狼疮；凝血酶原时间正常；束臂试验阴性。

（宋丽娜）

第 12 章　泌尿系统疾病

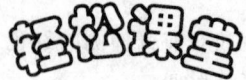

泌尿系统 $\begin{cases} 肾 \\ 输尿管 \\ 膀胱 \\ 尿道 \end{cases}$

功能：排除代谢产生废物、多余的水分和无机盐等。

肾单位 $\begin{cases} 肾小球 \begin{cases} 血管球 \\ 肾球囊 \begin{cases} 脏层上皮细胞 \\ 壁层上皮细胞 \end{cases} \end{cases} \\ 肾小管 \end{cases}$

滤过膜（肾小球毛细血管壁）$\begin{cases} 毛细血管内皮细胞：有孔内皮 \\ 肾小球基膜（GBM）：分三层，中间密，内外疏 \\ 脏层上皮细胞：初级足突、次级足突，足突间为滤过隙，\\ \quad 有滤过隙膜，主要由 nephrin、podocin、CD2 相关蛋白构\\ \quad 成 \end{cases}$

肾小球系膜 $\begin{cases} 系膜细胞：收缩、吞噬、增殖、合成系膜基质 \\ 系膜基质：由系膜细胞产生 \end{cases}$

☞ **轻松提示**　掌握肾小球的正常结构是学习肾小球肾炎的关键。

第一节　肾小球疾病

肾小球肾炎 $\begin{cases} 原发性肾小球肾炎：原发于肾的独立性疾病 \\ 继发性肾小球肾炎：由免疫性、血管性、代谢性疾病引起 \\ 遗传性肾小球肾炎：例 Alport 综合征 \end{cases}$

一、病因和发病机制

大多数是由免疫机制引起的。

抗 原 类 型

内源性	肾小球性抗原	肾小球基膜抗原、足细胞、内皮细胞、系膜细胞
	非肾小球性抗原	DNA、核抗原、免疫球蛋白、肿瘤抗原、甲状腺球蛋白等
外源性		生物性病原体、药物、外源性凝集素和异种血清等

发病机制 $\left\{\begin{array}{l}\text{抗原-抗体免疫复合物形成}\\\text{致敏 T 淋巴细胞}\end{array}\right.$ ⟶ 激活各种介质 ⟶ 肾小球损伤

两种与抗体有关的损伤机制 $\left\{\begin{array}{l}\text{①可溶性抗原抗体复合物在肾小球内沉积引起损伤}\\\text{②抗体在肾小球内与抗原发生反应，形成原位免疫复合物}\end{array}\right.$

导致肾小球损伤的介质：

$\left\{\begin{array}{l}\text{补体-白细胞介导的机制：补体 C5～C9 构成的膜攻击复合物}\\\text{单核细胞和巨噬细胞、血小板、肾小球固有细胞、纤维素及其产物}\end{array}\right.$

肾小球肾炎的免疫学类型

1. 循环免疫复合物性肾炎	是由Ⅲ型超敏反应引起的免疫性病变，抗体与非肾小球性的可溶性抗原结合，形成免疫复合物，随血流经肾，沉积于肾小球内，并常与补体结合，引起肾小球病变呈现**颗粒状荧光**	
2. 原位免疫复合物性肾炎	①抗肾小球基膜抗体引起的肾炎	抗体与肾小球基膜反应，由于基膜结构改变或病原微生物与基膜成分发生交叉反应呈现**线性荧光**
	②Heymann 肾炎	原发性膜性肾小球肾炎的经典模型，抗体与脏层上皮细胞发生反应
	③抗体与植入抗原的反应	随血流定位于肾小球呈现颗粒状荧光
3. 细胞免疫性肾小球肾炎	细胞免疫产生的致敏 T 淋巴细胞	

二、基本病理变化

基本病理变化 $\left\{\begin{array}{l}\text{①细胞增多：系膜细胞、内皮细胞、壁层上皮细胞增生，中性粒细胞、单核细胞、巨}\\\quad\text{噬细胞及淋巴细胞浸润}\\\text{②基膜增厚：内皮下、上皮下或基膜内免疫复合物沉积}\\\text{③炎性渗出和坏死：中性粒细胞等炎症细胞、纤维素渗出，血管壁纤维素样坏死}\\\text{④玻璃样变：肾小球玻璃样变为各种肾小球肾炎发展的最后结果}\\\text{⑤肾小管和间质的改变：肾小管上皮细胞变性、管型，间质充血、水肿、炎症细胞浸润}\end{array}\right.$

三、临床表现

急性肾炎综合征	起病急，常表现为明显的血尿、轻至中度蛋白尿，常有水肿和高血压，严重时出现氮质血症
急进性肾炎综合征	起病急，病情进展快。出现水肿、血尿和蛋白尿等改变后，迅速发生少尿或无尿，伴氮质血症，并发展为急性肾衰竭
肾病综合征	主要表现为大量蛋白尿、明显水肿、低白蛋白血症、高脂血症和脂尿（三高一低）
无症状性血尿或蛋白尿	持续或复发性肉眼血尿或镜下血尿，或轻度蛋白尿，也可兼有
慢性肾炎综合征	主要表现为多尿、夜尿、低比重尿、高血压、贫血、氮质血症和尿毒症
氮质血症	肾小球病变使滤过率下降，引起血尿素氮和血浆肌酐水平增高
尿毒症	发生于急性和慢性肾衰竭晚期，除氮质血症的表现外，还出现胃肠道、神经、肌肉和心血管等系统的自身中毒症状和体征

☞**轻松提示** 不同病理类型的肾小球肾炎可有相同的临床表现。

四、肾小球肾炎的病理类型

（一）急性弥漫增生性肾小球肾炎（acute diffuse proliferative glomerulonephritis）

毛细血管内皮细胞和系膜细胞增生，伴中性粒细胞和巨噬细胞浸润，又称毛细血管内增生性肾小球肾炎。大部分**与感染有关**，又称感染后性肾小球肾炎。此型肾炎多见于儿童，成人也可发生。临床表现为**急性肾炎综合征**。

病因	A 族乙型溶血性链球菌感染引起
病理变化	肉眼：肾轻度或中度肿大、充血、包膜紧张、表面散在粟粒大小的出血点，故称大红肾或蚤咬肾
	光镜：肾小球体积增大，细胞数目显著增多，毛细血管内皮细胞和系膜细胞增生，伴中性粒细胞和巨噬细胞浸润。近曲小管上皮细胞发生变性，肾小管腔内出现蛋白管型、红细胞或白细胞管型及颗粒管型。肾间质充血、水肿并有少量炎症细胞浸润
	电镜：脏层上皮细胞和基底膜间有致密物质沉积，呈驼峰状
	免疫荧光：肾小球 IgG、IgM 和 C3 沉积，呈颗粒状荧光
临床病理联系	起病急，主要表现为急性肾炎综合征。血尿常为最早出现的症状，常伴蛋白尿，尿中还可出现各种管型。水肿也较早出现。大部分患者出现高血压。患者可出现少尿，一般于 2 周后逐渐恢复正常。儿童患者预后好，成人患者预后较差，转为慢性肾炎的比例较高

（二）急进性肾小球肾炎

急进性肾小球肾炎（rapidly progressive glomerulonephritis，RPGN）又称快速进行性肾小球肾炎、新月体性肾小球肾炎（crescentic glomerulonephritis，CrGN）。**以球囊壁层上皮增生**，形成大量新月体为主要病变特点。临床上，大多见于青年人和中年人，起病急骤，进展迅速，临床表现为**快速进行性肾炎综合征**。患者常在数周至数月内发生肾衰竭，死于尿毒症。

类型	Ⅰ型：抗肾小球基膜抗体引起，Goodpasture 综合征
	Ⅱ型：免疫复合物性肾炎，我国常见
	Ⅲ型：免疫反应缺乏型肾炎
病理变化	肉眼：双侧肾体积增大，色苍白，皮质表面可有点状出血
	光镜：多数肾小球球囊内有新月体形成。新月体主要由增生的壁层上皮细胞和渗出的单核巨噬细胞构成，在毛细血管球外侧形成新月形或环状结构。早期由增生的上皮细胞和单核细胞组成——细胞性新月体；以后纤维组织逐渐增多形成纤维-细胞性新月体；最后完全由纤维组织替代，成为纤维性新月体。肾小管上皮细胞发生玻璃样变性。肾间质出现水肿，炎症细胞浸润，后期发生纤维化
	电镜：除查见新月体外，部分病例见电子致密物的沉积物，几乎所有病例均见基膜的缺损和断裂
	免疫荧光：Ⅰ型表现为线形荧光，Ⅱ型则为颗粒状荧光，Ⅲ型为阴性
临床病理联系	病程短、起病急，常表现为血尿，伴红细胞管型、中度蛋白尿，并有不同程度的高血压和水肿，迅速出现少尿甚至无尿、高血压和氮质血症，最终发生肾衰竭。预后极差

（三）肾病综合征及相关的肾炎类型

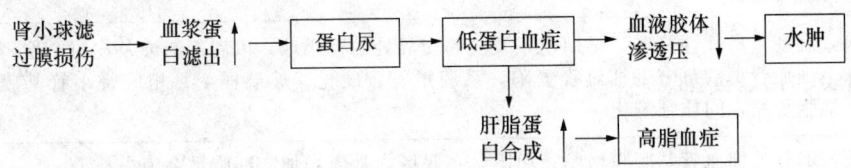

1. 膜性肾小球病（membranous glomerulonephritis）：是引起**成人**肾病综合征的常见原因。病变特征为上皮下出现含免疫球蛋白的电子致密物沉积物，引起弥漫性肾小球**毛细血管基底膜增厚**，又称为膜性肾病。

病因	慢性免疫复合物介导的毛细血管基底膜损伤
病理变化	肉眼：双肾肿大，色苍白，故称大白肾
	光镜：早期肾小球基本正常，之后基底膜发生弥漫性增厚
	电镜：上皮细胞肿胀，足突消失，基膜与上皮之间有大量电子致密沉积物。沉积物之间基底膜样物质增多伸出许多钉状突或梳齿，插入沉积物之间。随病变的发展，钉状突或梳齿逐渐从细变粗，慢慢将沉积物包埋于基底膜内，使基底膜显著增厚及不规则。而后沉积物逐渐崩解和消失，使基底膜出现虫蛀状空隙。而这些空隙以后又被基底膜样物质充填，又使基底膜极度增厚。另外，沉积物表面的脏层上皮的足突可出现融合，变为扁平或完全消失
	免疫荧光：IgG 和补体在基底膜沉积，表现为颗粒状荧光
临床病理联系	多见于成人，起病隐匿，表现为肾病综合征，非选择性蛋白尿。慢性进行性过程，对激素不敏感，部分患者可发展为肾功能不全和尿毒症

2. 微小病变性肾小球病（minimal change glomerulonephritis）：是引起**儿童**肾病综合征的最常见原因。病变特点是弥漫性**上皮细胞足突消失**。

病因和机制	免疫功能异常
病理变化	肉眼：肾肿胀，色苍白，切面肾皮质出现黄白色条纹
	光镜：肾小球无明显变化，故称为轻微病变性肾小球肾炎；肾小管上皮细胞内有玻璃样小滴和脂类沉积。肾小管上皮细胞内常有大量脂质沉积，故又称为脂性肾病
	电镜：弥漫性肾小球脏层上皮细胞足突消失，细胞胞体扁平，可见空泡及微绒毛形成，又称为足突病
	免疫荧光：**无免疫球蛋白及补体沉积**
临床病理联系	主要表现为肾病综合征，水肿出现最早，蛋白尿是小分子白蛋白，属选择性蛋白尿，皮质激素治疗对 90% 以上患儿疗效明显，成人对激素治疗反应缓慢或不明显

3. 局灶性节段性肾小球硬化（focal segmental glomerulosclerosis）：肾小球的硬化呈局灶性节段性，仅累及少数或部分肾小球，且病变局限于肾小球部分小叶或毛细血管祥。

病因和机制	由脏层上皮细胞损伤和改变引起
病理变化	肉眼：无特异改变
	光镜：病变呈局灶性分布，早期仅累及皮髓交界处的肾小球，以后逐渐波及皮质全层。肾小球毛细血管丛的部分毛细血管萎陷，系膜增宽、硬化、玻璃样变。相应肾小管基膜增厚，细胞萎缩，间质纤维化
	电镜：部分毛细血管基底膜增厚、塌陷，系膜区内基质增加，细胞足突消失
	免疫荧光：病变部位出现 IgM 和 C3 沉积
临床病理联系	大部分患者表现为肾病综合征，少数表现为蛋白尿。可发生于成人或儿童，多发展为慢性肾小球肾炎，儿童预后较好，成人预后较差

4. 膜增生性肾小球肾炎（membranoproliferative glomerulonephritis）：弥漫性肾小球**系膜细胞增生、系膜基质增多及基底膜不规则增厚**，又称系膜毛细血管性肾小球肾炎。

病理变化	肉眼：无特异改变
	光镜：肾小球体积增大，细胞数目增多，主要由于肾小球系膜细胞增生，同时分泌的基质增多，使系膜区增宽，且可见增生的系膜组织逐渐向周围毛细血管伸展，血管球呈分叶状。应用浸银和 PAS 染色，增厚的基底膜呈双轨状或分层状
	电镜：Ⅰ型：较多见，电子致密物在系膜区和内皮细胞下沉积 Ⅱ型：又称致密沉积物病，较少见，大量块状电子致密物沉积在基底膜致密层
	免疫荧光：Ⅰ型：C3 颗粒状沉积 Ⅱ型：C3 沉积
发病机制	Ⅰ型：循环免疫复合物沉积，激活补体 Ⅱ型：补体替代途径激活
临床病理联系	此型肾炎多见于儿童和青年，多表现为肾病综合征，也可有血尿或蛋白尿。本病起病缓慢，慢性进行性疾病，预后差，约 50％患者在 10 年内出现慢性肾衰竭

5. 系膜增生性肾小球肾炎（mesangial proliferative glomerulonephritis）：弥漫性肾小球**系膜增生及基质增多**，本病我国常见。

病因和机制	多种途径导致的免疫损伤
病理变化	肉眼：无特异改变
	光镜：肾小球系膜细胞和基质增生，系膜区增宽；毛细血管壁无明显变化，管腔通畅。系膜区内可有少数单核细胞和中性粒细胞浸润
	电镜：系膜区系膜细胞增生和基质增多，系膜区有电子致密物沉积
	免疫荧光：系膜区内免疫复合物沉积主要是 IgG 及 C3 沉积
临床病理联系	发病多见于青少年，男性多于女性。可表现为肾病综合征，也可表现为无症状蛋白尿和（或）血尿或慢性肾炎综合征。预后取决于病变的严重程度

（四）IgA 肾病（IgA nephropathy）

免疫荧光显示**系膜区有 IgA 沉积**。

病因和机制	IgA 免疫复合物沉积于系膜区，激活补体途径
病理变化	光镜：呈多样性，最常见的病变为系膜细胞增生和系膜基质增多。也可表现为局灶性节段性增生或硬化性改变，偶有较多新月体形成
	电镜：可见系膜区内出现电子致密物沉积，是诊断此病的必要依据
	免疫荧光：系膜区内出现 IgA 沉积
临床病理联系	是反复发作的镜下或肉眼血尿的最常见原因。在我国发病率高，约占原发性肾小球疾病的 30%。由 Berger 于 1968 年首先描述，又称 Berger 病。多发生于儿童及青年，临床主要表现反复发作的血尿，50%患者的血清 IgA 水平升高。许多人肾功能可长期维持正常，15%～40%患者病情缓慢进展，20 年内出现慢性肾衰竭

（五）慢性肾小球肾炎 （chronic glomerulonephritis）

多见于成人，预后差，临床表现复杂，常出现慢性肾炎综合征，是**各型肾小球肾炎发展到晚期的病理类型**。病变特点是大量肾小球发生玻璃样变和硬化，故又称慢性硬化性肾小球肾炎。

病因和机制	是各型肾小球肾炎发展到晚期的终末阶段
病理变化	肉眼：两侧肾对称性缩小，苍白，质地变硬；表面呈弥漫性的细颗粒状，颗粒大小比较一致；切面皮质变薄，皮髓质分界不清楚，称为继发性颗粒性固缩肾
	光镜：部分肾小球纤维化、玻璃样变，相应肾小管的萎缩、甚至消失；间质纤维组织化显著，使局部肾小球相对集中，间质中有慢性炎症细胞浸润；同时，残存的相对正常的肾单位发生代偿性变化，肾小球体积增大，肾小管也扩张，可见各种管型
临床病理联系	慢性肾炎综合征，出现多尿、夜尿、低比重尿、高血压、贫血、氮质血症和尿毒症。进展速度差异大，预后差，多因尿毒症或高血压引起的心力衰竭或脑出血死亡

各型肾小球肾炎病变特点比较

类型	好发人群	临床表现	发病机制	光镜特点	电镜特点
急性弥漫增生性肾小球肾炎	儿童	急性肾炎综合征	免疫复合物，循环或植入的抗原	弥漫性系膜细胞和内皮细胞增生	上皮下驼峰状致密物沉积
急进性肾小球肾炎	青年和中年	快速进行性肾炎综合征	抗 GBM 型、免疫复合物型、免疫反应缺乏型	新月体形成	Ⅰ型：线形荧光 Ⅱ型：颗粒状荧光 Ⅲ型：阴性
膜性肾小球病	成人	肾病综合征	自身抗体与抗原原位反应	弥漫性 GBM 增厚，钉突形成	上皮下致密物沉积，GBM 增厚
微小病变性肾小球病	儿童	肾病综合征	不清，肾小球阴离子丧失，足细胞损伤	肾小球正常，肾小管脂质沉积	上皮细胞足突消失，无沉积物
局灶性节段性肾小球硬化	成人或儿童	肾病综合征 蛋白尿	不清，循环性通透性增高因子作用？足细胞损伤	局灶性节段性玻璃样变和硬化	上皮细胞足突消失、上皮细胞剥脱
膜增生性肾小球病	儿童和青年	肾病综合征 血尿、蛋白尿 慢性肾衰竭	Ⅰ型：循环免疫复合物沉积 Ⅱ型：补体替代途径激活	系膜增生，插入基膜增厚，双轨状	Ⅰ型：内皮下沉积物 Ⅱ型：致密沉积物
系膜增生性肾小球肾炎	青少年	蛋白尿、血尿 肾病综合征	不明	系膜细胞增生，系膜基质增多	系膜区沉积物
IgA 肾病	儿童及青年	反复发作的血尿或蛋白尿	不明，IgA 分泌与清除异常	局灶性节段性增生或弥漫性系膜增宽	系膜区沉积物
慢性肾小球肾炎	成人	慢性肾炎综合征	根据原病变类型	肾小球玻璃样变、硬化	因肾炎起始类型而异

第二节　肾小管-间质性肾炎

一、肾盂肾炎

1. 急性肾盂肾炎（acute pyelonephritis）：是由**细菌感染**引起的累及**肾盂、肾间质**和肾小管的**化脓性**炎症。

病因	大肠埃希菌
感染途径	1. 血源性（下行性）感染 2. 上行性感染（主要途径）
诱因	膀胱输尿管反流，尿路阻塞，膀胱检查操作
病理变化	肉眼：血源性感染多双侧受累，上行性感染可为单侧，也可为双侧。肾体积增大，表面充血，有散在、稍隆起的黄白色脓肿，周围见紫红色充血带。病变弥散分布，也可融合成大脓肿。切面肾髓质内见黄色条纹，并向皮质延伸，可有脓肿形成。肾盂黏膜充血水肿，表面有脓性渗出物
	镜下：灶状的间质性化脓性炎或脓肿形成和肾小管坏死。上行性感染病变先累及肾盂，病变逐渐向肾实质蔓延。血源性感染先累及肾皮质，病变发生于肾小球及其周围的肾间质，以后逐渐扩展，破坏邻近组织，并向肾盂蔓延
临床病理联系	起病急，患者出现发热、寒战、白细胞增多等症状，常有腰部酸痛和肾区叩痛，可出现尿急、尿频、排尿困难等膀胱和尿道的刺激症状。尿检查可显示脓尿、蛋白尿、管型尿和菌尿等，也可出现血尿，白细胞管型对肾盂肾炎的临床诊断有意义。如无并发症预后较好，细菌持续存在，病情可复发
并发症	肾乳头坏死，肾盂积脓，肾盂周围脓肿

2. 慢性肾盂肾炎（chronic pyelonephritis）

病因和发病机制	可由急性肾盂肾炎而来，尿路阻塞、膀胱输尿管反流等使感染反复发作
病理变化	肉眼：病变可为单侧或双侧肾体积缩小，质地变硬，表面高低不平，有不规则的大的凹陷性瘢痕
	镜下：病变呈不规则片状，夹杂于相对正常的肾组织间；瘢痕区的肾组织破坏，肾间质和肾盂黏膜纤维组织大量增生，其中有大量慢性炎症细胞浸润；肾小管多萎缩、坏死，由纤维组织替代
临床病理联系	慢性肾盂肾炎病变迁延，常反复急性发作，是引起慢性肾衰竭的一个重要原因

二、药物和中毒引起的肾小管-间质性肾炎

1. 急性药物性间质性肾炎

　　病因：抗生素、利尿药、非甾体抗炎药及其他药物

　　机制：免疫反应

　　临床表现：用药后 2～40 天出现发热、一过性嗜酸性粒细胞增高、皮疹、血尿、蛋白尿、白细胞尿、血清肌酐水平增高，甚至少尿

　　病理变化：肾间质出现严重的水肿、淋巴细胞和巨噬细胞浸润，并有大量嗜酸性粒细胞和中性粒细胞

　　肾小球通常不受累

2. 镇痛药性肾炎
- 病因：混合服用两种以上镇痛药引起
- 机制：药物毒性和缺血共同作用的结果
- 病理变化：
  - 肉眼：肾乳头坏死、钙化、脱落
  - 镜下：肾乳头坏死，局部结构破坏，皮质肾小管萎缩，间质纤维化，淋巴细胞和巨噬细胞浸润
- 临床表现：慢性肾衰竭、高血压和贫血

3. 马兜铃酸肾病
- 病因：服用马兜铃属中药
- 急性：
  - 临床表现：急性肾衰竭
  - 病理变化：急性肾小管坏死
- 慢性：
  - 临床表现：慢性马兜铃酸肾病
  - 病理变化：慢性肾小管-间质性肾病，多灶或大片状纤维化，白细胞浸润不明显，又称寡细胞性肾间质纤维化

第三节　肾和膀胱常见肿瘤

一、肾细胞癌

是由**肾小管上皮细胞发生**的恶性肿瘤，简称肾癌，是肾最常见的恶性肿瘤。多 40 岁以后发病，男性多于女性。

遗传性肾细胞癌
- Von Hippel-Lindua 综合征
- 遗传性（家族性）透明细胞癌
- 遗传性乳头状癌

病 理 特 点

肉眼	发生于一侧肾，上下两极多见，一般为单个、圆形，大小差别较大，可有假包膜形成。切面肿瘤呈灰黄色、灰白色或红棕色等多彩状。肿瘤还可侵入肾静脉，沿着静脉管腔生长，并引起血道转移	
光镜	类型	1. 透明细胞癌：肿瘤细胞体积较大，呈立方形、圆形和多边形，胞浆丰富，透明或细颗粒状，核圆形，较小深染
		2. 乳头状癌：肿瘤细胞呈立方或矮柱状，有明显乳头结构形成
		3. 嫌色细胞癌：肿瘤细胞胞质淡嗜碱性，核周常有空晕，癌细胞排列呈实性片状
	肾细胞癌间质很少，但血管丰富，以血道转移最为重要和常见	
临床病理联系	血尿是肾癌的主要症状，常为间歇性。腰痛、肾区肿块、血尿为具有诊断意义的三个典型症状。预后较差，可广泛转移，最常见是转移到肺和骨	

二、肾母细胞瘤

是起源于**后肾胚基组织**的**恶性肿瘤**，又称 Wilms 瘤，**儿童多见**，可伴有不同先天畸形。

病理变化	肉眼：单个实性肿物，体积较大，边界清，可有假包膜，质软，切面鱼肉样，灰白或灰红色
	镜下：具有肾不同发育阶段的结构，包括间叶组织的细胞、上皮样细胞和幼稚细胞
临床病理联系	与先天畸形有一定的关系，症状为腹部包块。手术和化疗效果好

三、膀胱尿路上皮肿瘤

绝大多数起源于移行上皮，其发生与苯胺染料等化学物质、吸烟、病毒感染和膀胱黏膜的慢性炎症等慢性刺激有关。

好发部位	膀胱三角区和膀胱侧壁的输尿管开口处
肉眼	可单发也可多发，分化好的成乳头状、息肉状；分化差的呈扁平状突起，基底宽、无蒂可向周围浸润
镜下	1. 移行细胞癌Ⅰ级，肿瘤组织大多呈乳头状结构，乳头分支较多，细胞有一定的异型性
	2. 移行细胞癌Ⅱ级，癌细胞除形成乳头状结构外，并形成不规则的癌细胞团或条索，向固有膜或肌层浸润；核深染，核分裂象多
	3. 移行细胞癌Ⅲ级，癌细胞弥漫分布或形成不规则的实体性巢状结构；癌细胞的分化很差，异型性明显，可见瘤巨细胞和病理性核分裂象
	其他类型：鳞癌、腺癌等
临床病理联系	无痛性血尿是膀胱癌最常见的症状。肿瘤侵犯膀胱壁，刺激黏膜并发感染，出现尿频、尿急和尿痛等膀胱刺激症状。肿瘤阻塞尿道开口引起肾盂积水或积脓。膀胱癌术后易复发，复发瘤分化变差

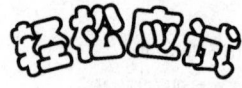

一、名词解释

1. 急性肾炎综合征（acute nephritic syndrom）
2. 新月体（crescent）
3. 氮质血症（azotemia）
4. 大红肾
5. 蚤咬肾
6. 脂性肾病（lipoid nephrosis）
7. 大白肾
8. 肺出血肾炎综合征（Goodpasture syndrome）
9. 慢性硬化性肾小球肾炎（chronic sclerosing glomerulonephritis）
10. 尿毒症（uremia）
11. 肾病综合征（nephrotic syndrom）
12. 肾盂肾炎（pyelonephritis）

二、选择题

【A 型题】

1. 肾小球肾炎中免疫荧光检查阳性物是
   A. 抗原
   B. 抗体
   C. 补体
   D. 抗体、补体
   E. 细菌、抗体、补体
2. 急性肾小球肾炎是
   A. 以变质为主的炎症
   B. 以渗出为主的炎症
   C. 以增生为主的炎症
   D. 以坏死为主的炎症
   E. 以出血为主的炎症
3. 急性弥漫增生性肾小球肾炎电镜下病变特点是
   A. 肾小球毛细血管基底膜内皮细胞下见致密沉积物

B. 肾小球毛细血管基底膜上皮侧见驼峰状致密沉积物

C. 脏层上皮细胞足突融合

D. 肾小球毛细血管基底膜有缺损

E. 肾小球毛细血管基底膜内见致密沉积物

4. 链球菌感染后肾小球肾炎电镜下沉积物多存在于

A. 内皮下

B. 基底膜致密层

C. 基底膜和脏层上皮细胞间，呈驼峰状

D. 基底膜和脏层上皮细胞间，被基底膜钉状突起分隔

E. 壁层上皮下

5. 急进性肾小球肾炎的主要病变是

A. 肾球囊脏层上皮细胞增生

B. 毛细血管壁纤维蛋白样坏死

C. 单核细胞渗出于肾球囊内

D. 中性粒细胞渗出于肾球囊内

E. 肾球囊壁层上皮细胞增生

6. 下列哪项是 Goodpasture 综合征的主要病变

A. 肺出血合并肾盂肾炎

B. 肺出血合并肾小管坏死

C. 肺出血合并肾小球肾炎

D. 肺水肿合并肾小球肾炎

E. 肺出血合并肾衰竭

7. 微小病变性肾小球病在光镜下的改变是

A. 肾小球轻度肿大

B. 小球内皮细胞轻度增生

C. 肾小管上皮细胞内出现脂滴和蛋白小滴

D. 肾小管上皮细胞水变性

E. 肾小球基底膜增厚

8. 微小病变型肾小球病的病理学特点是

A. 嗜银染色显示毛细血管基底膜上形成许多钉状突起

B. 肾小球囊脏层上皮细胞足突消失

C. 系膜细胞增生

D. 系膜基质增生

E. 内皮细胞增生

9. 肾病综合征临床表现**除外**

A. 血尿

B. 蛋白尿

C. 严重水肿

D. 低蛋白血症

E. 高脂血症

10. 电镜下显示肾小球基底膜与内皮细胞之间有电子致密的沉积物，考虑为

A. 急性增生性肾小球肾炎

B. 快速进行性肾小球肾炎

C. 膜性肾小球病

D. 膜增生性肾小球肾炎（Ⅰ型）

E. 膜增生性肾小球肾炎（Ⅱ型）

11. 膜性肾小球病的肉眼变化是

A. 大红肾

B. 大白肾

C. 蚤咬肾

D. 瘢痕肾

E. 固缩肾

12. 膜性肾小球病的病变特点是

A. 肾小球毛细血管基膜增厚、滤过率降低

B. 肾小球毛细血管基膜增厚、通透性增加

C. 肾小球毛细血管基膜增厚呈车轨状或分层状

D. 肾小球毛细血管基膜变薄、断裂

E. 肾小球毛细血管基膜变薄、断裂，通透性增加

13. 膜增生性肾小球肾炎的主要病理特点是

A. 肾小球系膜细胞的内皮细胞增生

B. 肾小球基底膜弥漫增厚并有钉突形成

C. 肾小球系膜细胞增生、基底膜增厚及分层

D. 肾小球硬化

E. 肾小球无明显病变

14. 关于膜增生性肾小球肾炎，下述哪项是**错误的**

A. 是一种慢性进行性疾病

B. 可有低补体血症

C. 毛细血管基底膜均匀规则增厚

D. 毛细血管丛呈分叶状

E. 偶尔可有新月体形成

15. 系膜增生性肾小球肾炎的主要病变是
    A. 系膜细胞和基质增生
    B. 系膜硬化
    C. 单核细胞浸润
    D. 中性粒细胞浸润
    E. 系膜基质增生

16. 慢性肾小球肾炎的肾小球变化主要是
    A. 肾小球纤维化，玻璃样变性
    B. 肾小球周围纤维化，肾球囊壁增厚
    C. 入球小动脉玻璃样变性，肾小球萎缩
    D. 肾小球毛细血管内皮细胞增生，肾小球缺血
    E. 肾小球球囊脏层上皮细胞显著增生

17. 下列关于肾盂肾炎的叙述哪一项是**错误**的
    A. 多见于女性，多由上行性感染引起
    B. 上行性感染首累及肾盂，下行性感染先累及皮质的间质
    C. 是由细菌直接感染肾间质引起的炎症
    D. 是肾盂黏膜和肾小球的增生性炎症
    E. 可形成大小不等的多发性脓肿

18. 慢性肾盂肾炎的主要病变特点是
    A. 确诊主要靠肾穿刺活体组织检查
    B. 肉眼观表现为颗粒性固缩肾
    C. 均由急性肾盂肾炎转变而来
    D. 小血管常有纤维蛋白样坏死
    E. 肾有凹陷性瘢痕，肾盂、肾盏变形

19. 引起肾盂肾炎的最常见致病菌是
    A. 葡萄球菌
    B. 变形杆菌
    C. 大肠埃希菌
    D. 产气杆菌
    E. 链球菌

20. 肾细胞癌最常见的组织学类型是
    A. 鳞状细胞癌
    B. 腺癌
    C. 粒细胞癌
    D. 透明细胞癌
    E. 未分化癌

21. 肾细胞癌的典型临床表现是
    A. 尿频、尿急、尿痛
    B. 蛋白尿
    C. 水肿

D. 高血压
E. 血尿、肾区疼痛、肿块

22. 膀胱癌最突出的临床表现
    A. 无痛性血尿
    B. 膀胱刺激综合征
    C. 尿路梗阻
    D. 蛋白尿和管型尿
    E. 腹部肿块

23. 决定膀胱癌预后最重要的因素是
    A. 组织学类型
    B. 性别、年龄
    C. 肿瘤的分化程度和浸润范围
    D. 是否合并结石
    E. 是否发生血行转移

24. 慢性肾盂肾炎的描述中，哪项是正确的
    A. 双肾弥漫受累
    B. 肾小管和间质化脓性炎
    C. 肾周围组织不受累
    D. 不引起肾功能不全
    E. 血源性感染占多数

25. 急进性肾小球肾炎的病变特点是
    A. 肾小球系膜细胞大量增生
    B. 肾小球内皮细胞显著增生
    C. 肾小球囊壁层上皮细胞显著增生
    D. 毛细血管基底膜多量钉状突起
    E. 毛细血管壁增厚呈双轨状或分层状

26. 下列描述中，哪一项符合急性弥漫增生性肾小球肾炎
    A. 系膜细胞和内皮细胞增生
    B. 系膜细胞和基质增生
    C. 壁层上皮细胞增生
    D. 毛细血管壁呈双轨状
    E. 毛细血管壁增厚显著

27. 膜增生性肾小球肾炎的病理特点是
    A. 肾球囊壁层细胞显著增生
    B. 肾小球内新月体形成
    C. 系膜细胞和内皮细胞增生
    D. 毛细血管壁呈双轨状
    E. 毛细血管内皮细胞增生

28. 下列哪项符合膜增生性肾小球肾炎
    A. 起病急骤
    B. 常表现为急性肾炎综合征

C. 银染色显示毛细血管壁呈双轨状

D. 部分患者补体升高

E. 激素和免疫抑制治疗效果明显

29. 肺出血肾炎综合征患者咯血是由于

A. 肺淤血

B. 肺纤维素性炎

C. 肺化脓性炎

D. 交叉免疫反应引起的肺损伤

E. 肺空洞

30. 引起儿童肾病综合征的最常见肾小球疾病是

A. 脂性肾病

B. 新月体性肾炎

C. IgA 肾病

D. 节段性肾炎

E. 弥漫增生性肾炎

31. 致密沉积物病属于下列哪种肾小球肾炎

A. 膜性肾小球病

B. 急进性肾小球肾炎

C. 系膜增生性肾小球肾炎

D. 膜增生性肾小球肾炎

E. 急性弥漫增生性肾小球肾炎

32. 引起急进性肾小球肾炎发生的主要基础病变是

A. 基底膜缺损、断裂

B. 中性粒细胞渗出

C. 单核细胞渗出

D. 系膜细胞增生

E. 内皮细胞增生

33. 膜性肾小球病电镜下的特征性病变是

A. 系膜区低密度电子致密物沉积

B. 基底膜外侧驼峰样电子致密物沉积

C. 上皮下电子致密物与基底膜样物质形成钉突样结构

D. 基底膜内皮侧、致密层和系膜区电子致密物沉积

E. 双轨征

34. 患者，女，30 岁。1 周来发热、尿频、尿急、尿痛伴腰痛，既往无类似病史。查体：体温 38.3℃，心肺检查未见异常，腹软，肝脾肋下未触及，双肾区有叩击痛。实验室检查：尿蛋白（＋），白细胞

30～50/HP，可见白细胞管型。对该患者最可能的诊断是

A. 急性肾小球肾炎

B. 急性尿道炎

C. 急性膀胱炎

D. 急性肾盂肾炎

E. 肾结核

【X 型题】

1. 慢性肾盂肾炎的病变特点有

A. 形成颗粒性固缩肾

B. 肾小管、肾间质活动性炎症

C. 部分肾组织纤维化瘢痕形成

D. 肾盂肾盏变形

2. 临床主要表现为肾病综合征的肾小球肾炎有

A. 膜性肾小球病

B. 膜增生性肾小球肾炎

C. IgA 肾病

D. 急性弥漫增生性肾小球肾炎

3. 膜性肾小球病的肾小球光镜变化为

A. 基底膜弥漫性增厚

B. 内皮细胞和系膜细胞增生

C. 肾球囊壁层上皮细胞增生

D. 基底膜呈梳齿状

4. 一老年患者出现无痛性血尿的可能诊断是

A. 肾盂肾炎

B. 肾母细胞瘤

C. 膀胱乳头状瘤

D. 膀胱癌

5. 电镜下系膜增生性肾小球肾炎的常见病理变化是

A. 基膜增厚

B. 系膜细胞增生

C. 系膜内电子致密物沉积

D. 内皮细胞下大量电子致密物沉积

6. 膜增生性肾小球肾炎的临床病理特点有

A. 低补体血症

B. 临床表现为肾病综合征

C. 肾小球系膜增生，系膜区增宽

D. 肾小球毛细血管壁增厚，管腔狭窄

7. 肾小球内系膜细胞具有下列功能

A. 收缩功能

B. 吞噬功能

C. 产生血管活性物质

D. 血管活性因子及生长因子

8. 微小病变性肾小球病会出现

A. 足突消失

B. 肾小球基本正常

C. 近曲小管上皮细胞内出现大量脂质

D. 肾病综合征

9. 尿毒症患者尸检中常见

A. 绒毛心

B. 大红肾

C. 纤维素性肺炎

D. 结肠黏膜片状溃疡

10. 肾盂积水的病因有

A. 先天性尿道狭窄

B. 肾结石阻塞输尿管

C. 输尿管炎性阻塞

D. 泌尿系统内部肿瘤

11. 在单侧或双侧肾表面见到大小不一、不对称分布的凹陷性瘢痕，其原因可能是

A. 肾动脉粥样硬化

B. 慢性肾盂肾炎

C. 肾结石

D. 高血压病

12. 肾盂肾炎的病变有如下特点

A. 病变主要存在于肾间质

B. 由细菌直接感染引起

C. 以渗出性炎为主要病变

D. 病变分布不均匀

三、问答题

1. 简述免疫复合物性肾小球肾炎的发病机制。

2. 简述微小病变性肾小球病的病变、临床病理联系及结局。

3. 哪些类型的肾小球肾炎临床上可表现为肾病综合征？

4. 简述急性弥漫增生性肾小球肾炎的病变特征、临床病理联系及其发生的机制。

5. 简述膜增生性肾小球肾炎的病变特点、临床表现及结局。

6. 试述急进性肾小球肾炎的病变、临床病理联系及发生机制。

7. 简述肺出血肾炎综合征时肺、肾的病理变化。

8. 试述慢性肾小球肾炎病变特征及临床病理联系。

9. 简述急性肾盂肾炎的病理变化、并发症及临床病理联系。

10. 简述慢性肾炎与慢性肾盂肾炎的病理变化在肉眼形态和光镜下结构上有何差异。

11. 试比较急性肾盂肾炎血源性感染和上行性感染病变的区别。

12. 引起固缩肾的疾病有哪些，分述其病理特点。

13. 试述膀胱移行细胞癌分为三级的依据。

选择题参考答案

A 型题：

1. D　　2. C　　3. B　　4. C　　5. E　　6. C　　7. C　　8. B　　9. A　　10. D

11. B　　12. B　　13. C　　14. C　　15. A　　16. A　　17. D　　18. E　　19. C　　20. D

21. E　　22. A　　23. C　　24. B　　25. C　　26. A　　27. D　　28. C　　29. D　　30. A

31. D　　32. A　　33. C　　34. D

X 型题：

1. BCD　　2. ABC　　3. AD　　4. CD　　5. BC　　6. ABCD　　7. ABCD

8. ABCD　　9. ACD　　10. ABCD　　11. AB　　12. ABCD

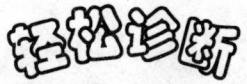

病例摘要

患者，男性，51 岁。体弱、乏力 3 年，嗜睡伴恶心、呕吐 1 个月入院。3 年前开始出现乏力、身体虚弱，常有低热（38℃左右），逐渐尿频。近 2 个月出现皮肤瘙痒，1 个月前出现嗜睡，恶心，呕吐。1 周前气短，呼气中有氨味。

既往体健。

体格检查：慢性病容，体温 38.5℃，血压 135/75mmHg。皮肤多处瘙痒抓痕，浅表淋巴结无异常。双肺散在湿啰音，胸骨柄两侧可闻及心包摩擦音。腹部无异常。神经系统检查无异常。实验室检查：Hb 45g/L，WBC 9.5×10^9/L，N 0.65，淋巴细胞（L）0.34。血清尿素氮 67.1mmol/L，血清尿酸 0.5mmol/L，血清肌酐 265μmol/L，CO_2CP 10mmol/L。血培养：无细菌生长。尿蛋白（＋），比重 1.008，查见白细胞、红细胞及管型。尿培养：大肠埃希菌生长。胸部 X 线：两肺野呈不规则片状模糊阴影，以下部多见；心界不增大；肾影缩小。

入院后予以支持及对症治疗，但体温不退。1 周后体温逐渐升高，住院期间输血数次，病情无好转。入院后第 10 天神志不清，BUN 214mmol/L，第 12 天抢救无效死亡。

尸检摘要：

1. 肺：双肺重 1650g，切面见部分区域实变，挤压时仅少量液体溢出，镜下见肺淤血、水肿，肺泡腔内大量纤维素及少许单核细胞，特殊染色未查见病原体。

2. 心脏：重 315g，心包上有纤维素附着，心脏各瓣膜未见畸形和赘生物。镜下见：心肌水肿，心外膜大量纤维素附着，其间少量淋巴细胞浸润，心内膜无异常。

3. 肾：左 61g，右 72g，表面呈大小不等颗粒状，并见多个不规则分布的凹陷性瘢痕，切面皮髓质分界不清，肾盂黏膜粗糙。组织切片见多数肾小球纤维化、透明变性，相应肾小管消失，代之以纤维组织伴多量淋巴细胞及少许中性粒细胞浸润，部分肾小球呈代偿性肥大，相应肾小管高度扩张，管腔内有胶样管型。

4. 脑：重 1460g，脑沟变浅，脑回增宽，小脑扁桃体疝，组织切片见部分神经细胞变性，脑水肿。

讨论题

1. 请作出病理诊断并分析病变的发生、发展过程。

2. 试用病理改变解释临床表现。

3. 应与哪些疾病进行鉴别？

病例分析

1. 病理诊断：慢性肾盂肾炎、肾继发性硬化（固缩肾）

　　　　　　尿毒症

　　　　　　氮质血症、肾性脑病、脑水肿、脑疝

　　　　　　纤维素性小叶性肺炎、胸膜炎

　　　　　　纤维素性心包炎

　　　　　　贫血

　　　　　　尿素性皮炎

病变的发生、发展过程：

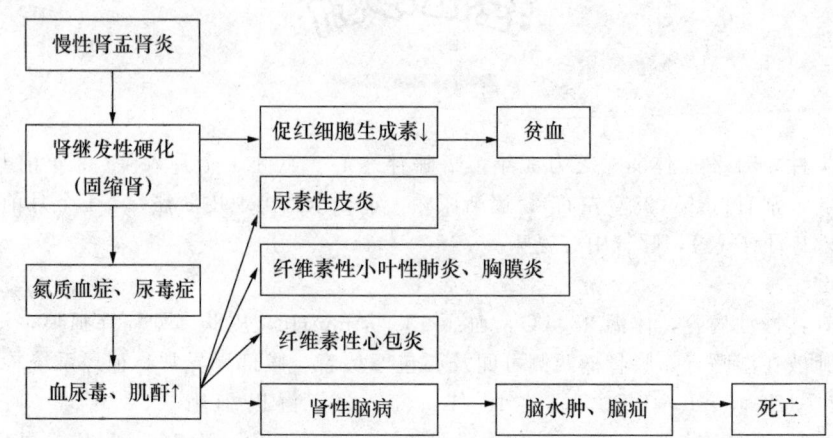

2. 上行性泌尿系统感染累及肾盂肾盏，肾盂黏膜粗糙，肾间质淋巴细胞浸润，发生慢性肾盂肾炎，故常有低热、尿频等症状。由于慢性炎症存在，逐渐累及肾小管、肾小球，久而久之，肾小球纤维化、透明变性，相应肾小管消失代之以纤维组织伴多量淋巴细胞及少许中性粒细胞浸润，部分肾小球呈代偿性肥大，相应肾小管高度扩张，管腔内有胶样管型。肾缩小表面呈大小不等颗粒状，并见多个不规则分布的凹陷性瘢痕，切面皮髓质分界不清，肾盂黏膜粗糙，称为固缩肾。表现为慢性肾炎综合征，多尿、夜尿、脓尿、管型尿。促红细胞生成素减少，发生肾性贫血。肾滤过功能受损，血尿毒、肌酐升高（氮质血症）、尿素在皮肤析出引起瘙痒（尿素性皮炎），在心外膜引起心包炎，在肺引起纤维素性小叶性肺炎、胸膜炎。最后引起肾性脑病、脑水肿、脑疝造成死亡。

3. 鉴别诊断：

慢性肾小球肾炎：简称为慢性肾炎，系指各种病因引起的不同病理类型的双侧肾小球弥漫性或局灶性炎症改变，临床起病隐匿，病程冗长，病情多发展缓慢的一组原发性肾小球疾病的总称。组织学特点：部分肾小球纤维化、玻璃样变，相应肾小管萎缩、甚至消失；间质纤维化显著，使局部肾小球相对集中，间质中有慢性炎症细胞浸润；同时，残存的相对正常的肾单位发生代偿性变化，肾小球体积增大，肾小管也扩张，可见各种管型。临床表现是水肿、高血压和尿异常改变。具有蛋白尿、血尿（相差显微镜检多见多形态改变的红细胞）、高血压、水肿、肾功能不全等肾小球肾炎临床表现，病程持续1年以上，除外继发性肾小球肾炎引起者，应考虑本病。

（刘玉婷）

第13章 生殖系统和乳腺疾病

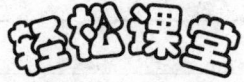

本章包括男、女性生殖系统和乳腺的常见疾病，主要包括炎症、肿瘤、与内分泌失调及妊娠有关的疾病。炎症性疾病病理变化比较单一，而肿瘤的分型比较复杂。

第一节 子宫颈疾病

一、慢性子宫颈炎

好发年龄：育龄期妇女。

常见病因：细菌、病毒、分娩及机械损伤。

临床表现：白带增多。

病理特点 { 黏膜充血水肿，伴慢性炎症细胞浸润 / 子宫颈腺上皮增生及鳞状上皮化生 / 纳博特囊肿（Nabothian cyst）/ 子宫颈息肉 / 子宫颈真性糜烂

> **☞ 轻松提示**
>
> 宫颈糜烂与真性糜烂的区别 { 宫颈糜烂：通常指由于损伤导致鳞状上皮被柱状上皮所取代，而柱状上皮较薄，上皮下血管易显露而呈红色糜烂状 / 真性糜烂：指上皮组织坏死脱落后形成浅表的组织缺损

二、子宫颈上皮内瘤变和子宫颈癌

（一）子宫颈上皮内瘤变（cervical intraepithelial neoplasia，CIN）

包括子宫颈上皮异型增生（cervical epithelial dysplasia）和原位癌（carcinoma in situ）。

1. 子宫颈上皮异型增生

概念：子宫颈上皮部分被不同程度异型细胞所取代，属癌前病变。

病理特点：异型细胞类似正常基底细胞，体积大小不等，细胞核较大、深染，核膜不规则，细胞质稀少，细胞排列紊乱，可见核分裂。

分级 { Ⅰ级：轻度，异型细胞局限于上皮层的下 1/3 区 / Ⅱ级：中度，异型细胞占上皮层的下 1/2～2/3 区 / Ⅲ级：重度，异型细胞超过上皮层的下 2/3，未累及上皮全层

2. 原位癌：非典型增生的上皮从基底层开始逐渐向表层发展，若上皮全层均为异型细胞所取代，但未突破基膜。称为原位癌。

☞**轻松提示**　原位癌累及腺体：原位癌细胞通过宫颈腺口蔓延至子宫颈腺体内，取代部分或全部腺上皮，但未突破腺体的基膜。属于原位癌范畴。

> CIN 分级：新的分级方法，已逐步被临床和病理接受
> 　　CIN Ⅰ级：相当于Ⅰ级异型增生
> 　　CIN Ⅱ级：相当于Ⅱ级异型增生
> 　　CIN Ⅲ级：包括Ⅲ级异型增生和原位癌

3. CIN 临床特点
- 临床无明显症状
- 肉眼：充血、糜烂，与慢性宫颈炎相似
- 检查：高危部位（子宫颈鳞柱状上皮交界处），有多种方法检查，如碘液试验，正常为棕色，不着色提示有病变

CIN 与宫颈癌的发生与**人乳头瘤病毒（HPV）**感染有很密切的关系，特别是高危型（HPV-16，HPV-18）病毒的感染。其所编码产生的 E6、E7 蛋白可使肿瘤抑制基因 p53、Rb 失活，同时活化细胞周期蛋白，导致上皮细胞增生失调。

☞**轻松提示**　从鳞状上皮异型增生到原位癌是一个逐渐演化的过程，异型增生不一定都发展为原位癌乃至浸润癌，有些可自行消退。临床上多无自觉症状。

（二）子宫颈癌 (cervical carcinoma)

- 是女性常见恶性肿瘤
- 多见于 40～60 岁
- 与早婚、早育、多产、慢性炎症等多种因素相关
- 与 HPV 感染密切相关（85%），尤其是 HPV-16、18、31、33 等型

肉眼病理变化：多发生于宫颈外口
- 糜烂型：潮红、颗粒状，质脆（多属原位癌和早期浸润癌）
- 外生型：乳头状、菜花状（表面坏死及浅溃疡）
- 浸润型：内生性（宫颈表面光滑，易漏诊）
- 溃疡型：火山口状

镜下病理变化：

1. 子宫颈鳞状细胞癌 (squamous cell carcinoma of the cervix)：约占 80%
- 早期浸润癌或微小浸润性鳞状细胞癌：癌细胞突破基底膜，在固有层内的浸润深度不超过基底膜下 5mm
- 浸润癌：癌细胞突破基底膜，在固有层内的浸润深度超过基底膜下 5mm

鳞癌分化特征为
- 单个细胞角化（细胞内角蛋白形成）
- 癌巢内角化珠
- 丰富的细胞间桥

高分化：广泛存在三种分化特征

中分化：20％癌组织内可见细胞角化及癌珠

低分化：少量细胞角化和细胞间桥，无癌珠

2. 子宫颈腺癌（cervical adenocarcinoma），约占 20％

高分化：癌细胞均排列成腺管状。腺管由单层癌细胞构成，胞核位于基底侧，异型性小，腺腔侧可见明显胞浆带

中分化：腺体分散，轮廓不整齐，大小不等。癌细胞有一定异型性

低分化：癌细胞大多为实性条索或巢状结构，仅少数（＜1/3）呈腺管状。异型性明显

3. 扩散

直接蔓延：侵犯肿瘤周围正常组织

淋巴道转移：子宫旁、闭孔、髂内外、锁骨上等淋巴结

血道转移：少见，可转移至肺、骨、肝

4. 临床病理联系

早期症状不明显

不规则阴道流血及接触性出血

白带增多，腥臭味

下腹部及腰骶部疼痛

子宫膀胱瘘或子宫直肠瘘

5. 临床分期

0 期：原位癌

Ⅰ 期：肿瘤局限于宫颈内

Ⅱ 期：肿瘤侵犯宫颈外，但未及盆腔壁及阴道下 1/3

Ⅲ 期：肿瘤侵及盆腔壁及阴道下 1/3

Ⅳ 期：全身远处转移，如膀胱黏膜或直肠

第二节　子宫体疾病

一、子宫内膜异位症

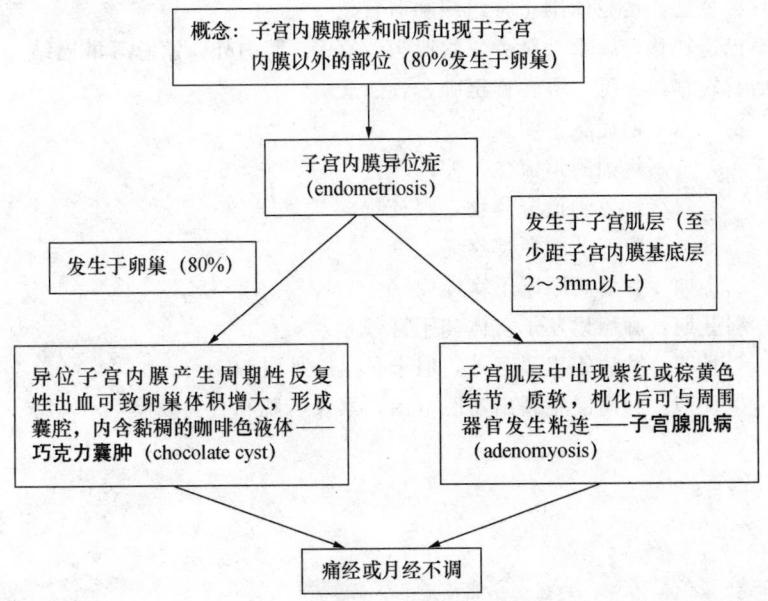

二、子宫内膜增生症

概念：子宫内膜增生症（endometrial hyperplasia）是由于内源性或外源性**雌激素增高**引起的子宫内膜腺体或间质增生。

好发年龄：育龄期和更年期妇女。

临床表现：功能性子宫出血。

分型	病理特点	结局
单纯性增生（simple hyperplasia）	也称为轻度增生或囊性增生，腺体数量增多，腺上皮为单层或假复层，细胞无异型性	约 1% 可进展为子宫内膜腺癌
复杂性增生（complex hyperplasia）	也称腺瘤型增生，腺体明显增生，结构复杂，上皮细胞无异型性，内膜间质明显减少	约 3% 可进展为子宫内膜腺癌
异型增生（atypical hyperplasia）	在复杂性增生的基础上，伴有上皮细胞异型性	约 1/3 患者 5 年内可进展为子宫内膜腺癌

三、子宫肿瘤

（一）子宫内膜腺癌（endometrial adenocarcinoma）

子宫内膜上皮细胞源性（子宫体癌）
多见于绝经期和绝经期后女性（55～65 岁）
雌激素长期持续作用、子宫内膜增生
生长缓慢，较长时间局限于子宫腔内

1. 病理变化
   - 肉眼
     - 弥漫型：子宫内膜弥漫增厚，粗糙不平，灰白，质脆，坏死出血或溃疡
     - 局限型：于子宫底或子宫角，息肉或乳头状突入宫腔
   - 镜下：高、中、低分化腺癌

2. 扩散
   - 直接蔓延：侵犯周围正常组织和器官
   - 淋巴道转移：腹主动脉旁、腹股沟、宫旁、髂内外、髂总等淋巴结
   - 血行转移：少见，可转移至肺、骨、肝

3. 临床病理联系
   - 早期症状不明显
   - 不规则阴道流血
   - 淡红色阴道分泌物，腥臭味
   - 下腹部及腰骶部疼痛

4. 临床分期
   - Ⅰ期：肿瘤局限于子宫体内
   - Ⅱ期：肿瘤累及子宫体和子宫颈
   - Ⅲ期：肿瘤侵犯子宫外，但未及盆腔外组织
   - Ⅳ期：肿瘤侵犯超出盆腔范围，累及膀胱和直肠黏膜

（二）子宫平滑肌瘤 （leiomyoma of uterus）

是女性生殖系统最常见的良性肿瘤

30 岁以上妇女发病率达 75%

可能与长期过度的雌激素作用有关

肿瘤较小时，多无症状

部分患者可出现月经量过多

1. 病理变化
- 肉眼：肿瘤可单发，也可多发，肿瘤大小不一，多位于肌层内，也可位于黏膜或浆膜下。肿瘤边界清楚，切面灰白色、编织状，无包膜
- 镜下：瘤细胞异型性小，与正常平滑肌细胞相似，呈束状或漩涡状排列

2. 临床病理联系
- 即使体积巨大，也可无症状
- 侵犯黏膜下导致出血
- 压迫膀胱引起尿频
- 血流阻断突发性疼痛和不孕
- 自然流产，绝经后流血
- 子宫平滑肌瘤恶变率很低

第三节　滋养层细胞疾病

滋养层细胞疾病 （gestational trophoblastic diseases，GTD）指由于滋养层细胞异常引发的疾病，绒毛膜促性腺激素的异常增高为临床诊断指标之一。

一、葡萄胎

概念：葡萄胎 （hydatidiform mole）又称水泡状胎块，是胎盘绒毛的一种良性病变。

病因不清

好发于 20 岁以下和 40 岁以上女性

我国发病率较高（1/150 次妊娠）

子宫内发生，胎盘绒毛良性病变

超声检查可确诊

病理变化
- 肉眼：子宫增大超过相应妊娠月份的体积，宫腔内可见大量水肿的绒毛，似葡萄。若所有绒毛均呈葡萄状，称为完全性葡萄胎。若仍有部分绒毛保持正常，则称不完全性或部分性葡萄胎
- 镜下：
  1. 绒毛间质高度水肿，水泡形成
  2. 绒毛间质血管减少至消失
  3. 绒毛外周滋养层细胞不同程度增生

临床病理联系
- 常在妊娠 4～5 个月时发现子宫明显增大，与妊娠月份不符
- 无胎动，无心音
- 反复子宫流血
- hCG 显著增高
- 大多数刮宫可痊愈
- 10% 可发展为侵蚀性葡萄胎，约 2% 可发展为绒毛膜癌

完全性葡萄胎与部分性葡萄胎的区别

	发生率	染色体检查	病理特点
完全性葡萄胎	多见，占 80%	多为 46XX	所有绒毛均呈葡萄状
部分性葡萄胎	少见	多为 69XXX 或 69XXY	部分绒毛均呈葡萄状，保留部分正常绒毛，伴或不伴有胎儿或其附属器官

二、侵蚀性葡萄胎

侵蚀性葡萄胎（invasive mole）为界于葡萄胎和绒毛膜上皮癌之间的交界性肿瘤。

$\begin{cases} 侵蚀性水泡状胎块、恶性葡萄胎 \\ 多继发于葡萄胎 \\ 水泡状绒毛侵入子宫壁肌层为特征 \end{cases}$

良性、恶性葡萄胎比较

	滋养层细胞增生和异型性程度	出血、坏死	有无肌层浸润	有无远处转移
良性葡萄胎	较轻	无	无	无
侵蚀性葡萄胎	较明显	有	有	可发生

三、绒毛膜癌

概念：绒毛膜癌（choriocarcinoma）简称绒癌，是来源于滋养层细胞的高度恶性肿瘤。

$\begin{cases} 女性好发 20 岁以下、40 岁以上 \\ 大多数与妊娠有关 \end{cases}$

1. 病理变化 $\begin{cases} 肉眼：绒癌出血坏死明显，结节质软、暗红色，呈息肉突入腔内，浸润子宫肌\\ \qquad 壁，常穿透子宫肌壁及浆膜引起腹腔内出血 \\ 镜下：两种癌细胞：异型的细胞滋养层细胞及合体滋养层细胞 \\ \qquad 呈团状及片状排列，\textbf{不形成绒毛} \\ 间质：\textbf{无间质及血管}，癌组织及周围组织有广泛出血及坏死 \end{cases}$

> ☞**轻松提示** 有无绒毛结构是本病与侵袭性葡萄胎的主要区别。

2. 扩散 $\begin{cases} 直接蔓延：浸入阴道、子宫肌壁 \\ 血道转移：最常转移至肺 \end{cases}$

3. 临床病理联系 $\begin{cases} 不规则阴道流血 \\ 血、尿中 hCG 明显升高 \\ 转移灶引起的相应症状 \\ 单纯手术多在 1 年内死亡 \end{cases}$

四、胎盘部位滋养细胞肿瘤

概念：源于胎盘绒毛外**中间滋养叶细胞**，临床少见。核型多为 46XX，常在妊娠几个月时发病。

1. 病理特点
   - 肉眼
     - 肿瘤位于胎盘种植部位，呈结节状，棕黄色
     - 切面瘤组织侵入肌层，与周围界限不清
   - 镜下
     - 瘤细胞多为单核，胞浆丰富，淡红色，体积大于细胞滋养层细胞
     - 少数为双核或多核
     - 一般无坏死和绒毛

2. 临床病理联系：临床表现多为良性。约 10％病例可有转移，可致患者死亡。

第四节　卵巢肿瘤

分类
- 上皮性肿瘤
  - 浆液性肿瘤
  - 黏液性肿瘤
  - 子宫内膜样肿瘤
- 性索间质肿瘤
  - 颗粒细胞-卵泡膜细胞瘤
  - 支持细胞-间质细胞瘤
- 生殖细胞肿瘤
  - 无性细胞瘤
  - 内胚窦瘤
  - 畸胎瘤

一、卵巢上皮性肿瘤

是最常见的卵巢肿瘤，占所有卵巢肿瘤的 90％。

常 见 类 型

	浆液性肿瘤	黏液性肿瘤
发病率	最常见	较少见
发病年龄	30～40 岁，囊腺癌者年龄偏大	30～40 岁，囊腺癌者年龄偏大
类型	浆液性囊腺瘤 交界性浆液性囊腺瘤 浆液性囊腺癌	黏液性囊腺瘤 交界性黏液性囊腺瘤 黏液性囊腺癌
肉眼特点	单房或多房囊腔，内含清亮液体，囊内壁光滑，一般无乳头。恶性者多为囊实性，可见乳头	多房囊腔，内含黏稠液体，一般无乳头，恶性者多为囊实性，可见出血、坏死
镜下特点	囊腔壁由单层立方或**低柱状上皮**衬覆，有纤毛；交界性肿瘤上皮细胞层次增加，可伴有间质微小浸润；恶性者细胞异型性明显，常见沙砾体	囊腔壁由单层**高柱状上皮**衬覆，核位于基底，上方充满黏液，无纤毛。交界性肿瘤上皮细胞层次增加，可伴有间质微小浸润；恶性者细胞异型性明显

二、卵巢性索间质肿瘤

来源于原始性腺中的性索和间质肿瘤。

女性性索间质细胞
- 颗粒细胞
- 卵泡膜细胞

男性
- 支持细胞
- 间质细胞

常见肿瘤类型

	好发年龄	分泌功能	肉眼特点	镜下特点	临床表现
颗粒细胞瘤（granulosa cell tumor）	各个年龄，多见于绝经后妇女	雌激素	体积较大，囊实性，部分区域呈黄白色	1. 瘤细胞小而一致，细胞核可见**核沟**，排列成弥漫型、岛屿型或梁索型 2. 分化好的瘤细胞排列成卵泡样结构，中央为粉染的蛋白液体或退化的细胞核，称为 **Call-Exner** 小体	属低度恶性，可局部扩散或转移，切除后可复发
卵泡膜细胞瘤（thecoma）	绝经后的妇女	雌激素	实性，色黄	瘤细胞呈束状排列，细胞呈空泡状	良性肿瘤月经不调，乳腺增大
支持-间质细胞瘤（sertoli-leydig cell tumors）	年轻育龄妇女	少量雄激素	多发生于睾丸，卵巢较少见，呈实体结节分叶状，黄或棕黄色	瘤细胞呈柱状，可排列成条索或腺腔状	患者可表现有男性化特征

三、卵巢生殖细胞肿瘤

（一）畸胎瘤

起源于原始生殖细胞，可向胚胎的体壁细胞分化，大多数肿瘤含有至少 2 个或 3 个胚层组织成分。

	肉眼特点	镜下特点
成熟畸胎瘤（mature teratoma）	肿瘤呈囊性，充满皮脂样物及毛发、牙齿等，如**皮样囊肿、卵巢甲状腺肿**	可见三个胚层的各种成熟组织
未成熟畸胎瘤（immature teratoma）	多为实体分叶状，可含多个小的囊腔	以肿瘤组织中查见未成熟组织为特征

皮样囊肿（dermoid cysts）：以表皮和皮肤附件组成的单胚层畸胎瘤
卵巢甲状腺肿（struma ovarii）：以甲状腺组织为主的单胚层畸胎瘤

（二）无性细胞瘤

无性细胞瘤（dysgerminoma）是由未分化、多潜能原始生殖细胞组成的**恶性肿瘤**，发生在睾丸则称精原细胞瘤（seminoma）。肿瘤一般体积较大，质实。镜下，细胞大而一致，胞质空亮，核分裂多见，排列成巢状或条索状，对放疗和化疗敏感。

（三）胚胎性癌

胚胎性癌（embryonal carcinoma）是**高度恶性肿瘤**。镜下以癌组织结构多样性为特征，核分裂象较多见；间质形态很不一致。此癌生长迅速，放疗不敏感，预后差，转移早。

（四）卵黄囊瘤

卵黄囊瘤（yolk sack tumor）又称内胚窦瘤（endodermal sinus tumor）。肿瘤体积较大，镜下见多种组织形态，包括疏网状结构、S-D 小体、多泡性卵黄囊结构、细胞外嗜酸性小体。生物学行为呈**高度恶性**。

第五节 前列腺疾病

一、前列腺增生症

良性前列腺增生（benign prostatic hyperplasia）又称结节状前列腺增生（nodular hyperplasia）或前列腺肥大。

- 以前列腺上皮、纤维和平滑肌增生为特征
- 与激素平衡失调有关，发生在前列腺中叶较多
- 极少发生恶变

二、前列腺癌

- 前列腺癌（prostatic cancer）是源自前列腺上皮的恶性肿瘤
- 老年男性好发
- 表现为不同分化程度的腺癌

☞**轻松提示** 前列腺特异性抗原（PSA）及前列腺泌酸性磷酸酶（PAP）异常增高可作为前列腺癌的检测指标。

第六节 睾丸和阴茎肿瘤

一、睾丸肿瘤

发生在卵巢性索间质及生殖细胞的肿瘤均可发生于睾丸，肉眼观、镜下改变无明显差别。

二、阴茎肿瘤

鳞状细胞癌为最常见类型。

1. 概述
   - 起源于阴茎鳞状上皮
   - 好发于 40～70 岁男性
   - 发病与 HPV 感染有关

2. 病理特点
   - 肉眼
     - 好发于阴茎龟头或包皮内近冠状沟处
     - 乳头状或菜花样外观
     - 扁平状：局部黏膜灰白，增厚，可见溃疡
   - 镜下：多呈高中分化鳞状细胞癌

3. 特殊类型

   疣状癌（verrucous carcinoma）
   - 好发于男性或女性外阴黏膜的高分化鳞癌，低度恶性
   - 肿瘤由外向内呈乳头状生长
   - 极少转移

4. 临床病理联系：进展缓慢，一般无痛感。广泛转移少见。5 年生存率高，可达 70%。

第七节　乳腺疾病

一、乳腺增生性病变

（一）乳腺纤维囊性变（fibrocystic change of the breast）

是最常见的乳腺疾病，发病多与卵巢内分泌失调有关。

	非增生型纤维囊性变	增生型纤维囊性变
肉眼	常为双侧，多灶小结节性分布，边界不清	可有囊肿形成和间质纤维增生
镜下	囊肿被覆的多为扁平上皮，上皮也可完全缺如，仅见纤维性囊壁。常可见**大汗腺化生**（apocrine metaplasia）	常伴有末梢导管和腺泡上皮增生，有上皮**异型增生**时，应视为癌前病变

（二）硬化性腺病（sclerosing adenosis）

是增生性纤维囊性变的一少见类型。

肉眼：灰白，质硬，与周围界限不清

镜下：小叶中央或小叶间的纤维组织增生使小叶腺泡受压扭曲变形；一般无囊肿形成；腺泡外的肌上皮细胞明显可见

二、乳腺纤维腺瘤

乳腺纤维腺瘤（fibroadenoma）是乳腺最常见的良性肿瘤。见于**青春期后**的任何年龄。

肉眼观：结节状，边界清楚

镜下：主要由增生的纤维间质和腺体组成

三、乳腺癌

乳腺癌（carcinoma of the breast）是来自乳腺终末导管小叶单元上皮的恶性肿瘤。

起源于乳腺各级导管或腺泡上皮的恶性肿瘤

发病率为女性恶性肿瘤第一位

好发于 40～60 岁

约半数发生在乳腺外上象限

病因未明，可能与遗传、环境、放射线及雌激素水平过高有关

病理变化：组织形态复杂，大致分为非浸润性癌和浸润性癌两大类。

（一）非浸润性癌

1. 导管内原位癌（intraductal carcinoma in situ）：发生于乳腺小叶的终末导管，导管明显扩张，癌细胞局限于扩张的导管内，**导管基膜完整。**

（1）粉刺癌（comedocarcinoma）

肉眼：
- 多位于乳腺中央部
- 质硬，肿块明显，易被发现
- 切面挤压出现粉刺样物
- 导管内含有大量坏死物质

镜下：癌细胞较大，胞浆丰富、嗜酸性，癌细胞实性排列，管内坏死物

（2）非粉刺型导管内癌（noncomedo intraductal carcinoma）：癌细胞在导管内排列为实性、乳头状或筛状，管周间质纤维组织增生和癌细胞异型性均不如粉刺癌明显。

- 癌细胞比粉刺癌体积小
- 异型性小，形态规则
- 无坏死或轻微坏死
- 癌细胞可排列成乳头状、筛状、实性

2. 小叶原位癌（lobular carcinoma in situ）

- 发生于乳腺小叶的末梢导管和腺泡
- 细胞较小，形态较一致，增生的癌细胞未突破基底膜
- 约 30％小叶原位癌累及双侧乳腺

3. 佩吉特病（Paget disease）：伴有或不伴有间质浸润的导管内癌。癌细胞沿乳腺导管向上扩散，累及乳头和乳晕，又称**湿疹样癌**。

（二）浸润性癌

1. 浸润性导管癌（invasive ductal carcinoma）：由导管内癌发展而来，是最常见的乳腺癌类型，约占乳腺癌 70％。组织学形态多种多样，根据实质和间质的不同比例又分为单纯癌（carcinoma simplex）、硬癌（scirrhous carcinoma）和不典型髓样癌。

肉眼：
- 灰白，质硬，切面沙砾感，境界不清
- 临床可出现乳头下陷，皮肤水肿、橘皮样外观等

镜下：
- 单纯癌
- 硬癌
- 不典型髓样癌（实质多于间质，少有淋巴细胞浸润）

2. 浸润性小叶癌（invasive lobular carcinoma）：是由小叶原位癌穿透基膜向间质浸润所致。癌细胞呈**单行串珠状**排列，或环形排列在正常导管周围，细胞小，大小一致。

肉眼：
- 灰白柔韧，切面橡皮样，边界不清
- 弥漫性多灶性分布，不易被发现

镜下：
- 癌细胞单行排列呈线状或靶环状浸润
- 癌细胞大小一致，核大小一致
- 核仁不明显，核分裂少

（三）特殊类型癌

主要有髓样癌、小管癌、黏液癌等。

扩散：
- 直接浸润：乳头、皮肤、筋膜、胸肌等胸壁结构
- 淋巴道转移：多先转移至同侧腋窝淋巴结，较晚转移至锁骨上淋巴结
- 血道转移：常见的为肺、骨、肝等

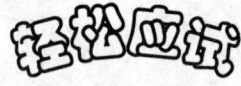

雌激素、孕激素受体与 c-erB-2 肿瘤基因蛋白：乳腺和子宫内膜一样同为雌二醇和孕激素的靶器官，含有雌二醇受体（estrogen receptor，ER）和孕激素受体（progesterone receptor，PR）。激素在细胞核内与受体形成激素-受体复合物能促使 DNA 复制，启动细胞分裂周期。

- ER、PR 均为阳性的乳腺癌患者内分泌治疗效果显著
- ER 和 PR 阳性者转移率低
- ER 阴性时，c-erB-2 肿瘤基因蛋白常呈阳性，提示预后较差，因此 c-erB-2 的单克隆抗体 "Herceptin" 已试用于临床治疗
- ER、PR、c-erB-2 已成为乳腺癌诊断的常用生物标志

轻松应试

一、选择题

【A 型题】

1. 属于癌前病变的乳腺疾病是
   A. 纤维腺瘤
   B. 增生型乳腺纤维囊性变
   C. 乳腺组织增生
   D. 乳腺导管上皮大汗腺化生
   E. 非增生型乳腺纤维囊性变

2. 卵巢最常见的肿瘤是
   A. 浆液性囊腺瘤
   B. 浆液性囊腺癌
   C. 颗粒细胞瘤
   D. 卵泡膜细胞瘤
   E. 畸胎瘤

3. 绒毛膜癌和恶性葡萄胎的最大区别在于
   A. 滋养叶细胞是否增生
   B. 是否有绒毛结构
   C. 是否发生于妊娠妇女
   D. 尿内 hCG 是否阳性
   E. 是否远处转移

4. 目前我国妇女中最常见的恶性肿瘤是
   A. 绒毛膜癌
   B. 子宫颈癌
   C. 子宫体癌
   D. 卵巢癌
   E. 乳腺癌

5. 子宫颈原位癌累及腺体，是指
   A. 子宫颈腺体充满癌细胞
   B. 子宫颈表面发生的原位癌影响腺体分泌物排出
   C. 子宫颈表面和腺体先后发生了原位癌症
   D. 子宫颈原位癌突破基底膜侵及腺体
   E. 子宫颈原位癌沿基底膜伸入腺体内致腺管为癌细胞所取代，腺体基底膜完整

6. 乳腺最常见的良性肿瘤是
   A. 脂肪瘤
   B. 腺瘤
   C. 导管内乳头状瘤
   D. 纤维瘤
   E. 纤维腺瘤

7. 部分性葡萄胎的特点下列哪项是**错误**的
   A. 细胞核型多为三倍体
   B. 可含胎儿成分
   C. 具有正常绒毛
   D. 滋养层细胞增生
   E. 较易癌变

8. 乳腺癌中最常见的类型是
   A. 粉刺癌

B. 导管内原位癌

C. 浸润性导管癌

D. 黏液癌

E. 髓样癌

9. 关于平滑肌瘤的叙述，下列哪项是**错误**的

　　A. 是女性生殖系统中最常见的肿瘤

　　B. 肿瘤境界清楚，但常无包膜

　　C. 可发生黏液变性

　　D. 瘤组织呈编织状排列

　　E. 常发生恶变

10. 子宫颈上皮不典型增生是一种

　　A. 恶性肿瘤病变

　　B. 良性肿瘤病变

　　C. 炎症性病变

　　D. 癌前病变

　　E. 组织损伤性病变

11. 下列哪一项属于子宫颈原位癌的病理特点

　　A. 癌细胞穿破上皮基底膜侵入下方固有膜

　　B. 癌细胞局限于上皮全层内

　　C. 上皮层仅部分为癌细胞所取代

　　D. 癌组织一定侵及腺体

　　E. 癌细胞分化较好

12. 下列哪一项是葡萄胎最重要的病理变化

　　A. 绒毛形成囊性葡萄样物

　　B. 滋养层细胞有不同程度的增生

　　C. 绒毛间质水肿，形成水泡

　　D. 间质血管消失或稀少

　　E. 胎盘明显增大

13. 侵蚀性葡萄胎**不具有**下列哪项表现

　　A. 病变多继发于葡萄胎

　　B. 病变不能侵入肌层

　　C. 病变可转移到其他部位

　　D. 病变可有滋养层细胞增生

　　E. 病变绒毛水肿不明显

14. 葡萄胎是由哪一种细胞发生的病变

　　A. 胎盘内的血管内皮细胞

　　B. 子宫的蜕膜细胞

　　C. 绒毛的滋养层细胞

　　D. 子宫壁的平滑肌细胞

　　E. 子宫内膜上皮细胞

15. 绒毛膜癌最常继发于哪种情况

A. 正常妊娠

B. 早产

C. 异位妊娠

D. 葡萄胎

E. 自然流产

16. 下列哪项**不符合**绒毛膜癌的病理特点

　　A. 癌组织易侵入肌层

　　B. 癌组织易侵入血管

　　C. 癌组织易产生转移

　　D. 癌组织易形成绒毛结构

　　E. 癌组织易出血坏死

17. 下列哪项符合卵巢良性浆液性囊腺瘤的特点

　　A. 在浆液性肿瘤中仅有少数为良性

　　B. 多发生于 60 岁以后的妇女中

　　C. 囊内充满稀薄、清亮的液体

　　D. 囊壁不会有乳头出现

　　E. 常表现为多房性

18. 下列哪项**不符合**浸润性导管癌的特点

　　A. 由导管内癌发展而来，是乳腺癌中最常见的类型

　　B. 癌组织可与皮肤粘连，使皮肤呈橘皮样外观

　　C. 癌组织常表现为鳞状上皮癌结构

　　D. 癌组织的形态常呈现多样性

　　E. 癌细胞分化可能较差

19. 下列哪项符合子宫颈腺癌的特点

　　A. 比子宫颈鳞癌的发病率高

　　B. 发病平均年龄较鳞癌低

　　C. 在 20 岁以下的宫颈癌患者中多见

　　D. 对放射线治疗较敏感

　　E. 不易产生早期转移

20. 异位妊娠最常发生的部位是

　　A. 子宫颈

　　B. 卵巢

　　C. 输卵管

　　D. 腹腔

　　E. 子宫肌层内

21. 下列哪一项**不符合**子宫肌瘤的病理学特征

　　A. 可以发生在子宫壁内、浆膜下或黏膜下

　　B. 可以单发或多发

C. 具有明显的包膜

D. 瘤组织常呈灰白色、编织状或漩涡状

E. 瘤细胞与正常平滑肌细胞相似

22. 子宫腺肌病主要的病理学特征是

    A. 子宫体积增大

    B. 子宫内膜增生

    C. 子宫肌壁内形成平滑肌增生的结节

    D. 子宫肌壁内出现子宫内膜及腺体

    E. 子宫内膜腺体出现于其他器官的肌层内

23. 哪一项**不属于**慢性子宫颈炎可能发生的变化

    A. 淋巴细胞、浆细胞及单核细胞浸润

    B. 子宫颈真性糜烂

    C. 子宫颈腺囊肿形成

    D. 黏膜上皮出现异型性

    E. 可见子宫颈息肉

【X型题】

1. 子宫颈癌具有的特点是

    A. 病因一般与早婚、多产、宫颈撕裂及感染有关

    B. 发病年龄较早,以40岁以前最多

    C. 组织发生来源有宫颈阴道部的鳞状上皮和子宫颈管黏膜的柱状上皮

    D. 子宫颈腺癌比子宫颈鳞癌常见

2. 良性葡萄胎的病理变化有

    A. 可有部分绒毛发生病变,部分绒毛可保持完好

    B. 病变绒毛间质显著水肿形成薄壁透明的水泡状物

    C. 滋养层细胞增生是最重要的病变

    D. 病变常侵入子宫肌层

3. 绒毛膜癌的病理学特点可表现为

    A. 是由滋养层细胞发生的肿瘤,主要继发于葡萄胎

    B. 肿瘤细胞一般不侵入子宫肌层

    C. 肿瘤组织易产生出血、坏死

    D. 肿瘤组织虽有间质,但不形成绒毛结构

4. 卵巢上皮性肿瘤

    A. 是卵巢最常见的肿瘤

    B. 常形成囊腺瘤,主要包括浆液性和黏液性两类

    C. 黏液性囊腺瘤的上皮为高柱状

    D. 为高度恶性的肿瘤,常产生血道转移

5. 乳腺导管内癌的病理学特点包括

    A. 可发生在乳头下乳晕周围

    B. 肿块常与皮肤粘连

    C. 患者可表现有乳头溢液

    D. 导管的基底膜一般尚完好

6. 子宫颈重度上皮不典型增生的异型细胞

    A. 局限于上皮层下2/3的部位

    B. 可见于上皮全层内

    C. 不能沿基底膜伸入腺体内

    D. 可见于超过上皮层2/3的区域

7. 与慢性宫颈炎有关的病变是

    A. 鳞状上皮化生

    B. 纳博特囊肿

    C. 腺上皮增生

    D. 真性糜烂

8. 上皮的非典型增生-原位癌-浸润癌

    A. 是一个逐渐连续发展的过程

    B. 所有子宫颈浸润癌的形成均必须通过这一过程

    C. 所有的上皮非典型增生均必然发展成子宫颈癌

    D. 癌前病变具有进展性和可逆性

二、问答题

1. 什么是宫颈癌最危险的癌前病变?详述其病变与癌的关系。

2. 试述宫颈的重度不典型增生、原位癌、早期浸润癌、浸润癌的病理特点。

3. 绒毛膜上皮癌的病理特点是什么?组织发生是什么?可见于什么部位?

4. 试述子宫腺肌病的病理特点。

5. 试述宫体癌的转移途径。

6. 试述卵巢上皮-间质肿瘤的种类及病理特点。

7. 试述卵巢肿瘤的发生、分类。

8. 试述内胚窦瘤的病理改变。

9. 乳腺癌好发部位，转移途径，ER、RR 的检测意义。

10. 子宫颈癌的扩散与转移途径有哪些？

11. 乳腺癌扩散的途径有哪些？诊断乳腺癌的典型体征是什么？

12. 试比较葡萄胎、恶性葡萄胎、绒毛膜癌的病变有何不同？

选择题参考答案

A 型题：

1. B　　2. A　　3. B　　4. E　　5. E　　6. E　　7. E　　8. C　　9. E　　10. D

11. B　　12. B　　13. B　　14. C　　15. D　　16. D　　17. C　　18. C　　19. C　　20. C

21. C　　22. D　　23. D

X 型题：

1. AC　　2. ABC　　3. AC　　4. ABC　　5. ACD　　6. CD　　7. ABCD　　8. AD

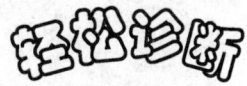

病例摘要

　　患者，女性，29 岁。2 年前患过葡萄胎。3 个月前，出现无原因的阴道出血，出血量多少不等，且混有血块，后出血量和次数都逐渐加重。体检子宫轻度增大，妊娠反应呈强阳性，子宫排出物为凝血块及坏死组织，镜下可见恶变的滋养层细胞，肺 X 片检查可见左侧肺外缘有一直径 3cm 的棉絮状类圆形阴影。临床诊断为子宫绒毛膜癌并有肺转移，进行化疗及手术切除子宫及附件，术后初期经过良好，2 个月后突因昏迷经抢救无效死亡。

病理检查结果

　　1. 手术摘除子宫：在子宫前壁近顶部处，有一直径约 5cm 的类圆形紫褐色肿瘤结节，瘤体向宫腔内突出，在切面上，可见瘤组织已侵入子宫肌层深部，主要由破碎的坏死组织及凝血块组成，和正常组织分界不整，瘤体周围未见包膜形成。镜下检查可见瘤组织由两种细胞组成，一种为多角形、细胞分界清楚、胞浆淡染、相似于细胞滋养层细胞，另一种是胞浆红染、细胞分界不清、核染色深的合体细胞样细胞。瘤细胞呈团块状增生，相互交错，不形成绒毛结构，瘤组织间为出血和被破坏的坏死组织。

　　2. 肺：左肺外缘可见一个类圆形、暗红色肿瘤结节，结节的肉眼和镜下表现和子宫内的瘤组织相似。

　　3. 脑：右脑近侧脑室处见一直径 2cm 的暗红色类圆形结节，部分区域破入侧脑室，脑室内充满大量血液，镜检亦为绒毛膜癌结构。

讨论题

　　1. 各组织、器官病理学检查发现了哪些病变？

　　2. 分析本病例的发展过程及各处病变的相互关系。

病例分析

　　1. 根据子宫内的病灶表现为一个肿瘤结节，其边界不整，无包膜，呈浸润性生长，侵入肌层，切面上表现为有明显出血、坏死变化的肿瘤组织，镜下检查可见典型的绒癌结构，即呈片块状增生的瘤细胞为分化不良的似细胞滋养层细胞和似合体细胞滋养层的细胞所组成，不形成正常的绒毛结构，瘤细胞间有大量出血和坏死组织，故诊断为绒毛膜癌。

左肺内肿瘤组织结构亦为绒毛膜癌组织，故可诊断为肺的转移性绒毛膜癌。右脑亦为转移性绒毛膜癌，因靠近侧脑室，癌组织在破入侧脑室后因瘤体内有大量出血，故流入侧脑室，造成积血。

2. 临床上患者有过葡萄胎的病史，妊娠反应呈强阳性，子宫内不规则出血，子宫排出物内镜检查出有恶性滋养层细胞的增生等，这些症状和体征均符合子宫绒毛膜癌的表现。再由手术摘除子宫的病理学检查，就确定了子宫绒毛膜癌是本病例的原发疾病。

肺和脑是子宫绒毛膜癌的血道转移部位，而血道转移、特别是早期的血道转移是绒毛膜癌的特点，病理检查也具有血道转移癌的形态特点。

脑转移癌破入脑室，导致脑室内积血，是造成患者突然昏迷和死亡的直接原因。

（王大业）

第14章 内分泌系统疾病

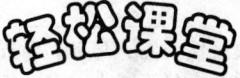

内分泌系统包括
{ 内分泌腺
内分泌组织
内分泌细胞

激素分泌方式
{ 远距离分泌
旁分泌
自分泌
胞内分泌

第一节 垂体疾病

一、下丘脑-垂体后叶疾病

尿崩症（diabetes insipidus）：是由于抗利尿激素缺乏或减少而出现多尿、低比重尿、烦渴和多饮等的临床综合征。

类型
{ 垂体性尿崩症：因垂体后叶释放抗利尿激素（ADH）不足引起
肾性尿崩症：因肾小管对血中 ADH 缺乏反应
继发性尿崩症：因下丘脑-垂体后叶轴的肿瘤、外伤、感染等引起，最为多见
特发性或原发性尿崩症：原因不明

二、垂体前叶功能亢进与低下

类型	病因	临床表现
性早熟症（precocious puberty）	中枢神经系统疾病或遗传异常使下丘脑-垂体过早分泌释放促性腺激素所致	儿童 6～10 岁前出现性发育
垂体性巨人症（pituitary gigantism）及肢端肥大症（acromegaly）	垂体生长激素细胞腺瘤分泌过多的生长激素所致	如果在青春期以前发生，表现为垂体性巨人症，各组织、器官、骨骼和人体按比例过度生长；如果在青春期后发生，表现为肢端肥大症，面容特殊，四肢手足宽而粗厚
高催乳素血症（hyperprolactinemia）	垂体催乳激素细胞腺瘤分泌过多的催乳素，或由下丘脑病变或药物所致	溢乳-闭经综合征，女性闭经、不育和溢乳，男性性功能下降
垂体性侏儒症（pituitary dwarfism）	垂体前叶分泌生长激素（GH）部分或完全缺乏所引起	骨骼、躯体生长发育迟缓，体形停滞于儿童期，常伴性器官发育障碍，但智力发育正常

续表

类型	病因	临床表现
Simmond 综合征（Simmond syndrome）	由于炎症、肿瘤、血液循环障碍、损伤等原因使垂体前叶各种激素分泌障碍	甲状腺、肾上腺、性腺等器官萎缩，以出现恶病质、过早衰老及各种激素分泌低下和产生相应临床症状为特征
Sheehan 综合征（Sheehan syndrome）	垂体缺血性萎缩、坏死，导致前叶各种激素分泌减少，多由于分娩时大出血或休克引起	典型表现为分娩后乳腺萎缩、乳汁分泌停止，相继出现生殖器官萎缩、闭经，甲状腺、肾上腺萎缩，功能低下，进而全身萎缩和老化

三、垂体肿瘤

（一）垂体腺瘤（pituitary adenoma）

组织来源：垂体前叶上皮细胞的良性肿瘤。

病理变化
- 肉眼：肿瘤边界清楚，可无包膜，质软，可见灶性出血、坏死、囊性变、纤维化和钙化
- 镜下：瘤细胞似正常垂体前叶细胞，排列成片状、条索状、巢状、腺样或乳头状，肿瘤间质纤细，血管丰富

根据 HE 染色分类
- 嫌色性细胞腺瘤（chromophobe cell adenoma）
- 嗜酸性细胞腺瘤（acidophile adenoma）
- 嗜碱性细胞腺瘤（basophile adenoma）
- 混合细胞腺瘤（mixed cell adenoma）

根据形态和功能分类
- 催乳素细胞腺瘤（PRL cell adenoma）：最多见，血中 PRL 水平增高，出现溢乳-闭经综合征
- 生长激素细胞腺瘤（GH cell adenoma）：血中 GH 水平增高，出现巨人症或肢端肥大症
- 促肾上腺皮质激素细胞腺瘤（ACTH cell adenoma）：可出现库欣（Cushing）综合征和 Nelson 综合征
- 促性腺激素细胞腺瘤（gonadotroph cell adenoma）：瘤细胞产生促黄体素（LH）和促卵泡素（FSH），临床为性功能减退或无症状
- 促甲状腺细胞腺瘤（TSH cell adenoma）：大多数患者有甲状腺功能低下
- 多种激素细胞腺瘤（plurihormonal cell adenoma）：多为 GH 细胞和 PRL 细胞混合腺瘤
- 无功能性细胞腺瘤（nonfunctional cell adenoma）

（二）垂体腺癌（pituitary carcinoma）

垂体腺癌少见，瘤细胞异型性明显，核分裂象显著增多，且向周围组织侵犯或蝶鞍扩大，甚至出现骨质损伤。

第二节　甲状腺疾病

一、弥漫性非毒性甲状腺肿

弥漫性非毒性甲状腺肿（diffuse nontoxic goiter）又称单纯性甲状腺肿（simple goiter），是由于缺碘使甲状腺激素分泌不足，促甲状腺激素（TSH）分泌增多，滤泡上皮增生，滤泡内胶质堆积而使甲状腺肿大，又称**地方性甲状腺肿**。

临床表现：主要表现为甲状腺肿大，一般无临床症状。

病理变化：根据病变的发生、发展和病变特点可分为三期：

分期	肉眼改变	镜下改变
增生期 （弥漫性增生性甲状腺肿）	甲状腺弥漫性中度增大，表面光滑	滤泡上皮增生呈立方状或柱状，胶质含量少，有小滤泡形成
胶质贮积期 （弥漫性胶样甲状腺肿）	甲状腺弥漫性显著增大，表面仍光滑，切面呈淡褐色或棕褐色，半透明胶冻状	大部分滤泡上皮扁平，滤泡腔高度扩张，充满胶质；仍可见部分滤泡上皮增生、小滤泡形成
结节期 （结节性甲状腺肿）	甲状腺不对称结节状增大，结节大小不等，有的结节境界清楚，多无完整包膜，切面可有出血、坏死、钙化、囊性变和瘢痕形成	部分滤泡上皮呈柱状或乳头状增生，小滤泡形成；部分滤泡上皮萎缩，胶质贮积；增生的纤维组织包绕大小不等的滤泡，形成不规则的结节状病灶

病因及发病机制：
- 缺碘
- 致甲状腺肿因子的作用：大量氟、钙；某些食物（如卷心菜、菜花等）；硫氰酸盐；某些药物（如硫脲类、磺胺类等）
- 高碘
- 遗传与免疫

二、弥漫性毒性甲状腺肿

弥漫性毒性甲状腺肿（diffuse toxic goiter）指血中甲状腺激素过多所引起的临床综合征，临床上统称为甲状腺功能亢进症（hyperthyroidism），简称甲亢，又称为突眼性甲状腺肿（exophthalmic goiter），Graves 病或 Basedow 病。

临床表现：甲状腺肿大，心悸、多汗、烦热、手震颤、多食、消瘦、乏力、突眼等，女性多见。

病理变化：
- 肉眼：甲状腺对称性弥漫肿大，表面光滑、切面灰红、质实
- 镜下：
  - 滤泡上皮增生呈高柱状，有的呈乳头状增生，有小滤泡形成
  - 滤泡腔内胶质稀薄，胶质边缘常见吸收空泡
  - 间质血管丰富，充血状，淋巴组织增生

病因及发病机制：
- 是一种自身免疫病，血中球蛋白增高，并有多种抗甲状腺的自身抗体；血中存在与 TSH 受体结合的抗体
- 遗传因素
- 精神创伤史

三、甲状腺功能低下

甲状腺功能低下（hypothyroidism）是甲状腺激素合成和释放减少或缺乏而出现的综合征。

类型	病因	临床表现
克汀病或呆小症（cretinism）	胎儿期或新生儿时期从母体内获得的甲状腺激素缺乏	大脑发育不全、智力低下，骨形成及成熟障碍，造成四肢短小，形成侏儒
黏液水肿（myxoedema）	少年及成年人甲状腺激素合成和释放减少或缺乏	怕冷、嗜睡、月经周期不规律，思维及动作减慢，皮肤发凉、粗糙及凹陷性水肿

病因 { 甲状腺肿瘤、炎症、外伤、放射等实质性损伤
甲状腺发育异常
缺碘、药物及先天或后天性甲状腺素合成障碍
自身免疫病
垂体或下丘脑病变

四、甲状腺炎

（一）急性甲状腺炎（acute thyroiditis）

由细菌感染引起的化脓性炎症，较少见。

（二）亚急性甲状腺炎（subacute thyroiditis）

是一种与病毒感染有关的巨细胞性或肉芽肿性炎。

病理变化 { 肉眼：甲状腺结节状轻中度增大，常与周围组织有粘连，质实，橡皮样，切面灰白或淡黄色，可见坏死或瘢痕
镜下 { 病变呈灶状分布，部分滤泡被破坏，有微小脓肿形成
胶质溢出引起异物巨细胞反应，周围有中性粒细胞、嗜酸性粒细胞、淋巴细胞和浆细胞浸润，形成类似结核结节的肉芽肿，但中心无干酪样坏死
愈复期间纤维化、瘢痕形成

（三）慢性甲状腺炎

类型	慢性淋巴细胞性甲状腺炎（chronic lymphocytic thyroiditis）	慢性纤维性甲状腺炎（chronic fibrous thyroiditis）
又名	桥本甲状腺炎（Hashimoto thyroiditis），自身免疫性甲状腺炎（autoimmune thyroiditis）	Riedel甲状腺肿或慢性木样甲状腺炎（chronic woody thyroiditis）
肉眼变化	弥漫性对称性肿大，表面光滑或细结节状、质韧，切面灰白或灰黄、分叶明显	中度肿大，表面结节状，质硬似木样，与周围组织紧密粘连，切面灰白
镜下变化	实质广泛破坏、萎缩，大量淋巴细胞及不等量嗜酸性粒细胞浸润、淋巴滤泡形成、纤维组织增生，有时可出现多核巨细胞	滤泡萎缩，小叶结构消失，而纤维组织广泛增生，玻璃样变，有淋巴细胞浸润
临床表现	甲状腺肿大，晚期常伴有甲状腺功能减退	早期可无症状，后期常有甲状腺功能低下

五、甲状腺肿瘤

(一) 甲状腺腺瘤

甲状腺腺瘤 (thyroid adenoma) 是来源于甲状腺滤泡上皮的常见的良性肿瘤。

肉眼：多为单发，圆形或类圆形，表面有完整的包膜，直径一般 3～5cm，切面多为实性，色暗红或棕黄，可有出血、坏死、囊性变、纤维化、钙化等改变。

组织学类型

- 单纯型腺瘤 (simple adenoma)：又称正常大小滤泡型腺瘤，由大小较一致、排列拥挤、内含胶质、与正常相似的滤泡构成
- 胶样型腺瘤 (colloid adenoma)：又称巨滤泡型腺瘤，由大滤泡或大小不一的滤泡构成，内含胶质
- 胎儿型腺瘤 (fetal adenoma)：又称小滤泡型腺瘤，由小而一致、含有少量胶质的小滤泡构成。此型易出血、囊性变
- 胚胎型腺瘤 (embryonal adenoma)：又称梁状和实性腺瘤，瘤细胞小而一致，呈片状或条索状排列
- 嗜酸细胞型腺瘤 (acidophilic cell adenoma)：又称 Hürthle (许特莱) 细胞腺瘤，瘤细胞大而多角形，内含嗜酸性颗粒，呈索状或巢状排列
- 非典型腺瘤 (atypical adenoma)：瘤细胞丰富，有轻度非典型性，呈巢状或片状排列，但无胞膜和血管侵犯

结节性甲状腺肿和甲状腺腺瘤的区别

	结节性甲状腺肿	甲状腺腺瘤
结节数目	多发性结节	多单发
包膜	无完整性包膜	包膜完整
滤泡	滤泡大小不一，较正常为大	滤泡大小较为一致，较正常为小
对周围组织的压迫	不压迫周围甲状腺组织	肿瘤压迫周围的甲状腺组织
周围甲状腺组织	邻近的甲状腺组织与结节内有相似病变	周围和邻近甲状腺组织均正常

(二) 甲状腺癌

甲状腺癌 (thyroid carcinoma) 是一种常见的恶性肿瘤，各类型的生长规律有很大差异，有的生长缓慢，有的短期内浸润周围组织引起临床症状。

组织学类型

类型	肉眼改变	镜下改变	临床表现
乳头状癌 (papillary carcinoma)	呈圆形，直径 2～3cm，无胞膜，质地较硬，切面灰白，部分有囊并有乳头形成，常伴出血、坏死、纤维化和钙化	癌细胞围绕纤维血管间质排列成乳头状，分支多，核内染色质少，呈空泡或毛玻璃状，间质内常有同心圆状钙化小体，即砂粒体 (psammoma bodies)	最常见，肿瘤生长慢，恶性度低，预后较好，局部淋巴结转移较早
滤泡癌 (follicular carcinoma)	结节状，包膜不完整，切面灰白，质软	由不同分化程度的滤泡构成，分化差的，癌细胞呈实性巢片状	恶性度较乳头状癌高，早期易血道转移

续表

类型	肉眼改变	镜下改变	临床表现
髓样癌（medullary carcinoma），又称 C 细胞癌	单发或多发，无包膜，切面灰白，质实而软	瘤细胞排列呈实性巢状、乳头状或滤泡状排列，间质内常有淀粉样物质沉着	属于 APUD 瘤，大部分肿瘤分泌降钙素，可发生严重腹泻和低钙血症
未分化癌（undifferentiated carcinoma），又称间变性癌或肉瘤样癌	体积大，无包膜，切面灰白，常有出血、坏死	由高度异型性的癌细胞组成，组织学上可分为小细胞型、梭形细胞型、巨细胞型和混合细胞型	早期浸润和转移，恶性度高，预后差

第三节　肾上腺疾病

一、肾上腺皮质功能亢进

（一）Cushing 综合征

病因：糖皮质激素长期分泌增多，促进蛋白质异化，脂肪沉积。

临床表现：满月脸、向心性肥胖、高血压、皮肤紫纹、月经失调、性欲减退、骨质疏松等。

分类
- 垂体性：因垂体肿瘤或下丘脑功能紊乱，分泌过多的 ACTH 或下丘脑分泌 CRF 过多，血清中 ACTH 增高，双侧肾上腺弥漫性中度肥大，网状带和束状带细胞增生
- 肾上腺性：因肾上腺功能性肿瘤或增生，分泌大量皮质醇，血中 ACTH 降低，双肾上腺增生并明显肥大，网状带和束状带细胞弥漫增生，而结节状增生者多为束状带细胞
- 异位性：为异位分泌的 ACTH 引起，最常见的原因为小细胞性肺癌
- 医源性：因长期使用糖皮质激素，血中 ACTH 降低，双侧肾上腺皮质萎缩

（二）醛固酮增多症（hyperaldosteronism）

分类
- 原发性醛固酮增多症：多由功能性肾上腺肿瘤引起，镜下表现为球状带细胞增生，临床表现为高钠血症、低钾血症及高血压，血中肾素降低
- 继发性醛固酮增多症：是指各种疾病引起肾素-血管紧张素分泌过多，刺激球状带细胞增生而引起的继发性醛固酮分泌增多

二、肾上腺皮质功能低下

类型	病因	临床表现
急性肾上腺皮质功能低下	皮质大片出血或坏死、血栓形成或栓塞、重症感染或应激反应及长期使用皮质激素治疗后突然停药等	血压下降、休克、昏迷等
慢性肾上腺皮质功能低下，又称阿狄森（Addison）病	双侧肾上腺结核和特发性肾上腺萎缩或肿瘤转移等	皮肤和黏膜及瘢痕处黑色素沉着增多、低血糖、低血压、肌力低下、易疲劳等

三、肾上腺肿瘤

（一）肾上腺皮质腺瘤

肾上腺皮质腺瘤（adrenocortical adenoma）是肾上腺皮质细胞发生的一种良性肿瘤，可分为非功能性和功能性皮质腺瘤。

临床表现：大多数皮质腺瘤是非功能性，少数为功能性，可引起醛固酮增多症或 Cushing 综合征。

病理变化 { 肉眼：肿瘤体积较小，有完整包膜，切面实性，金黄色或棕黄色
镜下：主要由富含类脂质的透明细胞构成，核较小，瘤细胞排列成团，间质毛细血管丰富

（二）肾上腺皮质腺癌

肾上腺皮质腺癌多为功能性，易发生局部浸润和转移。

（三）肾上腺髓质肿瘤

肾上腺髓质来自神经嵴，可发生嗜铬细胞瘤（pheochromocytoma）（又称肾上腺内副神经节瘤）、神经母细胞瘤和神经节细胞瘤。

嗜铬细胞瘤 { 来源：由肾上腺髓质嗜铬细胞发生
临床表现：儿茶酚胺异常分泌所产生的相应症状，如间歇性或持续性高血压、头痛、心悸、基础代谢率升高和高血糖等
肉眼：常单发，可有完整包膜，切面灰白色或粉红色，常伴出血、坏死、囊性变和钙化
镜下：瘤细胞为大多角形细胞，呈索、团状排列，可见瘤巨细胞，瘤细胞质内可见大量嗜铬颗粒，间质为血窦

第四节　胰岛疾病

一、糖尿病

糖尿病（diabetes mellitus）是由于体内胰岛素绝对或相对不足以及靶细胞对胰岛素的敏感性降低，或胰岛素本身存在结构上的缺陷而引起的碳水化合物、脂肪和蛋白质代谢紊乱的一种慢性疾病。

临床表现：主要特征是高血糖和糖尿，多饮、多食、多尿、体重减轻是主要表现，可伴有一些组织和器官结构改变和功能障碍，并发酮症酸中毒、肢体坏疽、多发性神经炎、失明和肾衰竭等。

（一）分类、病因及发病机制

分类 { 原发性糖尿病 { 胰岛素依赖型：又称 1 型或幼年型，主要特点是胰岛 B 细胞严重受损，胰岛素分泌绝对不足，认为是一种自身免疫病
非胰岛素依赖型：又称 2 型或成年型，主要特点是胰岛数目正常或轻度减少，认为是与肥胖有关的胰岛素相对不足及组织对胰岛素不敏感有关
继发性糖尿病：已知原因造成胰岛内分泌功能不足，如炎症、肿瘤、手术或其他损伤和某些内分泌疾病（如甲亢、Cushing 综合征、嗜铬细胞瘤）等

1型、2型糖尿病比较

	1 型	2 型
发病率	占10%左右	占90%左右
发病年龄	青少年发病	成年人发病
病理特点	胰岛B细胞严重受损，细胞数目明显减少	胰岛细胞数目正常或轻度减少
临床表现	起病急，病情重，发展快	起病缓慢，病情轻，发展较慢
	胰岛素分泌绝对不足，血中胰岛素降低	血中胰岛素可正常、增多或降低
	易出现酮症	不易出现酮症
治疗	依赖胰岛素	可不依赖胰岛素治疗
发病机制	一种自身免疫病	与肥胖有关

（二）病理变化

1. 胰岛病变
   - 1型糖尿病：非特异胰岛炎，B细胞颗粒脱失、空泡变性、坏死消失，纤维组织增生，玻璃样变性
   - 2型糖尿病：早期病变不明显，后期B细胞减少，间质内有淀粉样物质沉积

2. 血管病变
   - 毛细血管和细、小动脉内皮细胞增生，基底膜增厚，血管壁通透性增加
   - 细动脉玻璃样变性，部分血管脂肪变性
   - 部分血管发生纤维素样坏死，可有血栓形成或管腔狭窄
   - 大、中动脉发生动脉粥样硬化或中层钙化

3. 肾病变
   - 肾体积增大：早期肾血流量增加所致
   - 结节性肾小球硬化：系膜内有结节状玻璃样物质沉积，导致肾小球缺血、玻璃样变和硬化
   - 弥漫性肾小球硬化：弥漫性的肾小球内有玻璃样物质沉积，导致肾小球缺血、玻璃样变和硬化
   - 肾小管-间质性损害：上皮细胞发生颗粒样和空泡样变性，间质纤维化、水肿和炎症细胞浸润
   - 血管损害：累及所有肾血管，多数是肾动脉粥样硬化
   - 肾乳头坏死：常见于合并急性肾盂肾炎时

4. 视网膜病变
   - 视网膜小静脉扩张和微小动脉瘤，继而渗出、水肿、出血、微血栓形成等　非增生性视网膜病变
   - 纤维组织增生、新生血管形成等增生性视网膜病变

5. 神经系统病变：因血管病变引起缺血性损伤或症状。

6. 其他组织或器官病变：如皮肤黄色瘤、肝脂肪变和糖原沉积、骨质疏松、细菌感染等。

二、胰岛细胞瘤

病理变化
- 好发部位：依次为胰尾、体、头部
- 肉眼：多为单发，较小，圆形或椭圆形，境界清楚，有包膜。色浅灰红或暗红，质软、均质，可继发纤维组织增生、钙化、囊性变等
- 镜下：瘤细胞的排列形式多样，可呈胰岛、脑回或菊形团等形状，瘤细胞形似胰岛细胞，形态较一致，偶见巨核细胞

第五节 弥散神经内分泌系统肿瘤

一、弥散神经内分泌系统概述

(一) 概念

弥散神经内分泌系统 (dispersed or diffuse neuroendocrine system, DNES) 是指广泛分布在全身各部位的一些弥散性内分泌细胞和细胞群。

特点 { APUD 细胞系统：吸取胺的前身，使之脱羧基并转变为胺类物质 (amine precursor uptake & decarboxylation, APUD)

神经内分泌细胞：又称为透明细胞、嗜银细胞，来源于神经外胚层的神经嵴或内胚层，有内分泌功能

(二) DNES 细胞的分布、形态特点和鉴别

分布	全身不同组织和器官的上皮内，以脑和胃肠道最多，其他如肺、胰、胆道等
形态特点	单个或数个成群细胞形式夹杂在上皮细胞内，HE 染色着色浅，光镜下极难鉴别
鉴别	免疫组织化学：首选方法，标记物有神经元特异性烯醇酶、铬粒素、突触素、铃蟾肽、Leu-7 等
	银染色：特异性差但很敏感，Grimelius，Bodiam，Sevier-Munger，Masson Fontans 等
	电镜：丰富的粗面内质网、核糖体、发达的高尔基体和微粒-微管系统
	原位杂交：可与免疫组化、电镜结合分析，检测 mRNA

二、DNES 肿瘤

来源	神经型 (嗜铬细胞瘤、副神经节瘤等) 或上皮型 (胃肠道类癌、胰岛细胞瘤等)
组织学特点	瘤细胞排列成巢、索、小梁或弥漫成片等；瘤细胞体积小，圆形或卵圆形或多边形，胞膜清楚，胞质空或淡粉细颗粒状，核小圆形或卵圆形，可见小核仁；有的瘤细胞核较大；可有不同程度的异型性；间质有丰富的血窦
良恶性鉴别	取决于有无转移和 (或) 侵袭周围组织、器官，单从组织学形态上很难鉴别
诊断方法	组织学特点，银染色，电镜，放射免疫

(一) 胃肠道 DNES 肿瘤

类型	好发部位	特点
胃泌素瘤 (G 细胞瘤)	胰腺多见，胰外如十二指肠等少见	体积小 (直径<2cm)，多发，恶性率高 (50%～70%)，Zollinger-Ellison 综合征 (高胃酸、顽固性消化道溃疡和胃泌素瘤)，水样及脂性腹泻
生长抑素瘤	胰头、十二指肠等	可伴有糖尿病、腹泻、脂肪泻等，可伴有消化道出血、上腹痛、黄疸等，砂粒体 (50%)，免疫组化生长抑素抗体强阳性
类癌	回肠和阑尾多见，空肠、结直肠等	亲银性；多位于黏膜下，黄色或灰黄色小结节；细胞多为大小一致的圆形或多角形；杯状细胞类癌，具有内、外分泌功能，发生在阑尾，恶性程度高；类癌综合征，分泌 5-羟色胺，间歇性面部皮肤潮红、阵发性水样泻、哮喘样发作等

（二）肺 DNES 肿瘤

类型	特点
类癌	分化好，低度恶性；肉眼有中央型、周围型和微瘤型；MAP-2 阳性率高
不典型类癌	中分化；癌细胞较小，但比小细胞癌稍大；NSE、CgA、Syn 阳性
小细胞癌	中老年，男性，吸烟者多见；多对放、化疗敏感，但易复发、转移；恶性程度高；瘤细胞小而一致；TTF-1、MAP-2 强阳性
大细胞神经内分泌癌	老年，吸烟者多见；癌细胞较大，多角形；核分裂象多见；坏死广泛；Syn 阳性
巨细胞神经内分泌癌	癌组织可形成巨块状，坏死广泛，局部淋巴结转移 100%；瘤细胞大，大小形态不一、弥漫分布；免疫组化和电镜显示神经内分泌细胞特点

（三）皮肤及其他部位的 DNES 肿瘤

类型	特点
皮肤 Merkel 细胞癌	中老年女性多见，好发于面部，一般位于真皮而不累及表皮，易血道和淋巴道转移；可分为小梁型、中间细胞型和小细胞型；CgA、Syn、低分子量角蛋白阳性
卵巢类癌	多为畸胎瘤的一种成分，可分为岛状、小梁和卵巢甲状腺肿三型，镜下形态似肺的小细胞癌
其他部位、组织的 DNES 肿瘤	乳腺、胸腺和纵隔、咽喉部等，少见或罕见

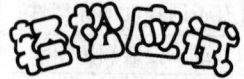

一、名词解释

1. 尿崩症（diabetes insipidus）
2. 垂体性巨人症（pituitary gigantism）
3. 肢端肥大症（acromegaly）
4. 高催乳素血症（hyperprolactinemia）
5. 垂体性侏儒症（pituitary dwarfism）
6. Simmond 综合征（Simmond syndrome）
7. Sheehan 综合征（Sheehan syndrome）
8. Cushing 综合征（Cushing syndrome）
9. 克汀病（cretinism）
10. 黏液水肿（myxoedema）
11. 单纯性甲状腺肿（simple goiter）
12. 桥本甲状腺炎（Hashimoto thyroiditis）
13. Reidel 甲状腺肿（Riedel thyroiditis）
14. Addison 病（Addison disease）
15. 嗜铬细胞瘤（pheochromocytoma）
16. 1 型糖尿病（type 1 diabetes mellitus）
17. 2 型糖尿病（type 2 diabetes mellitus）

二、选择题

【A 型题】

1. 下述哪种甲状腺肿瘤是由 APUD 细胞发生的
   A. 乳头状癌
   B. 滤泡腺癌
   C. 髓样癌
   D. 梭形细胞癌
   E. 巨细胞癌

2. 下述哪种甲状腺癌的分化最差
   A. 乳头状腺癌
   B. 滤泡腺癌
   C. 巨细胞癌
   D. 嗜酸性细胞癌
   E. 髓样癌

3. 甲状腺癌中，下列哪一种最常见
   A. 滤泡性腺癌
   B. 乳头状癌
   C. 髓样癌
   D. 梭形细胞癌
   E. 巨细胞癌

4. 甲状腺髓样癌是一种
   A. 交界性肿瘤
   B. 错构瘤
   C. 未分化癌
   D. 迷离瘤
   E. 神经内分泌肿瘤

5. 诊断甲状腺乳头状癌最重要的依据是
   A. 癌细胞核明显异型
   B. 癌细胞有大量核分裂象
   C. 癌细胞核明显深染
   D. 癌细胞核有粗大核仁
   E. 癌细胞核呈毛玻璃状

6. 恶性程度最高的甲状腺肿瘤是
   A. 滤泡癌
   B. 乳头状癌
   C. 未分化癌
   D. 髓样癌
   E. 非典型腺瘤

7. 垂体催乳素细胞腺瘤引起
   A. Cushing 综合征
   B. 溢乳-闭经综合征
   C. 肢端肥大症
   D. 弗勒赫利希综合征
   E. Simmond 综合征

8. 关于巨人症，下列哪一项是正确的
   A. X 线检查蝶鞍极少有特殊变化
   B. 发病年龄多在青春期之后
   C. 骨、肌、结缔组织过度生长，但内脏增生不明显
   D. 生长激素分泌增多，但促性腺激素常减少
   E. 垂体常有嗜碱性细胞腺瘤发生

9. 胰岛素依赖型糖尿病的主要病变在哪个部位
   A. 肝细胞
   B. 胰岛 B 细胞
   C. 血管内皮细胞
   D. 骨骼肌细胞
   E. 胰岛素敏感细胞

10. 在甲状腺癌中，以哪种类型的发病最多、恶性度最低、10 年生存率最高
   A. 滤泡性癌
   B. 乳头状癌
   C. 髓样癌
   D. 未分化癌
   E. 嗜酸细胞型腺癌

11. 关于单纯性甲状腺肿的叙述，下列哪项是**错误**的
   A. 病区多数为山区和半山区
   B. 女性与男性发病率无明显差异
   C. 早期甲状腺呈弥漫性肿大
   D. 一般不伴有功能亢进或功能低下
   E. 晚期可发生恶变

12. 甲状腺疾患**最不可能**合并甲亢或甲状腺功能低下的是
   A. 滤泡型腺瘤
   B. 桥本甲状腺炎
   C. Riedel 甲状腺肿
   D. 突眼性甲状腺肿
   E. 甲状腺发育不全

13. 桥本甲状腺炎的病变特点叙述中，哪项是**错误**的
    - A. 甲状腺组织内有大量淋巴细胞、巨噬细胞浸润
    - B. 滤泡萎缩
    - C. 纤维结缔组织增生
    - D. 结核样肉芽肿
    - E. 甲状腺功能低下

14. 下列哪些**不属于** APUD 瘤
    - A. 肾上腺嗜铬细胞瘤
    - B. 类癌
    - C. 肺燕麦细胞癌
    - D. 甲状腺滤泡癌
    - E. 胰岛细胞瘤

15. 由滤泡旁细胞发生的甲状腺癌是
    - A. 乳头状癌
    - B. 髓样癌
    - C. 滤泡性癌
    - D. 小细胞型未分化癌
    - E. 巨细胞型未分化癌

16. 关于垂体性 Cushing 综合征的叙述，下列哪项是**错误**的
    - A. 少数病例是由于下丘脑异常分泌过多的促皮质素释放因子所致
    - B. 血清中 ACTH 升高
    - C. 双侧肾上腺皮质结节状增生、肥大
    - D. 糖皮质激素分泌增多
    - E. 肾上腺网状带和束状带细胞增生

17. 能引起血中甲状腺素过多，导致甲状腺功能亢进最常见的疾病是
    - A. 亚急性甲状腺炎
    - B. 甲状腺腺瘤
    - C. 结节性毒性甲状腺肿
    - D. 弥漫性毒性甲状腺肿
    - E. 垂体促甲状腺素细胞腺瘤

【X 型题】

1. 甲状腺未分化癌包括
    - A. 髓样癌
    - B. 巨细胞癌
    - C. 梭形细胞癌
    - D. 小细胞癌

三、问答题

1. 从病因、病理变化及临床特点对弥漫性非毒性甲状腺肿和弥漫性毒性甲状腺肿进行比较。
2. 如何鉴别结节性甲状腺肿与甲状腺腺瘤？
3. 常见的甲状腺腺瘤可分哪些组织学类型？主要组织学特征有哪些？
4. 引起甲状腺肿大的疾病有哪些？各有何病理特点？
5. 试述慢性甲状腺炎的类型及病理特点。
6. 试述甲状腺癌的肉眼及组织学类型特点。
7. 甲状腺乳头状癌和滤泡性癌的生物学行为的区别是什么？
8. 简述原发性糖尿病的类型及病理特点。

选择题参考答案

A 型题：

1. C   2. C   3. B   4. E   5. E   6. C   7. B   8. D   9. B   10. B
11. B   12. A   13. D   14. D   15. B   16. C   17. D

X 型题：

1. BCD

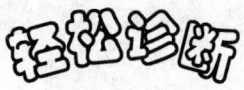

病例摘要

患者，女性，35岁。因颈部增粗、心跳加快、喜冷怕热、食欲亢进、消瘦乏力半年来院求诊。查体：甲状腺弥漫性肿大，随吞咽上下移动，质地柔软，表面光滑，甲状腺区可闻及血管杂音。毛发湿润，双眼球突出。双手平伸，手指细震颤。心脏听诊：心率95次/分，无器质性杂音，第一心音亢进。肺部检查无异常发现。腹平软，肝、脾未触及。实验室检查：基础代谢率（BMR）＋30%（正常＋10%）；游离三碘甲状腺素原氨酸（FT$_3$）13.5pmol/L（2.3～6.3pmol/L），游离甲状腺素（FT$_4$）43.7pmol/L（10.3～24.5pmol/L），TSH 0.007mTu/L（0.4～4.0mTu/L）。甲状腺同位素[131]I扫描显示甲状腺弥漫性增大，核素浓积。

讨论题

1. 本病的诊断结果是什么？

2. 考虑此患者的病理学改变是什么？

3. 患者临床表现的病理学基础是什么？

病例分析

1. 诊断：弥漫性毒性甲状腺肿。

2. 病理学改变：滤泡上皮增生呈高柱状，有的呈乳头状增生，有小滤泡形成。滤泡腔内胶质稀薄，胶质边缘常见吸收空泡。间质血管丰富，充血状，有淋巴细胞浸润和淋巴滤泡形成。

3. 分析：患者因甲状腺激素水平过高，导致基础代谢率增高，出现毛发湿润，喜冷怕热；交感神经系统兴奋性增加出现心跳加快，手指细震颤；肠蠕动增加，出现食欲亢进，但因基础代谢率和交感兴奋性增加反而出现消瘦乏力；眼球外肌水肿、球后纤维脂肪组织增生、淋巴细胞浸润和黏液水肿导致眼球突出；甲状腺肿大，出现颈部增粗；血流通过功能增强的甲状腺，产生血管杂音。

（孙　静）

第 15 章　神经系统疾病

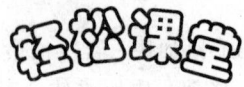

$$
神经系统的组成\begin{cases}神经元\\胶质细胞（星形胶质细胞、少突胶质细胞、室管膜细胞）\\小胶质细胞\\脑膜\end{cases}
$$

第一节　神经系统疾病的基本病变

一、神经元的基本病变

	形态特点	常见原因
神经元急性坏死 （红色神经元，red neuron）	神经元的凝固性坏死，神经元核固缩，胞质尼氏小体（帕金森）消失，胞质红染。残留细胞又称鬼影细胞	急性缺血缺氧、感染、中毒
单纯性神经元萎缩 （simple neuronal atrophy）	神经元胞体缩小，核固缩，无明显的尼氏小体溶解，不伴炎症反应。晚期可见胶质细胞增生	神经系统慢性退行性疾病
中央性尼氏小体溶解（central chromatolysis）	神经元肿胀、变圆、核偏位，胞质中央的尼氏小体崩解消失，胞质呈苍白均质状	病毒感染、缺氧、维生素 B 缺乏
神经元胞质内包涵体形成 （intracytoplasmic inclusion）	细胞质或核内出现蛋白质的堆积，对疾病有诊断意义。如黑质神经元胞质中 Lewy 小体（帕金森病），锥体细胞胞质中 Negri 小体（狂犬病），病毒包涵体	病毒感染、变性疾病
神经原纤维变性或神经原纤维缠结（neurofibrillary tangles）	神经原纤维变粗在胞核周围凝结卷曲呈缠结状	阿尔茨海默病、帕金森病

二、神经纤维的基本病变

	形态特点	常见原因
Waller 变性 （Wallerian degeneration）	分为三个阶段：轴索断裂崩解、髓鞘脱失和细胞增生反应（吞噬细胞）	神经纤维被切断
脱髓鞘 （demyelination）	髓鞘板层分离、肿胀、断裂、崩解成脂质小滴，进而完全脱失，轴索相对保留	原发、继发性脱髓鞘

三、神经胶质细胞的基本病变

	细胞类型	形态特点	常见原因
噬神经细胞现象（neuro-nophagia）	小胶质细胞	坏死的神经元被增生的小胶质细胞或巨噬细胞吞噬（蚕食状）	病毒感染（乙型脑炎）
胶质结节（microglial nodule）	小胶质细胞	局灶性增生的小胶质细胞形成细胞结节	病毒感染（乙型脑炎）
格子细胞（gitter cell）或泡沫细胞	小胶质细胞	小胶质细胞或巨噬细胞吞噬神经组织崩解产物后，胞体增大，胞质中出现大量小脂滴，呈空泡状	各种神经元损伤
卫星现象（satellitosis）	少突胶质细胞	神经元胞体被 5 个以上的少突胶质细胞所围绕	各种退行性疾病
反应性胶质化与胶质瘢痕	星形胶质细胞	星形胶质细胞增生肥大，形成大量胶质纤维	缺氧、感染、中毒、低血糖

第二节　中枢神经系统疾病常见并发症

一、颅内压升高

颅内压升高
- 病因：颅内占位性病变（脑出血、脑梗死、肿瘤、炎症）
  脑积水（脑脊液循环障碍）
- 类型：弥漫性 / 局限性
- 分期：
  - 代偿期：通过反应性血管收缩使颅内血容量和脑脊液容量相应减少，增大颅内空间
  - 失代偿期：颅内容物继续增大超过颅腔所能容纳的程度，可引起头痛、呕吐、血压升高、脑疝形成
  - 血管运动麻痹期：脑缺氧，继而引起血管运动麻痹，可导致死亡

二、脑疝形成

定义：脑疝（brain hernia）是由于颅内压升高使部分脑组织嵌入颅脑内的分隔和颅骨孔道。

类型
- 扣带回疝（大脑镰下疝）：一侧脑扣带回从大脑镰的游离缘向对侧膨出
- 海马沟回疝（小脑天幕疝）：颞叶的海马沟回经小脑天幕孔向下膨出
- 枕骨大孔疝（小脑扁桃体疝）：小脑和延髓经枕骨大孔向下移位

三、脑水肿

定义：脑水肿（brain edema）是指脑组织内液体含量过多而引起脑体积增大的一种病理状态，常见原因有缺氧、创伤、梗死、炎症、肿瘤及中毒等。

	原因	机制	病理特点
血管源性脑水肿（vasogenic edema）	肿瘤、出血、外伤、炎症	血管壁通透性增加，血管内液体进入脑组织间隙	脑组织体积、重量增加，脑回宽而扁平，脑沟浅而窄。脑组织疏松，血管和细胞周围间隙增大，有大量液体积聚
细胞毒性脑水肿（cytotoxic edema）	缺氧、中毒	细胞膜 Na^+-K^+-ATP 酶功能失常，细胞内水、钠潴留	脑组织体积、重量增加，脑回宽而扁平，脑沟浅而窄。神经元、神经胶质细胞及血管内皮细胞体积增大，胞质淡染，细胞外间隙和血管间隙扩大不明显

四、脑积水

定义：脑积水（hydrocephalus）是指脑室系统内脑脊液含量异常增多伴脑室持续性扩张状态。

脑积水 {
原因：脑脊液循环通路阻塞，如肿瘤、寄生虫、炎症、外伤、畸形
　　　脑脊液产生过多或吸收障碍，如脉络丛乳头状瘤
特点：脑室扩张，脑组织受压，脑实质萎缩
结局：智力减退、肢体瘫痪、颅内压增高、脑疝
}

第三节　中枢神经系统感染性疾病

致病病原 {
细菌
病毒
立克次体
螺旋体
真菌
寄生虫
}

感染途径 {
血源性感染
局部扩散
直接感染
经神经感染
}

一、细菌性感染疾病

	流行性脑脊髓膜炎（epidemic cerebrospinal meningitis）（简称流脑）	脑脓肿
病因	脑膜炎双球菌	葡萄球菌、链球菌等需氧菌
发病部位	脑脊髓膜	脑实质各个部位
好发时间	冬春季	无
传播途径	呼吸道	血源性、直接感染蔓延
病变性质	急性化脓性炎症（表面化脓）	急性化脓性炎症（脓肿）
病理特点	脑脊髓膜血管高度扩张充血，蛛网膜下隙内充满灰黄色渗出物。镜下，蛛网膜血管高度扩张充血，腔内有大量中性粒细胞浸润及浆液、纤维素渗出，少量淋巴细胞、单核细胞浸润	单个或多个局限性坏死灶，脑组织结构消失。急性脓肿发展快，境界不清，无包膜形成，可向四周扩大，甚至破入蛛网膜下隙或脑室。慢性脓肿边缘可形成纤维包膜，境界清楚

续表

	流行性脑脊髓膜炎（epidemic cerebrospinal meningitis）（简称流脑）	脑脓肿
临床病理联系	脑膜刺激症状；颅内压升高症状；脑脊液呈混浊或脓性，涂片及培养均可找到脑膜炎双球菌	颅内压升高；局灶性症状
结局	大多数患者可痊愈 后遗症：脑积水、脑神经受损麻痹、脑底部动脉炎所致相应部位脑梗死	小病灶可吸收扩散 后遗症：脑室炎、脑膜炎

> ☞ **轻松提示**　少数儿童病例起病急，病情危重，称为暴发型流脑，有两型：①暴发型脑膜炎球菌败血症——全身中毒症状严重，脑膜炎症状较轻；②暴发型脑膜炎球菌脑膜脑炎——脑膜及脑组织同时受累。

二、病毒性感染疾病——流行性乙型脑炎

病因：嗜神经性乙型脑炎病毒（RNA 病毒）
传播途径：蚊子作为媒介传播
好发季节：夏秋季
好发年龄：儿童
病变部位：脑实质（大脑皮质为重）
病变性质：变质性炎症
病变特点：肉眼：切面充血水肿，可见散在粟粒大小的软化灶（筛状软化灶）
　　　　　　镜下：①神经细胞变性坏死
　　　　　　　　　②以淋巴细胞为主的血管袖套状浸润
　　　　　　　　　③软化灶形成
　　　　　　　　　④胶质结节形成
临床病理联系：患者出现高热、嗜睡、昏迷，甚至发生呼吸、循环衰竭。严重时可出现脑膜刺激症状、脑疝
结局：多数可痊愈，后遗症为痴呆、语言障碍、肢体瘫痪

三、海绵状脑病

定义：海绵状脑病（spongiform encephalopathy）是一组由朊蛋白（Prion protein，PrP）感染引起的，以中枢神经系统慢性海绵状退行性变为特征的疾病。
海绵状脑病：克罗伊茨费尔特-雅各布病（Creutzfeldt-Jakob disease，CJD，克-雅病）
　　　　　　库鲁病（Kuru disease）
　　　　　　致死性家族性失眠症（fatal familial insomnia，FFI）
　　　　　　Gerstmann-Straussler 综合征（GSS）

$$\text{病理特点}\begin{cases}\text{部位：大脑皮质}\\\text{肉眼：大脑萎缩}\\\text{光镜：神经毡（neuropil）和神经细胞胞质出现大量空泡，呈海绵状外观，伴有不}\\\quad\quad\text{同的神经元缺失和反应性胶质化，但无炎症反应。病变区可有淀粉状斑块}\\\text{电镜：空泡内可见含有与细胞膜碎片相似的卷曲状结构}\end{cases}$$

第四节　神经系统变性疾病

定义：神经系统变性疾病是指一组原因不明的以神经元的原发性变性为主的中枢神经系统疾病。

共同特点：选择性神经元损伤，从而产生特定的临床表现。

	阿尔茨海默（Alzheimer）病 （又称老年性痴呆）	帕金森（Parkinson）病 （又称原发性震颤性麻痹）
发病年龄	50～80 岁	50～80 岁
临床表现	进行性记忆、智力、定向、判断力及情感障碍	震颤，肌强直，步态不稳，起、止步困难，假面具样面容等
病变部位	额叶、顶叶及颞叶皮质及海马	黑质
病理特点	肉眼：脑萎缩明显，脑重量减轻 镜下：①老年斑形成；②神经原纤维缠结；③神经细胞出现颗粒空泡变性；④神经细胞内 Hirano 小体的形成	肉眼：中脑黑质、脑桥的蓝斑及迷走神经运动核等处的神经色素脱失 镜下：多巴胺能神经元的变性、坏死消失，残留的神经细胞中有 Lewy 包涵小体形成

第五节　缺氧与脑血管病

一、缺血性脑病

定义：缺血性脑病（ischemic encephalopathy）是由于低血压、心脏骤停、失血、低血糖、窒息等原因引起的脑损伤。

病理特点：红色神经元形成，髓鞘、轴突崩解，胶质细胞肿胀，脑水肿，泡沫细胞形成，晚期出现胶质瘢痕修复。

☞轻松提示　不同部位的脑组织在不同的缺血时间下表现不同。

二、阻塞性脑血管病

定义：由于血管阻塞引起脑组织的损伤。

$$\begin{cases}\text{类型}\begin{cases}\text{血栓性阻塞}\\\text{栓塞性阻塞}\end{cases}\\\text{病理特点：贫血性或出血性脑梗死，晚期坏死灶液化，形成蜂窝状囊腔}\end{cases}$$

☞ **轻松提示**　腔隙性脑梗死是指直径小于 1.5cm 的囊性病灶。

三、脑出血

	发生部位	发病原因	病理特点
脑内出血	脑内各个部位，基底核、脑桥、小脑	高血压、血液病、血管瘤破裂	脑组织灶状坏死
蛛网膜下腔出血	蛛网膜下隙	先天性球性动脉瘤破裂	蛛网膜下腔积血
混合性出血	脑实质内 蛛网膜下隙	脑内动静脉畸形	脑组织灶状坏死，蛛网膜下腔积血

第六节　脱髓鞘疾病

原发性脱髓鞘病是一组原因不明的中枢神经系统特异性髓鞘病变性疾病。

	多发性硬化（multiple sclerosis，MS）	急性播散性脑脊髓炎（acute disseminated encephalomyelitis，ADEM）	急性坏死出血性白质脑病
病因	遗传因素，环境因素，感染因素	病毒感染，疫苗接种	败血性休克，过敏反应
病理特点	多灶性斑块，早期静脉周围脱髓鞘，伴血管周围单核细胞、淋巴细胞浸润，可见泡沫细胞。晚期髓鞘消失，病灶胶质化	静脉周围脱髓鞘伴炎症反应	脑肿胀伴白质点状出血，小血管局灶性坏死伴周围球形出血，血管周围脱髓鞘伴炎症细胞浸润

第七节　神经系统肿瘤

一、中枢神经系统肿瘤

（一）胶质瘤（glioma）

共同特点
- 良恶性肿瘤均呈浸润性生长，无包膜
- 局部浸润破坏
- 可借助脑脊液发生颅外转移

	星形细胞瘤（astrocytoma）	少突胶质细胞瘤（oligodendroglioma）	室管膜（细胞）瘤（ependymoma）
发病率	占胶质瘤 78%	占胶质瘤 11%	占胶质瘤 5%
好发年龄	30～70 岁	50～60 岁	儿童、青少年
好发人群	男性＞女性	男性＞女性	

续表

	星形细胞瘤 （astrocytoma）	少突胶质细胞瘤 （oligodendroglioma）	室管膜（细胞）瘤 （ependymoma）
肉眼特点	瘤体灰白色，浸润性生长，质地或硬、或软、或呈胶冻状外观，并可形成大小不等的囊腔	瘤体呈灰红色，浸润性生长，可见出血、囊性变和钙化	瘤体边界清楚，球形或分叶状，切面灰白色，有时可见出血，钙化和囊性变
组织分型	1. 毛细胞型星形细胞瘤：属WHO I 级（Rosenthal 纤维） 2. 弥漫性星形细胞瘤：属WHO II 级，包括纤维型、原浆型和肥胖细胞型 3. 间变型星形细胞瘤：属 WHO III 级 4. 胶质母细胞瘤：属 WHO IV 级（形成肾小球样小体）	1. 少突胶质细胞瘤属WHO II 级，瘤组织呈蜂窝状结构，枝芽状血管网，沙砾体 2. 间变型少突胶质细胞瘤属 WHO III 级	属 WHO I ～ II 级 菊形团或假菊形团结构
免疫标记物	胶质纤维酸性蛋白（GFAP）	CD57，碱性髓鞘蛋白（MBP）	S-100，GFAP

（二）髓母细胞肿瘤（medulloblastoma）

> 来源：小脑蚓部的原始神经上皮细胞或小脑皮质的胚胎性外颗粒层细胞
> 好发部位：小脑蚓部
> 肉眼：呈鱼肉状，灰红色
> 镜下：瘤细胞呈圆形、卵圆形，胞质少，胞核深染，可见数量不等的病理性核分裂象，瘤
> 　　　细胞排列较密集，形成菊形团
> 预后：恶性程度高，易发生脑脊液播散

（三）神经元肿瘤

	节细胞瘤（ganglion cell tumors）	中枢神经细胞瘤（central neurocytoma）
好发部位	颞叶	侧脑室前部
肉眼特点	体积小，质稍硬。界限清楚，灰白色，部分病例囊性变、钙化	边界清楚，灰白色
镜下特点	节细胞瘤：属于 WHO I 级，由成熟的神经节细胞和突起构成，混杂有髓鞘和无髓鞘的神经纤维 节细胞胶质瘤：属于 WHO I ～ II 级，混有肿瘤性胶质细胞	属于 WHO II 级 由成片的同一类型的肿瘤细胞构成，细胞小，核圆形，胞质透明，血管周可见原纤维性细胞带，可见 Homer-Wright 假菊形团，瘤细胞有神经元分化的特点
免疫标记物	NF、神经乙酰化酶（NSE）、突触素（Syn）、CgA、GFAP	Syn、NSE、NF、Leu-7

（四）脑膜瘤（meningioma）

> 来源：蛛网膜帽状细胞
> 肉眼特点：肿瘤界限清楚，包膜完整，切面多为灰白色，切面有砂粒感
> 镜下特点：属于 WHO I 级

组织学类型 { 脑膜细胞型：肿瘤细胞呈大小不等同心圆状或旋涡状排列，砂粒体形成
　　　　　　 纤维型：细胞呈梭形，交织成网状
　　　　　　 混合型：具有上述两种图像
恶性脑膜瘤或间变型脑膜瘤属于 WHO Ⅲ级

二、外周神经肿瘤

	神经鞘瘤（neurilemmoma）或施万细胞瘤或神经膜细胞瘤	神经纤维瘤（neurofibroma）
好发部位	椎管、听神经	皮肤和皮下组织
肉眼特点	呈圆形或分叶状，界限清楚，包膜完整，切面灰白色或灰黄色，可见旋涡状结构	肿瘤境界清楚，无包膜，切面灰白，质实，可见旋涡状纤维
镜下特点	属于 WHO Ⅰ级 可见两种组织结构，束状型（Antoni A 型）及网状型（Antoni B 型）	属于 WHO Ⅰ级 肿瘤组织由增生的神经膜细胞和成纤维细胞构成，交织排列，伴大量网状纤维和胶质纤维及疏松的黏液样基质

三、颅内转移性肿瘤

转移途径 { 血行转移
　　　　　 直接蔓延

转移形式 { 转移结节：多见于皮质和白质交界处及脑的深部
　　　　　 软脑膜癌病：肿瘤细胞沿蛛网膜下腔弥漫性浸润
　　　　　 脑炎性转移：弥漫性血管周围瘤细胞浸润

轻松记忆

最容易发生脑转移的肿瘤依次是：肺癌、乳腺癌、恶性黑色素瘤、胃癌、结肠癌、肾癌、绒毛膜上皮癌

☞**轻松提示**　其他器官的恶性肿瘤可转移至脑，但颅内原发性肿瘤则极少发生颅外转移。

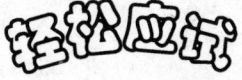

一、名词解释

1. 红色神经元（red neuron）

2. Negri 小体（Negri body）

3. Lewy 小体（Lewy body）

4. 神经元纤维缠结（neurofibrillary tangles）

5. Waller 变性（Wallerian degeneration）

6. 脱髓鞘样变（demyelination）

7. 噬神经细胞现象（neuronophagia）

8. 卫星现象（satellitosis）

9. 格子细胞（gitter cell）

10. 胶质结节（microglial nodule）

11. 胶质瘢痕（glial scar）

12. 脑膜炎（meningitis）

13. 淋巴细胞套

14. 筛网状软化灶

15. 扣带回疝

16. 海马沟回疝

17. 枕骨大孔疝

18. 脑积水（hydrocephalus）

19. 脑水肿（brain edema）

20. 束状型（Antoni A 型）

21. 网状型（Antoni B 型）

22. 海绵状脑病（spongiform encephalopathy）

23. 老年斑（senile plaque）

24. 鬼影细胞（ghost cell）

二、选择题

【A 型题】

1. 有关急性暴发型流脑的描述中，哪项是**不正确**的
   A. 起病急，进展快，死亡率高
   B. 脑膜病变重
   C. 常伴中毒性休克
   D. 由脑膜炎双球菌释放的大量内毒素所致
   E. 常伴肾上腺皮质出血和功能衰竭

2. 下列哪项关于流行性乙型脑炎的叙述是正确的
   A. 乙型脑炎病毒属 DNA 病毒
   B. 有较多的中性粒细胞浸润血管周围
   C. 灶性神经组织坏死、液化，形成镂空的筛网状软化灶
   D. 小胶质结节形成愈多，预后愈好
   E. 可见脓性脑脊液

3. 下列哪种细胞参与形成噬神经细胞现象
   A. 少突胶质细胞
   B. 星形胶质细胞
   C. 小胶质细胞
   D. 嗜酸性粒细胞
   E. 淋巴细胞

4. 下列哪种细胞参与形成卫星现象
   A. 少突胶质细胞
   B. 星形胶质细胞
   C. 小胶质细胞
   D. 嗜酸性粒细胞
   E. 淋巴细胞

5. 震颤性麻痹 Lewy 小体最常见于

   A. 蓝斑区星形胶质细胞
   B. 大脑皮质锥体细胞
   C. 小脑浦肯野细胞
   D. 黑质神经色素细胞
   E. 海马齿状核神经细胞

6. 胶质瘢痕是由下列哪种细胞形成的
   A. 少突胶质细胞
   B. 成纤维细胞
   C. 胶质母细胞
   D. 星形胶质细胞
   E. 小胶质细胞

7. 极少发生在儿童的肿瘤是
   A. 毛发细胞型星形细胞瘤
   B. 髓母细胞瘤
   C. 脑膜瘤
   D. 室管膜瘤
   E. 视网膜母细胞瘤

8. Alzheimer 病的病理变化**除外**下列哪一项
   A. 老年斑
   B. 神经元纤维缠结
   C. 海马严重萎缩
   D. 血管壁发生玻璃样变性
   E. 神经元发生颗粒空泡变性

9. 最多见的原发性颅内肿瘤是
   A. 胶质瘤
   B. 脑膜瘤
   C. 听神经瘤
   D. 髓母细胞瘤
   E. 节细胞瘤

10. 流行性脑脊髓膜炎的炎症性质是
    A. 增生性炎

B. 变质性

C. 浆液性

D. 化脓性

E. 纤维素

11. 关于阻塞性脑血管病，下列哪种说法是**错误的**

　　A. 脑梗死可表现为出血性或贫血性

　　B. 血栓阻塞引起的脑梗死发展较慢

　　C. 栓塞性脑梗死发病急骤

　　D. 腔隙性脑梗死常引起死亡

　　E. 梗死区小于阻塞血管供血区域

12. 下列哪项**不是**海绵状脑病（朊蛋白病）的病变

　　A. 部分患者大脑可萎缩

　　B. 神经毡

　　C. 神经细胞缺失

　　D. 反应性胶质化

　　E. 炎症反应

13. 下列**不属于** Alzheimer 病的病变是

　　A. 老年斑

　　B. 神经元纤维缠结

　　C. 神经细胞胞质颗粒空泡变性

　　D. Hirano 小体

　　E. Negri 小体

14. 最容易发生脑转移的肿瘤是

　　A. 乳腺癌

　　B. 胃癌

　　C. 肺癌

　　D. 恶性黑色素瘤

　　E. 肾癌

15. 下列哪项**不是** Parkinson 病的特点

　　A. 黑质和蓝斑神经色素脱失

　　B. 补充外源性左旋多巴有一定治疗效果

　　C. 以大脑皮质损害为主

　　D. 神经细胞中可有 Lewy 小体形成

　　E. 出现假面具样面容

16. 新生儿化脓性脑膜炎的最常见致病菌是

　　A. 大肠埃希菌

　　B. 肺炎球菌

　　C. 脑膜炎球菌

　　D. 流感杆菌

　　E. 乙型链球菌

17. 原发性脑肿瘤可通过哪种途径转移至脑外

　　A. 血道

　　B. 淋巴道

　　C. 种植性播散

　　D. 脑脊液

　　E. 直接蔓延

18. 脑积水是指

　　A. 脑组织细胞内水分增多

　　B. 脑组织周围血管间隙水分增多

　　C. 脑室内脑脊液含量增多

　　D. 脑积水时脑室变窄

　　E. 发生脑积水脑组织体积增大

19. 脑内出血最常见的原因是

　　A. 高血压

　　B. 血液病

　　C. 血管瘤破裂

　　D. 结节性多动脉炎

　　E. 风湿病

20. 下列哪一项是常见于神经鞘瘤的结构

　　A. Antoni A 型

　　B. 菊形团

　　C. 砂粒体

　　D. 肾小球样小体

　　E. Rosenthal 纤维

【X 型题】

1. 下列哪种肿瘤形成菊形团和假菊形团结构

　　A. 胶质母细胞瘤

　　B. 室管膜瘤

　　C. 髓母细胞瘤

　　D. 脑膜瘤

2. 乙型脑炎的病理变化主要表现为

　　A. 神经细胞的变性、坏死

　　B. 筛状软化灶形成

　　C. 淋巴细胞套袖状浸润

　　D. 病变以小脑、延脑、脑桥最为严重

3. 流行性脑脊髓膜炎的病理变化有

　　A. 筛状软化灶

　　B. 血管周围淋巴细胞套袖状浸润

　　C. 蛛网膜下隙大量炎症细胞渗出

　　D. 脑底部病变最显著

4. 流行性脑脊髓膜炎可有下列哪些表现

A.　脑膜刺激症状

B.　颅内压升高

C.　脑脊液混浊，有大量脓细胞

D.　脑脊液涂片可找到病原体

5.　下列哪些关于颅内转移性肿瘤的叙述是正确的

A.　以肺癌转移最常见

B.　转移性肿瘤呈单发或多发结节状，边界清

C.　转移瘤周围脑水肿明显

D.　影像学检查易与原发肿瘤鉴别

6.　中枢神经系统疾病最常见而重要的并发症是

A.　颅内压升高

B.　脑出血

C.　脑水肿

D.　脑疝形成

7.　乙脑病毒感染后的神经组织病变可有

A.　噬神经细胞现象

B.　灶性神经组织的坏死、液化

C.　小胶质细胞增生

D.　胶质瘢痕形成

8.　可伴发脑水肿的病变有

A.　缺氧、中毒

B.　创伤

C.　梗死

D.　炎症

9.　属于 WHO Ⅰ 级的肿瘤有

A.　少突胶质细胞瘤

B.　毛细胞型星形细胞瘤

C.　室管膜瘤

D.　脑膜瘤

10.　下列哪一项属于海绵状脑病

A.　克-雅病

B.　库鲁病

C.　致死性家族性失眠症

D.　阿尔茨海默病

11.　可以导致颅内压增高的疾病有

A.　脑外伤

B.　脑胶质瘤

C.　脑血管破裂

D.　脑梗死

12.　属于 WHO Ⅱ 级的肿瘤有

A.　少突胶质细胞瘤

B.　毛细胞型星形细胞瘤

C.　室管膜瘤

D.　神经鞘瘤

13.　关于 Alzheimer 病下列表达正确的是

A.　大脑皮质及海马明显萎缩

B.　老年斑中的主要成分为淀粉样蛋白

C.　老年斑是该病的特异性标志

D.　神经细胞减少

14.　关于 Parkinson 病下列表达正确的是

A.　黑质病变最为显著

B.　晚期可出现痴呆

C.　细胞核中出现 Lewy 小体

D.　临床表现震颤、肌强直

15.　脑膜瘤可出现下列形态学特征

A.　砂粒体

B.　Antoni A 型结构

C.　Antoni B 型结构

D.　细胞呈同心圆或漩涡状排列

三、问答题

1.　中枢神经系统肿瘤有别于其他部位肿瘤的特征有哪些？

2.　中枢神经系统病毒性感染疾病有哪些基本病理变化？

3.　流行性乙型脑炎、流行性脑膜炎和结核性脑膜炎的主要区别有哪些？

4.　常见脑疝有哪些类型？有怎样的临床表现？

5.　简述 Alzheimer 病的病理特点。

6.　试述 Parkinson 病的病理特点。

7.　何为海绵状脑病？简述其病理特点。

8.　试述脑水肿的病理特点及形成机制。

9.　试述脑出血的类型及其特点。

10. 简述胶质瘤的类型及特点。
11. 试述脑膜瘤的类型及特点。
12. 试比较神经鞘瘤和神经纤维瘤的病理特点。
13. 试述脑内转移瘤的表现形式。
14. 简述脑血管阻塞性疾病的类型及病理特点。
15. 简述脑积水形成的原因及病理特点。

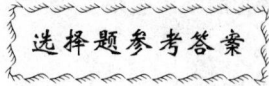

A 型题：
1. B　　2. C　　3. C　　4. A　　5. D　　6. D　　7. C　　8. D　　9. A　　10. D
11. D　　12. E　　13. E　　14. C　　15. C　　16. D　　17. E　　18. C　　19. C　　20. C

X 型题：
1. BC　　2. ABC　　3. CD　　4. ABCD　　5. ABC　　6. ACD　　7. ABC　　8. ABCD
9. BD　　10. ABC　　11. ABCD　　12. AC　　13. ABD　　14. ABD　　15. AD

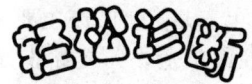

病例摘要

患儿，女，4 岁，因高热、头痛、烦躁不安 1 天急诊入院。近 3 天，患儿咽部疼痛，进食少，精神差，呕吐一次。

入院时查体：患儿反应差，面色苍白，口唇轻度发绀。咽部充血，双侧扁桃体不大。体温 39.5℃，脉搏细数，血压 60/40mmHg。呼吸急促，双肺可闻及湿性啰音。心率 120 次/分，节律规整。腹部轻度压痛。四肢发凉，双小腿及背部可见少量瘀点、瘀斑。克氏征（±）。入院后诊断：①上呼吸道感染、脱水性酸中毒；②病毒性脑炎不除外。急送血尿常规实验室检查，并取皮肤瘀斑处血液进行细菌培养。给予抗感染、纠正酸中毒、脱水等治疗。

入院后 3h，患儿突然抽搐、昏迷，全身皮肤及口周、甲床发绀，四肢厥冷，脉搏细数。入院 3h 40min 后，口鼻腔内涌出大量咖啡样物。听诊双肺布满中、小水泡音，心率 160 次/分，血压降至为零。即刻给予吸氧、升压、强心等进行抢救，但均无效，20min 后呼吸、心跳停止，患儿死亡。

病理检查结果

体表检查：全身皮肤发绀，背部及小腿可见瘀点、瘀斑，部分融合成片。

两侧胸腔有少量血性积液，双肺体积增大、饱满，暗红色，挤压切面可见粉红色泡沫状液体流出。镜下：肺间质增宽，疏松、水肿，并见灶性出血，肺泡壁毛细血管充血，其内可见透明血栓。肺泡上皮变性、坏死、脱落，肺泡腔内充满粉红色液体，部分肺泡内表面有透明膜形成。

心脏：重 100g，镜下见心肌间质水肿。

肝：重 80g，暗红色，镜下见肝血窦扩张、淤血，肝细胞水肿。

肾：左重 70g，右重 69g，暗红色，两侧肾上腺体积明显缩小，质软、暗红色，形状不规则，切开见髓质坏死、液化。镜下见肾间质血管充血，并见透明血栓形成，肾小管上皮细胞水样变性。肾上腺组织大部分出血坏死，残留少量皮质结构。

脾：重 70g，暗红色，镜下脾窦扩张充血。

脑：重 1300g，脑膜血管扩张充血，脑沟变浅，脑回增宽，小脑扁桃体双侧可见浅压迹。镜下：脑组织疏松，血管周间隙增大。

讨论题

1. 本例患儿的死亡原因是什么？

2. 请用学过的病理学知识解释患儿的临床表现。

3. 需要与哪些疾病进行鉴别？

病例分析

1. 诊断：

暴发型流行性脑脊髓膜炎

双侧肾上腺衰竭

脑疝

中毒性休克

弥散性血管内凝血

周围循环衰竭

2. 暴发型流行性脑脊髓膜炎常发生于儿童，临床主要表现为败血症性休克，而脑膜的炎症病变较轻。早期，脑膜炎双球菌潜伏在呼吸道，并在黏膜处繁殖，患者可出现呼吸道感染的症状。随着机体抵抗力的下降，细菌大量繁殖并产生内毒素，引起败血症。患者出现高热、头痛、呕吐，皮肤黏膜出现瘀斑、瘀点，此时该处刮片培养可查到细菌。对于暴发型脑膜炎球菌败血症过程表现更为急骤突出。短时间内大量内毒素释放入血，引起弥散性血管内凝血（透明血栓形成），进一步导致全身各器官出血。大片肾上腺出血坏死，引起急性肾上腺衰竭。毒素破坏肺毛细血管上皮细胞和肺泡上皮细胞，毛细血管通透性增高，导致肺间质水肿，浆液纤维素渗出。肺泡上皮表面活性物质丧失，肺透明膜形成。上述改变导致肺换气障碍，引起呼吸窘迫。

由于病变发生迅猛，脑膜的炎症病变较轻。主要表现为脑水肿（血管源性脑水肿及细胞毒性脑水肿），脑体积增大，颅内压增高，导致小脑扁桃体疝形成。患儿出现抽搐、惊厥、昏迷。

3. 鉴别诊断

(1) 流行性乙型脑炎：夏秋季流行，发病多集中于 7～9 月，与流脑不同。无皮疹。脑脊液外观清，白细胞多在（50～500）×10^6/L，很少超过 1000×10^6/L。初期（2～5 天）中性多核细胞占多数，以后淋巴细胞占多数；糖及氯化物正常或稍增加。

(2) 病毒性脑膜炎：多种病毒可引起脑膜炎，症状一般较轻，多于 2 周内恢复，脑脊液检查，外观正常，白细胞数多在 1000×10^6/L 以内，一般在（50～100）×10^6/L 或 200×10^6/L 之间，淋巴细胞达 90%～100%。糖及氯化物正常。蛋白质稍增加。涂片及培养无细菌发现。外周血白细胞不高。

(3) 结核性脑膜炎：患者有结核病史，可能发现肺部结核病灶，结核菌素试验阳性，脑脊液含糖量及氯化物降低，蛋白质含量高，放置后可有薄膜形成，有时涂片抗酸染色，可检出结核菌。

（李　良）

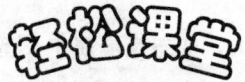

传染病是由病原微生物通过一定的传播途径进入易感人群所引起的一组疾病，并能在人群中流行。传染病的流行必须具有**传染源**、**传播途径**和**易感人群**三个基本环节。常见的病因有细菌、病毒、真菌等，在病变性质上属于**炎症**。

第一节 结核病

一、概述

定义：结核病（tuberculosis）是由结核分枝杆菌引起的一种**慢性肉芽肿病**，呼吸道传播是最主要的途径。

（一）病因和发病机制

1. 病原菌及免疫原性

（1）病原菌：结核分枝杆菌（人型菌、牛型菌）。

（2）特性：结核分枝杆菌用一般染色不易着色，需用耐酸染色法染色。结核菌不产生外毒素，也未证明有内毒素。致病性可能与菌体表面结构及某些菌体成分有关。结核分枝杆菌含有大量脂类，抵抗力较强。如干燥痰液附着于尘埃上，飞扬在空气中可保持传染力8～10天，对湿热敏感，60℃经半小时或煮沸5min即可杀灭。

2. 传播途径

（1）传染源：主要来源于排菌的肺结核病患者，长期排菌的慢性纤维空洞型肺结核病患者是最主要的传染源，患结核病的牛通过带菌牛奶亦可传染本病。

（2）传播途径
- 呼吸道：占绝大多数
- 消化道：少见，饮用未消毒的污染牛型结核菌的牛奶或食用污染人型结核菌的食物或吞咽含结核分枝杆菌的唾液
- 皮肤：极少数经损伤的皮肤感染

（3）易感人群：人群普遍易感，但人体感染结核分枝杆菌后不一定都发病。个体差异和非特异性免疫力状态与发病有一定关系，如人体的营养状况、健康素质等因素。长期营养不良、过度劳累、妊娠及分娩等都是引起结核病的非特异因素。

☞**轻松提示** 特异性免疫力是通过人体接种卡介苗或受到小量或毒性较低的结核分枝杆菌自然感染后而产生的，对人体有一定的保护作用。

（二）发病机制

结核分枝杆菌不具内毒素和外毒素，其致病力与菌体的化学成分有关。

结核菌 $\begin{cases}脂质：引起强烈的变态反应\\蛋白质：具有抗原性，与脂质结合\\多糖类：具有抗原性\end{cases}$

结核病的免疫反应以**细胞免疫**为主，变态反应属于Ⅳ型（迟发型）变态反应，免疫反应及变态反应常同时发生并相伴出现。

二、结核病的基本病理变化

类型	发生条件	病理特点
渗出为主	结核病早期或机体抵抗力低下；菌量多，毒力强或变态反应较强	浆液性炎或**浆液纤维素性炎**。好发于肺、浆膜、滑膜和脑膜等
增生为主	菌量少，毒力较低或人体免疫反应较强	形成具有诊断意义的**结核结节**
坏死为主	结核分枝杆菌数量多、毒力强，机体抵抗力低或变态反应强	**干酪样坏死**

结核结节（tubercle）由上皮样细胞（epithelioid cell）、朗格汉斯巨细胞（Langerhans giant cell）加上外周局部集聚的淋巴细胞和少量反应性增生的成纤维细胞构成。典型者结节中央有干酪样坏死。

三、结核病基本病理变化的转化规律

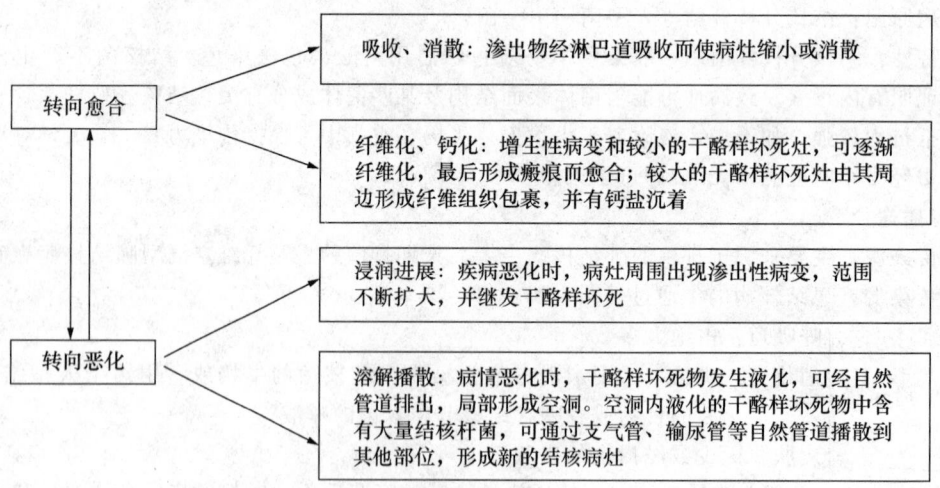

转向愈合

吸收、消散：渗出物经淋巴道吸收而使病灶缩小或消散

纤维化、钙化：增生性病变和较小的干酪样坏死灶，可逐渐纤维化，最后形成瘢痕而愈合；较大的干酪样坏死灶由其周边形成纤维组织包裹，并有钙盐沉着

转向恶化

浸润进展：疾病恶化时，病灶周围出现渗出性病变，范围不断扩大，并继发干酪样坏死

溶解播散：病情恶化时，干酪样坏死物发生液化，可经自然管道排出，局部形成空洞。空洞内液化的干酪样坏死物中含有大量结核杆菌，可通过支气管、输尿管等自然管道播散到其他部位，形成新的结核病灶

四、肺结核病

（一）原发性肺结核病（primary pulmonary tuberculosis）

第一次感染结核分枝杆菌所引起的肺结核病，多发生于儿童，又称儿童型肺结核，在肺内形成原发复合征（教材中多使用**原发综合征**；primary complex）。

原发综合征 {
　肺内的原发病灶：多位于上叶下或下叶上部，靠近肺膜处。多为单个，直径约 1cm
　结核性淋巴管炎：结核分枝杆菌沿淋巴管播散
　肺门淋巴结结核：表现为淋巴结肿大，干酪样坏死
}

（二）继发性肺结核病（secondary pulmonary tuberculosis）

指再次感染结核分枝杆菌所引起的肺结核病，多见于成人。根据其病变特点和临床经过可分以下六种类型：

类型	好发部位	病理特点	临床表现
局灶型	肺尖部	单个或多个结节状病灶，病灶境界清楚，有纤维包裹 镜下：以增生为主，中央为干酪样坏死	患者常无自觉症状，属非活动性结核病
浸润型	肺尖部	多由局灶性肺结核发展而来，病变以渗出为主，中央有干酪样坏死，病灶周围有炎症包绕	患者常有低热、疲乏、盗汗、咳嗽等症状，属活动性结核病
慢性纤维空洞型	肺上叶	肺内常有一个或多个厚壁空洞。同侧或对侧肺组织可见很多新旧不一、大小不等、病变类型不同的病灶，晚期肺组织广泛纤维化、胸膜增厚粘连，又有开放性肺结核之称	咯血，气胸或脓气胸 可因大咯血引起窒息死亡
干酪性肺炎	肺小叶或大叶	镜下主要为大片干酪样坏死灶，肺泡腔内有大量浆液纤维蛋白性渗出物	此型临床病情危重，又称奔马痨
结核球	肺上叶	多为单个，为有纤维包裹的孤立的境界分明的干酪样坏死灶	有或无明显结核中毒症状，属于静止期结核
结核性胸膜炎	湿性：胸膜 干性：肺尖部胸膜	湿性结核性胸膜炎又称渗出性结核性胸膜炎，为浆液性纤维素性炎。干性结核性胸膜炎又称增殖性结核性胸膜炎，以增生性病变为主	有结核中毒症状

原发性、继发性肺结核病鉴别要点

	原发性肺结核病	继发性肺结核病
感染情况	初次感染	再次感染
好发年龄	儿童	成人
免疫力	低	强
好发部位	上叶下部或下叶上部近胸膜处	肺尖
病变性质	以变质、渗出为主	以增生为主
病理特点	形成原发综合征	病变复杂多样，可有 6 个类型
病程	短	长
主要播散途径	淋巴道、血道	支气管

（三）肺结核病血源播散所致病变

类型	原因	病理特点
急性全身粟粒性结核病	结核分枝杆菌经左心至体循环，播散到全身各器官	肉眼观，各器官内均匀密布大小一致、灰白色、圆形、境界清楚的小结节。镜检，主要为增生性病变
慢性全身性粟粒性结核病	急性期病程迁延 3 周以上，或结核分枝杆菌在较长时期内每次以少量、反复多次、不规则进入血液	病变的性质和大小均不一致，同时可见增生、坏死及渗出性病变
急性肺粟粒性结核病	结核分枝杆菌经静脉入右心，沿肺动脉播散于两肺	肉眼观，肺表面和切面可见灰黄色或灰白色粟粒大小结节
慢性肺粟粒性结核病	多由肺外某器官的结核病灶内的结核分枝杆菌间歇入血而致病	病程较长，病变新旧、大小不一，病变以增生性改变为主
肺外结核病	由肺结核血道播散、淋巴道播散、咽下含结核分枝杆菌的食物或痰液、皮肤损伤引起	见肺外结核病

五、肺外结核病

（一）肠结核

1. 原发性肠结核：很少见，表现为肠原发综合征。

原发综合征 ⎰ 肠原发性结核性溃疡
　　　　　 ⎱ 结核性淋巴管炎
　　　　　 ⎰ 肠系膜淋巴结结核

2. 继发性肠结核

好发于回盲部，可分为：

类型	病理特点	临床表现
溃疡型	肠黏膜表面形成环形溃疡，其**长轴与肠腔长轴垂直**，亦称腰带状溃疡。溃疡一般较浅，底部有干酪样坏死物，其下为结核性肉芽组织	可致肠腔狭窄
增生型	肠壁大量结核性肉芽组织形成和纤维组织增生，肠壁高度肥厚、肠腔狭窄，黏膜面可有浅溃疡或息肉形成	慢性不完全性低位梗阻

（二）结核性腹膜炎

好发人群：青少年，女性多于男性

病因：绝大多数继发于腹腔内结核灶

病变特点 ⎰ 干性：腹膜上密布结核结节和大量纤维素性渗出物以及干酪坏死为主要病变，可伴有不同程度腹腔器官的粘连
　　　　　 ⎱ 湿性：腹膜充血、水肿，表面覆以纤维蛋白渗出物，并有许多黄白色或灰白色细小结核结节，或互相融合。腹腔内有大量浆液纤维蛋白渗出液，渗出液为草黄色，有时可呈血性

（三）结核性脑膜炎

结核分枝杆菌经血道播散所致。

好发人群：儿童

好发部位：脑底部

病变特点：蛛网膜下隙内有多量灰黄色混浊的胶冻样渗出物积聚。病变严重者可累及脑皮质而引起脑膜脑炎

病变结局/并发症：病程较长者则可发生闭塞性血管内膜炎，从而引起多发性脑软化

（四）泌尿生殖系统结核病

1. 肾结核病

病因：结核分枝杆菌经血道播散引起

好发部位：病变大多起始于肾皮、髓质交界处或肾锥体乳头

病变特点：干酪样坏死破坏肾乳头而破入肾盂形成结核性空洞

结局：干酪样坏死物随尿下行，常使输尿管和膀胱感染

2. 生殖系统结核病

	男性生殖系统结核病	女性生殖系统结核病
感染途径	与泌尿系统结核病有关	由血道或淋巴道播散而来
好发部位	附睾、前列腺、精囊	输卵管、子宫内膜、卵巢
病理特点	结核结节、干酪样坏死	结核结节、干酪样坏死
结局	不育	不孕

（五）骨与关节结核病

1. 骨结核

骨结核

干酪样坏死型：可见明显干酪样坏死和死骨形成，坏死物液化后在骨旁形成结核性"脓肿"，由于局部并无红、热、痛，故又称"冷脓肿"

增生型：较少见，主要形成结核性肉芽组织，但无明显的干酪样坏死和死骨形成

2. 关节结核

常见关节：髋、膝、踝、肘

好发部位：骨骺或干骺端

病变特点：多继发于骨结核，发生干酪样坏死

结局：关节强直，失去运动功能

（六）淋巴结结核病

常见部位：支气管、颈部和肠系膜淋巴结。其中以颈淋巴结结核最常见

病变特点：受累的淋巴结彼此粘连，形成结节状包块。有时病变以干酪样坏死为主，切面细腻、黄白色、奶酪样。镜下早期为融合的结核增生性病变，晚期为大片无结构的干酪坏死组织，周围绕以结核性肉芽组织，淋巴结结构严重破坏

结局：颈部淋巴结的干酪坏死组织可穿破皮肤形成经久不愈的窦道。经治疗，淋巴结可机化变小、变硬，并可有钙化

第二节 伤 寒

伤寒（typhoid fever）是由伤寒杆菌引起的急性传染病。

病因：**伤寒杆菌**
传播途径：病原菌经口入消化道而感染
发病季节：全年均可发病，以夏秋两季最多
好发部位：回肠末端淋巴组织
病理特点：以全身单核巨噬细胞系统**细胞增生**为特点的急性传染病

伤寒细胞（typhic corpuscles）：活跃增生的巨噬细胞吞噬伤寒杆菌、红细胞和细胞碎片，这种巨噬细胞称伤寒细胞。伤寒细胞常聚集成团，形成小结节称**伤寒肉芽肿**（typhoid granuloma）或**伤寒小结**（typhoid nodule），是伤寒的特征性病变，**具有病理诊断价值**。

一、肠道病变

伤寒肠道病变以**回肠下段**集合和孤立淋巴小结的病变最为常见和明显。按病变发展过程分四期：

分期	病理特点	临床经过	并发症
髓样肿胀期	回肠下段淋巴组织略肿胀，隆起于黏膜表面，色灰红，质软。隆起组织表面形似脑的沟回，以集合淋巴结最为典型	菌血症期	
坏死期	肿胀的淋巴结发生坏死	败血症期	
溃疡期	坏死组织脱落后形成溃疡，溃疡边缘隆起，底部不平。在集合淋巴小结发生的溃疡，其**长轴与肠的长轴平行**，可引起穿孔	败血症期	可引起穿孔
愈合期	溃疡处肉芽组织增生将缺损填平	修复期	

二、其他病变

肠系膜淋巴结、肝、脾及骨髓由于巨噬细胞的活跃而致相应组织器官肿大。镜检可见伤寒小结和灶性坏死。

第三节 细菌性痢疾

细菌性痢疾（bacillary dysentery）简称菌痢，是由痢疾杆菌所引起一种**假膜性肠炎**。

传播途径：病原菌经口传播
发病季节：全年均可发病，以夏秋多见
好发部位：以乙状结肠和直肠为重
病理特点：以大量纤维素渗出形成假膜为特征
临床表现：腹痛、腹泻、里急后重、黏液脓血便

分三个类型：

分型	病理特点	临床表现
急性细菌性痢疾	早期：黏膜充血、水肿，大量纤维素渗出与坏死组织、炎症细胞及细菌一起形成特征性的假膜。假膜脱落后形成浅表的"地图状"溃疡 晚期：渗出物和坏死组织逐渐被吸收、排出，经再生缺损得以修复	阵发性腹痛、腹泻、里急后重、黏液脓血便
慢性细菌性痢疾	肠道内新旧溃疡灶同时存在。溃疡边缘不规则，黏膜常过度增生而形成息肉。肠壁各层有慢性炎症细胞浸润和纤维组织增生，瘢痕形成可致肠腔狭窄	腹痛、腹胀、腹泻
中毒性细菌性痢疾	肠道卡他性炎或滤泡性炎	多见于 2～7 岁儿童，起病急骤，严重的全身中毒症状，患者很快出现中毒性休克或呼吸衰竭而死亡

第四节　麻　风

麻风（leprosy）是由麻风杆菌引起的慢性传染病，主要累及皮肤和周围神经。传播途径不清，临床上表现为麻木性皮肤损害、神经粗大。分型：

- 结核样型麻风：病变似结核结节，但极少有干酪样坏死，而神经病变常有干酪样坏死
- 瘤型麻风：病变由多量泡沫细胞组成的肉芽肿，夹杂有少量淋巴细胞。病灶围绕小血管和皮肤附件，以后随病变发展而融合成片，但表皮与浸润灶之间有一层无细胞浸润的区域，为瘤型麻风的病理特征之一
- 界线类麻风：病灶中同时有上述两型病变的特征
- 未定类麻风：麻风病早期改变，无特异性，多数转为结核样型

第五节　钩端螺旋体病

钩端螺旋体病（leptospirosis）是由钩端螺旋体引起的一组自然疫源性传染病的总称。

- 传染源：猪和鼠
- 传播途径：污染水源
- 病变特点：主要累及全身毛细血管，引起不同程度的循环障碍和出血，以及广泛的实质器官变性，炎症反应一般轻微。一些主要器官的病变包括肺出血，肝细胞浊肿和脂肪变、小灶性坏死，间质性肾炎和肾小管上皮细胞不同程度的变性坏死，心肌细胞变性、灶性坏死，肌纤维节段性变性、肿胀、横纹模糊或消失等
- 临床表现：高热、头痛、全身酸痛、皮疹，严重者出现全身器官功能障碍

第六节　肾综合征出血热

流行性出血热（epidemic hemorrhagic fever，EHF）又称肾综合征出血热（hemorrhagic fever with renal syndrome，HFRS），是汉坦（Hantaan）病毒（单股负链 RNA 病毒）引起的一种由鼠类传播给人的自然免疫性急性传染病。

传播途径：经呼吸道、消化道、接触、垂直或虫媒传播

好发季节：冬季

基本病变：毛细血管内皮肿胀、脱落和纤维素样坏死。肾上腺髓质、腺垂体（脑垂体前叶）、右心房、右心耳内膜下大片出血具有病理诊断意义。镜下，肾、肾上腺、下丘脑和垂体的出血、血栓形成和坏死为特征性病变

临床表现：以发热、休克、充血、出血和急性肾衰竭为主要表现

第七节　狂犬病

狂犬病（rabies）是由狂犬病病毒侵犯中枢神经系统引起的一种人兽共患病。

传染源：病犬为主，猫、猪、牛、马等亦可。一般而言，狂犬病患者不是传染源

传播途径：咬伤

病变特点：神经细胞胞质内可见嗜酸性病毒包涵体，即内基小体（Negri body）

临床表现：分前驱期、兴奋期和麻痹期。兴奋期出现的恐水症状为本病特征性表现

第八节　性传播性疾病

性传播性疾病（sexually transmitted diseases，STD）是指通过性接触而传播的一类疾病。

一、淋病

淋病（gonorrhea）是由淋球菌感染引起的**急性化脓性炎**，主要侵犯泌尿生殖系统。

好发部位：男性：可累及后尿道、前列腺、精囊和附睾

女性：累及外阴和阴道腺体、子宫颈内膜、输卵管及尿道

传播途径：性交、接触患者衣物。

二、尖锐湿疣

尖锐湿疣（condyloma acuminatum）是由人乳头瘤病毒（HPV）（主要是 HPV6 型和 11 型）引起的性传播性疾病。

好发部分：男性：常见于阴茎冠状沟、龟头、系带、尿道口或肛门附近

女性：多见于阴蒂、阴唇、会阴部及肛周

病理特点：

肉眼：为小而尖的突起，色淡红或暗红，质软，表面凹凸不平，呈疣状颗粒。有时较大呈菜花状生长

镜下：表皮角质层增厚，几乎全为角化不全细胞，棘层肥厚，有乳头状瘤样增生，表皮突增粗延长，偶见核分裂。表皮浅层**凹空细胞**出现有助于诊断

三、梅毒

梅毒（syphilis）是由梅毒螺旋体引起的性传染病。

传播途径：95％以上通过性交传播。

基本病理变化：

树胶样肿（gumma）：又称梅毒瘤（syphiloma）

①肉眼：病灶灰白色，大小不一，质韧而有弹性，如树胶

②镜下：结构似结核结节，中央为凝固性坏死，形态类似干酪样坏死，周围肉芽组织中富含淋巴细胞和浆细胞，上皮样细胞和 Langerhans 巨细胞较少，且必然发生闭塞性小动脉内膜炎和动脉周围炎。树胶样肿后期极少发生钙化

闭塞性动脉内膜炎和小血管周围炎：小动脉内皮细胞及纤维细胞增生，使管壁增厚、血管腔狭窄闭塞。小动脉周围炎指围管性单核细胞、淋巴细胞和浆细胞浸润。浆细胞恒定出现是本病的病变特点之一

（一）后天性梅毒

分期	肉眼	镜下
一期梅毒	形成下疳，直径约 1cm，表面可见糜烂或溃疡，溃疡底部及边缘质硬	闭塞性小动脉内膜炎和动脉周围炎
二期梅毒	体内螺旋体又大量繁殖，免疫复合物的沉积引起全身皮肤、黏膜广泛的梅毒疹和全身性非特异性淋巴结肿大	呈典型的血管周围炎改变，病灶内可找到螺旋体。此期梅毒传染性大
三期梅毒	又称内脏梅毒，病变累及内脏，特别是心血管和中枢神经系统严重的组织破坏、变形和功能障碍	特征性的树胶样肿形成

（二）先天性梅毒

先天性梅毒根据被感染胎儿发病的早晚有早发性和晚发性之分。

早发性先天性梅毒：指胎儿或婴幼儿期发病的先天性梅毒

晚发性先天性梅毒：发生于 2 岁以上幼儿的梅毒。患儿发育不良，智力低下，间质性角膜炎、神经性聋及楔形门齿构成晚发性先天性梅毒三联征

第九节　深部真菌病

由真菌引起的疾病称真菌病。与细菌相比，对人致病者相对较少。真菌病根据病变部位的不同分浅部真菌病和深部真菌病两大类。

浅部真菌病：主要侵犯含有角质的组织，如皮肤、毛发和指甲等处，引起各种癣病

深部真菌病侵犯皮肤深层和内脏，危害较大

病理特点

轻度非特异性炎：病灶中仅有少数淋巴细胞、单核细胞浸润，甚至没有明显的组织反应

化脓性炎：由大量中性粒细胞浸润所形成的小脓肿，如念珠菌病

坏死性炎：可出现大小不等的坏死灶，常有明显的出血，而炎症细胞则相对较少，如毛霉菌感染

肉芽肿性炎

以上病变既可单独存在，也可同时存在。真菌在人体引起的病变的诊断依据是病灶中找到病原菌。

常见的真菌有：念珠菌、曲菌、毛霉菌、隐球菌。

轻松应试

一、名词解释

1. 结核结节 (tubercle)
2. 朗格汉斯巨细胞 (Langerhans giant cell)
3. 原发综合征 (primary complex)
4. 慢性纤维空洞型肺结核 (chronic fibro-cavernous pulmonary tuberculosis)
5. 结核球 (tuberculoma)
6. 干酪性肺炎 (caseous pneumonia)
7. 粟粒性肺结核 (miliary tuberculosis)
8. 伤寒细胞 (typhic corpuscles)
9. 伤寒肉芽肿 (typhoid granuloma)
10. 假膜性肠炎 (diphtheritic enteritis)
11. 树胶样肿 (gumma)
12. 冷脓肿
13. Negri 小体
14. 奔马痨

二、选择题

【A 型题】

1. 细菌性痢疾一般是何种性质的炎症
   A. 浆液性炎
   B. 化脓性炎
   C. 卡他性炎
   D. 纤维素性炎
   E. 增生性炎

2. 急性菌痢的伪膜成分**除外**
   A. 大量纤维
   B. 中性粒细胞
   C. 坏死上皮及腺体
   D. 大量纤维蛋白
   E. 细菌

3. 伤寒病变突出表现在
   A. 肠系膜淋巴结
   B. 肝
   C. 肠
   D. 胆囊
   E. 回肠下淋巴结

4. 肠伤寒所形成的溃疡为
   A. 环形溃疡
   B. 烧瓶口状溃疡
   C. 地图状溃疡
   D. 火山口状溃疡
   E. 溃疡长轴与肠的长轴平行

5. 典型的肠伤寒病变为 4 周, 严重并发症易发生于
   A. 第 1～2 周
   B. 第 2 周
   C. 第 3 周
   D. 第 4 周
   E. 第 4 周后

6. 作为重要传染源的肺结核病是
   A. 浸润型肺结核
   B. 慢性纤维空洞型肺结核
   C. 结核球
   D. 结核性胸膜炎
   E. 局灶型肺结核

7. 结核病灶中最易查见大量结核分枝杆菌的是
   A. 渗出物
   B. 结核球
   C. 干酪样坏死物
   D. 钙化灶
   E. 结核结节

8. 可导致肺组织严重破坏的继发性肺结核病为
   A. 结核球
   B. 局灶型肺结核
   C. 浸润型肺结核
   D. 慢性纤维空洞型肺结核
   E. 亚急性血源播散型肺结核

9. 关于结核病下列哪项描述是**错误**的

A. 可经血道和呼吸道感染

B. 与人有关的结核菌有人型和牛型

C. 增生为主的病变见于抵抗力低下和菌量多

D. 结节中有类上皮细胞

E. 干酪样坏死物中多含有一定量的结核分枝杆菌

10. 关于原发性肺结核病的描述哪一项是**错误**的

A. 多见于儿童

B. 病变从肺尖开始

C. 病变可自然痊愈

D. 结核菌易侵入淋巴管播散

E. 原发综合征是其特点

11. 结核病的免疫反应以哪项为主

A. 过敏反应

B. 体液免疫

C. 自身免疫

D. 细胞免疫

E. 肥达反应

12. 关于肠结核的描述，下列哪一项是**错误**的

A. 绝大多数是继发于活动性肺结核

B. 病变可发生于任何肠段，以回盲部位为好发部位

C. 形成的溃疡易损伤肠壁引起穿孔

D. 溃疡愈合因瘢痕收缩而引起肠狭窄

E. 增生型者常使肠壁高度肥厚、变硬、肠腔狭窄

13. 下列哪个部位结核与男性不育症最有关

A. 前列腺结核

B. 精囊结核

C. 输精管结核

D. 附睾结核

E. 外生殖器结核

14. 女性生殖系统结核多见于以下哪个部位

A. 阴道

B. 子宫颈

C. 子宫内膜

D. 输卵管

E. 乳腺

15. 以下哪项**不是**原发性肺结核病的特点

A. 机体缺乏对结核的免疫力

B. 肺原发病灶位于肺上叶的上部

C. 形成原发综合征

D. 肺门淋巴结易受累

E. 病灶位于肺上叶的下部或下叶的上部近肺膜处

16. 血源播散型结核**最少见**的部位是

A. 肺

B. 心肌

C. 肝

D. 脾

E. 脑膜

17. 局灶型肺结核以何种改变为主

A. 增生性病变

B. 渗出性病变

C. 变质性病变

D. 渗出性病变及变质性病变

E. 增生及变质变化

18. 临床上称为开放性肺结核的是

A. 干酪性肺炎

B. 浸润型肺结核

C. 局灶型肺结核

D. 慢性纤维空洞型肺结核

E. 肺结核球

19. 关于结核性脑膜炎的叙述，下列哪项是正确的

A. 多发生在成人

B. 多不经血道播散

C. 病变以脑顶为突出，呈化脓性改变

D. 脑底部有黄色、混浊渗出物

E. 不累及脑实质

20. 关于冷脓肿下列哪项是正确的

A. 为化脓性细菌所引起的组织化脓性炎

B. 结核合并化脓性炎而形成

C. 骨结核时，病变累积周围软组织而形成的结核性"脓肿"

D. 金黄色葡萄球菌引起的组织化脓性炎

E. 机体抵抗力低下时细菌引起的化脓性炎

21. 瘤型麻风肉芽肿的主要细胞是

A. 类上皮细胞

B. Langerhans巨细胞

C. 中性粒细胞

D. 泡沫细胞

E. 免疫母细胞

22. 中毒性细菌性痢疾最多见于
    A. 20～30 岁
    B. 7～10 岁儿童
    C. 2～7 岁
    D. 40 岁以上壮年人
    E. 中、老年人

23. 梅毒引起的心血管病变主要见于
    A. 冠状动脉
    B. 肺动脉
    C. 主动脉
    D. 肾动脉
    E. 颈总动脉

24. 下列哪项病变与钩端螺旋体病**不符合**
    A. 全身单核-吞噬细胞系统受累
    B. 心、肝、肾等实质器官的中毒性损害
    C. 肺弥漫性出血
    D. 炎性水肿、渗出不明显
    E. 腓肠肌变性、坏死

25. 梅毒树胶样肿的镜下**极少**见到
    A. 类上皮细胞
    B. Langerhans 巨细胞
    C. 成纤维细胞
    D. 钙化
    E. 凝固性坏死

26. 关于尖锐湿疣以下哪项是**不正确**的
    A. 尖锐湿疣是由 HIV 引起的疾病
    B. 尖锐湿疣主要通过性接触传播
    C. 最常发生的年龄在 20～40 岁
    D. 好发于潮湿温暖的部位
    E. 表皮的凹空细胞有助于诊断

【X 型题】

1. 结核病干酪样坏死灶愈合方式可包括
    A. 吸收消散
    B. 溶解，液化
    C. 纤维化
    D. 纤维包裹

2. 儿童肺结核特点为
    A. 初次感染、缺乏免疫力
    B. 易于通过淋巴道播散
    C. 病变开始以渗出性改变为主
    D. 症状明显

3. 下列哪些结核属于非活动性肺结核
    A. 局灶型肺结核
    B. 浸润型肺结核
    C. 慢性纤维空洞型肺结核
    D. 结核球

4. 浸润型肺结核病变继续发展可引起
    A. 干酪坏死灶扩大
    B. 急性空洞形成
    C. 干酪性肺炎
    D. 自发性气胸

5. 朗格汉斯巨细胞与类上皮细胞的共同特点有
    A. 感染菌量多、毒力强的情况下形成
    B. 机体免疫力增强情况下形成
    C. 来源于巨噬细胞
    D. 对结核分枝杆菌有吞噬能力而无消化能力

6. 肺结核原发综合征包括
    A. 结核性胸膜炎
    B. 肺门淋巴结结核
    C. 结核病原发病灶
    D. 结核性淋巴管炎

7. 结核球的概念应包括
    A. 孤立的干酪样坏死灶
    B. 孤立的增生病灶
    C. 直径 2cm 以上
    D. 病灶可有多个

8. 成人型肺结核特点
    A. 再次感染、机体有一定免疫力
    B. 类型复杂多样
    C. 多通过血道播散
    D. 多通过支气管播散

9. 结核好转时可出现以下哪项改变
    A. 溶解吸收
    B. 空洞形成
    C. 出现渗出性病变
    D. 纤维化、纤维包裹

10. 下列哪些项属于结核球的特点
    A. 球形干酪样坏死灶
    B. 常位于肺上叶
    C. 直径 0.5～1cm
    D. 药物易于发挥作用

11. 下列哪项改变应在局灶型肺结核中出现
    A. 病变常位于肺尖下
    B. 一般为 0.5～1cm 大小
    C. 多数以增生性病变为主
    D. 属于活动性肺结核

12. 伤寒常见的并发症为以下哪几项
    A. 肠出血
    B. 肠粘连
    C. 肠穿孔
    D. 中毒性心肌炎

13. 伤寒的病变主要累及的部位是
    A. 回肠末端淋巴组织
    B. 肠系膜淋巴组织
    C. 脾
    D. 骨骼肌

14. 伤寒的临床表现有
    A. 肠出血
    B. 皮肤玫瑰疹
    C. 肠穿孔
    D. 脾大

15. 假膜性炎有可能发生于
    A. 支气管
    B. 结肠
    C. 咽喉
    D. 皮肤

16. 痢疾杆菌的致病作用包括
    A. 菌体毒力
    B. 抗原
    C. 毒素
    D. 代谢产物

17. 干酪样坏死的病理特点是
    A. 坏死彻底
    B. 脂质多
    C. 色淡黄
    D. 质均匀、细腻

18. 急性菌痢大肠黏膜可发生下列哪些炎症改变
    A. 渗出性炎
    B. 化脓性炎
    C. 纤维素性炎
    D. 出血性炎

19. 下列哪些符合流行性出血热的特点
    A. 由汉坦病毒引起
    B. 由鼠类传染给人
    C. 临床以发热、出血、休克及肾衰竭为主
    D. 各季节均可发生，以夏季为主

20. 梅毒树胶样肿的主要成分是
    A. 中性粒细胞
    B. 凝固性坏死
    C. 小动脉内膜炎
    D. 淋巴细胞和浆细胞

三、问答题

1. 肠伤寒与肠结核均有溃疡形成，两者病变有何不同？
2. AIDS 重要的病理改变有哪些？
3. 比较急性菌痢和肠伤寒的好发部位及炎症性质有何不同？
4. 简述原发肺结核的播散途径。
5. 简述局灶型肺结核的病理特点。
6. 简述原发性肺结核病中原发综合征形成的机制和过程。
7. 简述干酪性肺炎的病理变化和结局。
8. 结核病基本病变的转化规律如何？
9. 试述结核结节形成过程。
10. 继发性肺结核病各型之间的关系如何？
11. 试述结核球的来源。
12. 简述慢性纤维空洞型肺结核发生与发展过程。
13. 简述结核病的病因和发病机制。
14. 比较原发性肺结核病与继发性肺结核病病变有何不同点。
15. 试述干酪样坏死的形态特点。

16．简述伤寒肠道病变各期变化特点。

17．急性菌痢临床上常见哪些主要症状，联系病理变化说明为什么。

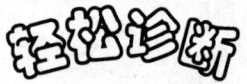

A型题：

1. D　　2. A　　3. E　　4. E　　5. C　　6. B　　7. C　　8. D　　9. C　　10. B

11. D　　12. C　　13. D　　14. D　　15. B　　16. B　　17. A　　18. D　　19. D　　20. C

21. D　　22. C　　23. C　　24. A　　25. D　　26. A

X型题：

1. ACD　　2. ABC　　3. AD　　4. ABCD　　5. BCD　　6. BCD　　7. ACD

8. ABD　　9. AD　　10. AB　　11. ABC　　12. ACD　　13. ABC　　14. ABCD

15. ABC　　16. AC　　17. ABCD　　18. AC　　19. ABC　　20. BCD

轻松诊断

病历摘要

患者男性，42岁，职业为矿工，因慢性咳嗽，全身无力，午后低热出汗，2月来加重而就诊。

体检：体温37.6℃，脉搏76次/分，血压110/90mmHg，听诊右上肺呼吸音减弱，腹软，肝、脾未及。

胸透：右肺上部有灶状阴影，直径约3.5cm，边界欠清。

血液检查：淋巴细胞数目增多，红细胞沉降率加快。

病史：患者在15年前曾患结核病。

入院后经青霉素和异烟肼治疗1周后症状减轻，肺部阴影缩小。

讨论题

1．本病的病理诊断是什么？为什么？

2．继发性肺结核病的分型是什么？

3．结核球的特点有哪些？

4．如何鉴别结核球和肺癌？

病例分析

1．本例患者的诊断为继发性肺结核病，结核球——浸润型肺结核。从临床分析原因有以下几点：①患者15年前曾患肺结核病；②临床有低热、盗汗、全身无力等症状；③血常规红细胞沉降率加快；④经抗结核治疗有效；⑤根据胸透所显示的大小与结核球的大小基本一致。

此病例的鉴别主要应从肺结核病和肺癌两方面分析，肺结核病是一种传染病，有与传染病接触史，或有既往病史，而此患者于15年前曾患肺结核病（极有可能为局灶型肺结核），用药后病变得到控制，由于病灶较大不能完全吸收而被局限，病灶周围纤维化，形成结核球，使病变处于静止状态。由于近来过于劳累机体抵抗力下降，结核病灶开始活动，因此出现肺部的阴影边界不清。低热，全身无力，红细胞沉降率加快等症状则是由于结核分枝杆菌入血造成的菌血症和毒血症。

肺癌是肺部的一种恶性肿瘤，主要发生于支气管鳞状上皮。肉眼可分为三型：中央型，周围型，弥漫型。而临床以中央型为多见，所以病变主要位于肺门部，而肿瘤的直径一般在 5cm 以上，常伴有肺门淋巴结的肿大，主要见于老年人和有长期吸烟史的人。临床用抗炎药物和抗结核药物无效。

2．继发性肺结核病有六种类型，即局灶型肺结核、浸润型肺结核、干酪样肺炎、结核球、慢性纤维空洞型肺结核及结核性胸膜炎。

3．结核球的特点为：球形的干酪样坏死灶，直径在 2～5cm，多位于肺尖处，以右肺多见。属于结核病静止期的表现。一旦患者抵抗力下降病灶即可扩大，发展为浸润型肺结核。

4．两者均为肺部的占位性疾病，其区别如下：

结核球	肺癌
多见于年轻人	多见于老年人
病灶位于肺上叶	病灶多位于肺门部
病灶<5cm，边界清但不均匀	病灶>5cm，边界不清
周围肺组织有肺不张	肺门淋巴结肿大
有结核病史	有长期吸烟史

（王大业）

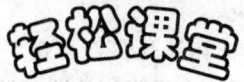

寄生虫病是寄生虫作为病原引起的疾病，可在人群、动物群或人和动物之间传播，其流行有明显的地理分布**区域性**、**季节性**和**人兽共患病**的自然疫源性等特点。寄生虫病按起病经过可分为急性和慢性，但大多数为慢性经过。

第一节　阿米巴病

阿米巴病（amoebiasis）是溶组织内阿米巴原虫感染人体所引起的以组织**液化性坏死**为病变特点的疾病，主要包括肠阿米巴病和肠外阿米巴病。

一、肠阿米巴病（又称阿米巴痢疾）

病原体：侵袭型溶组织内阿米巴。
感染途径：经口感染。
发病部位：盲肠、升结肠，重者累及整个结肠与回肠下段。
流行地区：热带及亚热带，我国南方多见。

发病机制 {滋养体的机械性损伤和吞噬作用
接触溶解侵袭作用（穿孔素）
免疫抑制和逃逸

病理变化及临床表现

急性期病变	肉眼	早期肠黏膜表面呈现灰黄色点状坏死或散在浅溃疡，周围有出血充血带——潜行性的口小底大的烧瓶状的特征性阿米巴溃疡——边缘不整的巨大潜行性溃疡，甚至造成穿孔
	镜下	溃疡明显口小底大，底部为坏死区，呈大片无结构红染病灶，溃疡边缘有淋巴细胞、浆细胞和巨噬细胞浸润，肠壁的静脉内以及溃疡边缘与正常组织交界处，可见圆形阿米巴大滋养体。病灶较浅区域可见小滋养体
	临床症状	出现右下腹压痛、腹泻，主要体征为暗红色或咖啡色的腥臭大便，大便含有大量红细胞，可查到阿米巴滋养体
慢性期病变	肉眼	新旧病变共存，可见息肉形成，肠黏膜失去正常形态，局部形成包块，局部增厚、变硬
	镜下	肠壁肉芽组织增生
	临床症状	肠腔套状狭窄，局部包块易误诊为结肠癌

并发症 {肠穿孔
肠出血
肠腔狭窄

二、肠外阿米巴病

	阿米巴肝脓肿	阿米巴肺脓肿	阿米巴脑脓肿
发病情况	最重要、最常见的并发症	少见	极少见
病因	阿米巴滋养体侵入肠壁静脉后，沿门静脉播散并达肝，引起肝组织局限性液化性坏死	多数由阿米巴肝脓肿直接蔓延而来	肝或肺内的阿米巴滋养体经血道进入脑
肉眼	多位于肝右叶，大小不等，病灶内容物含棕褐色、果酱样坏死物，具有特征性破絮状外观	脓肿多位于右肺下叶，单发。肺脓肿可破入支气管，以致患者咳出含有阿米巴滋养体的巧克力色内容物	位于大脑半球。脓肿内含有咖啡色坏死液化物
镜下	坏死区边缘可找到阿米巴滋养体。慢性脓肿周围有肉芽组织增生和纤维化包膜形成。病灶内**炎性反应并不明显**	肺空洞形成	脓肿壁多由慢性炎症细胞和增生的神经胶质细胞构成
临床表现	右上腹痛，肝肿大和压痛，全身消耗、发热和黄疸等症状和体征。可向周围器官组织溃破	症状可类似肺结核。痰内可查出阿米巴滋养体	患者可有头痛、昏迷、发热等症状

第二节　血吸虫病

　　血吸虫病（schistosomiasis）是由血吸虫寄生于人体引起的地方性寄生虫病。血吸虫在尾蚴、童虫、成虫和虫卵不同发育阶段均可引起机体的损伤。

　　流行地区：长江流域及其以南的 13 个省市。

☞**轻松提示**　虫卵造成的危害最大。

一、病因及感染途径

　　血吸虫生活史包括虫卵、毛蚴、胞蚴、尾蚴、童虫和成虫等发育阶段。血吸虫生活史见图 16-1。

二、基本病理变化

1. 尾蚴引起的损害：尾蚴性皮炎，局部小丘疹。
2. 童虫引起的损害：血管炎、血管周围炎。
3. 成虫引起的损害：轻，免疫逃逸。
4. 虫卵引起的损害

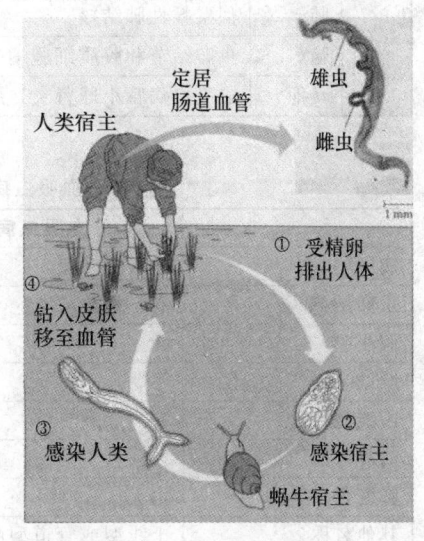

图 16-1　血吸虫生活史

	急性虫卵结节	慢性虫卵结节
虫卵情况	成熟活虫卵	毛蚴死亡
肉眼特点	灰黄色、粟粒大小的结节	灰黄色、粟粒大小的结节
镜下特点	中央虫卵，虫卵表面附有放射状嗜酸性棒状体；周围是大量坏死物质和嗜酸性粒细胞聚集，又称为**嗜酸性脓肿**。其间可见菱形或多面形、折光性强的 **Charcot-Leyden 结晶**，系嗜酸性粒细胞中嗜酸性颗粒互相融合而成	由钙化的虫卵、上皮样细胞、多核巨细胞、淋巴细胞和成纤维细胞构成的类似结核结节的慢性虫卵肉芽肿，又称为**假结核结节**
结局	变为慢性虫卵肉芽肿	进而纤维化、玻璃样变

三、主要器官的病变及其后果

结肠	急性期	肉眼	直肠、乙状结肠的病变最明显。肠黏膜可形成大小不等的溃疡，大便中可查见虫卵
		镜下	肠壁各层均有急性虫卵结节形成，以黏膜下层为明显
		临床表现	腹痛、腹泻和血便等
	慢性期		黏膜及黏膜下层形成慢性虫卵结节。肠黏膜反复发生溃疡、修复，最终纤维化，导致肠壁增厚变硬或息肉状增生。可并发管状或绒毛状腺瘤甚至腺癌
肝	急性期	肉眼	肝左叶病变较为明显。肝表面及切面见许多灰白或灰黄色小结节
		镜下	汇管区附近有较多急性虫卵结节；肝细胞变质萎缩；Kupffer 细胞增生，胞浆内常见吞噬的血吸虫色素
	慢性期	肉眼	可出现血吸虫性肝硬化，肝切面可见门静脉分支周围纤维组织增生呈树枝状分布，又称为干线型肝硬化
		镜下	汇管区内可见较多的慢性虫卵肉芽肿，伴有多量纤维组织增生及慢性炎症细胞浸润，不形成假小叶
		临床表现	门静脉高压出现早且严重，较早出现腹水、巨脾和食管下端静脉曲张等体征
脾	早期		略大，可见单核巨噬细胞增生
	晚期		显著增大，质地坚硬。切面可见含铁小结
异位寄生	肺		似粟粒性肺结核
	脑		虫卵结节和胶质细胞增生
	其他		血吸虫病肾小球肾炎，属Ⅲ型变态反应

血吸虫病性肝硬化与门脉性肝硬化的区别

	血吸虫病性肝硬化	门脉性肝硬化
病因	血吸虫感染	肝炎病毒感染
虫卵结节	有	无
假小叶	无	有
肝结节	不明显	明显
干线型特点	有	无
门静脉高压	窦前性	窦后性
脾变化	增大	增大
其他名称	干线型或管道型肝硬化	小结节性门静脉肝硬化

第三节　华支睾吸虫病

一、病因及感染途径

由华支睾吸虫寄生于人体肝内胆管内引起以肝胆病变为主的寄生虫病，也称为肝吸虫病。华支睾吸虫生活史见图 16 - 2。

流行地区：除西北地区外的广大地区，以台湾、广东、广西、吉林为重。

二、病理变化

肝	肉眼	肝大、重，被膜下见因成虫阻塞而扩张的胆管，肝左叶显著。切面肝内大中胆管扩张，可见成虫。促进胆石形成
	镜下	肝内胆管扩张，上皮细胞和黏膜下腺体增生活跃，部分病例可发生癌变。胆管壁炎症细胞浸润
胆囊	肉眼	胆囊管扩张，可见成虫
	镜下	黏膜上皮增生嗜酸性粒细胞和淋巴细胞浸润
胰腺	肉眼	胰管扩张，壁增厚
	镜下	胰管上皮增生伴鳞化

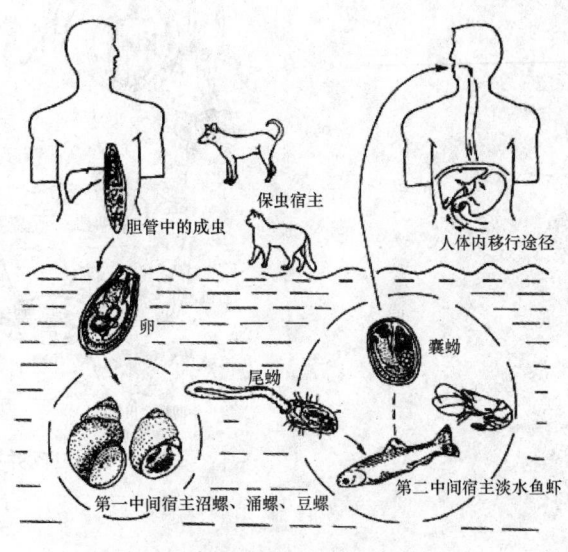

图 16-2　华支睾吸虫生活史

第四节　肺型并殖吸虫病

一、病因及感染途径

肺型并殖吸虫病（paragonimiasis）是并殖吸虫童虫在组织内穿行和成虫寄居引起的疾病。病变以在器官或组织内形成窦道和多房性小囊肿为主要特点。主要寄生于肺，引起肺型并殖吸虫病，又称肺吸虫病。我国主要致病的是卫氏并殖吸虫。卫氏并殖吸虫生活史见图 16 - 3。

二、基本病变

基本病变 〔 浆膜炎：虫体在体腔穿行可引纤维素性炎

组织破坏和窦道形成：虫体在组织内穿行时引起坏死出血，形成迂回曲折的窦道，窦壁有嗜酸性粒细胞、淋巴细胞浸润

脓肿、囊肿及纤维瘢痕形成：童虫、成虫引起组织坏死和炎症反应──→脓肿──→虫囊肿──→成纤维瘢痕

三、主要器官病变及临床表现

肺	肺内可见散在或群集的虫囊肿 临床有胸痛、咳嗽、咳烂桃样血痰等典型表现，痰中可找到虫卵 可并发气胸、脓胸、血胸，慢性病例有明显的肺纤维化
脑	虫体在脑组织中移行，产生典型的相互沟通的囊肿。颞叶、枕叶为好发

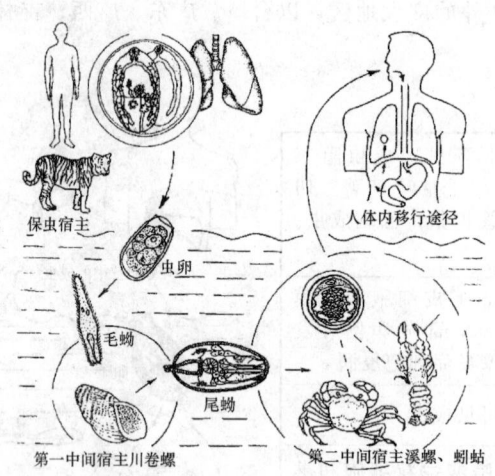

图 16-3　卫氏并殖吸虫生活史

第五节　棘球蚴病

棘球蚴病是由棘球蚴感染引起的疾病，又称包虫病。

棘球蚴 { 细粒棘球绦虫
　　　　　泡状棘球绦虫

流行地区：我国西北以畜牧业为主的地区。

一、细粒棘球蚴病

1. 病因及感染途径：细粒棘球绦虫生活史见图 16-4。

2. 发病机制及基本病变

棘球蚴对机体的危害 { 包虫囊的占位生长压迫和破坏邻近组织
　　　　　　　　　　　囊肿破裂后，引起过敏反应
　　　　　　　　　　　包虫囊生长与宿主争夺营养

3. 主要器官病变及其后果

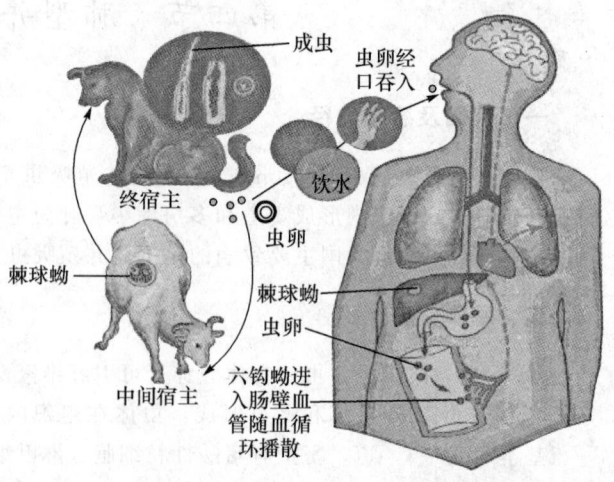

图 16-4　细粒棘球绦虫生活史

	肝棘球蚴囊肿	肺棘球蚴囊肿
好发部位	多位于肝右叶	囊肿多位于右肺，下叶较上叶多见
病变特点	囊肿多为单个，囊肿压迫肝组织	囊肿通常为单发，肺棘球蚴囊肿生长很快
结局	主要并发症是继发感染、囊肿破裂，囊肿破裂是常见而严重的并发症，囊液破入腹腔后可致过敏性休克，还可造成腹腔内继发性棘球蚴病	压迫周围肺组织及支气管，引起肺萎陷和纤维化

二、泡状棘球蚴病

1. 病因及感染途径：泡状棘球绦虫生活史见图 16-5。
2. 病理变化

好发部位：肝

肉眼特点：多为单个巨块型囊泡，囊泡呈灰白色，蜂窝状。囊泡内容物为豆腐渣样蚴体碎屑及小泡。囊泡与周围组织分界不清

镜下特点：大小不等的泡球蚴小囊泡，外周无完整纤维包膜

结局：肝细胞因压迫或过敏反应引起萎缩、变性、淤胆或凝固性坏死、纤维组织增生等，最后可导致肝硬化

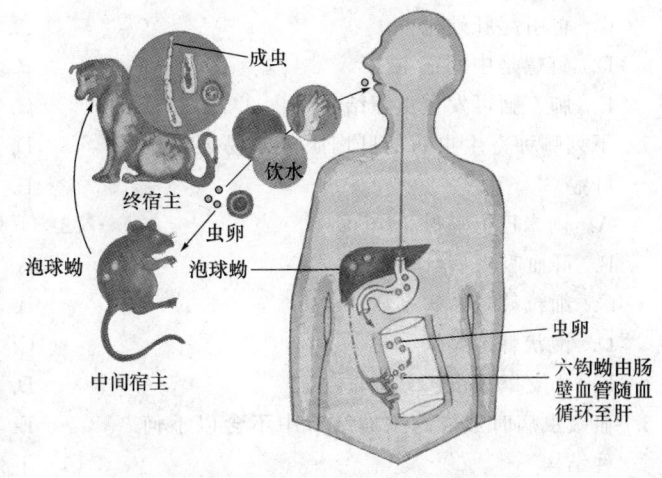

图 16-5 泡状棘球绦虫生活史

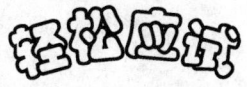

一、名词解释

1. 干线型肝硬化（pipe stem cirrhosis）
2. 假结核结节（pseudotubercle）
3. 肠阿米巴肿（intestinal ameboma）
4. 嗜酸性脓肿（eosinophilic abscess）
5. Charcot-Leyden 结晶

二、选择题

【A 型题】

1. 血吸虫虫卵引起的急性虫卵结节浸润的细胞是
   A. 大量组织细胞
   B. 大量浆细胞
   C. 大量淋巴细胞
   D. 大量嗜酸性粒细胞
   E. 大量巨噬细胞

2. 血吸虫病的特点下列哪项是正确的
   A. 童虫可引起肠道病变
   B. 尾蚴可引起肝大
   C. 成虫可引起皮疹
   D. 人体是血吸虫的中间宿主

E. 虫卵引起的损害是最主要的病变

3. 能引起结肠癌的肠道寄生虫病是
   A. 阿米巴病
   B. 血吸虫病
   C. 肺吸虫病
   D. 丝虫病
   E. 包虫病

4. 下述有关血吸虫病的描述中哪项是**错误**的
   A. 成熟虫卵无抗原性
   B. 虫卵可从粪便排出体外
   C. 可引起肝硬化
   D. 钉螺是中间宿主
   E. 肺、脑可发生虫卵结节

5. 下列哪种寄生虫病的肝肉眼外观易**误诊**为肝癌
   A. 阿米巴肝脓肿
   B. 肝血吸虫病
   C. 细粒棘球蚴病
   D. 泡状棘球蚴病
   E. 华支睾吸虫病

6. 血吸虫病时形成的虫卵结节中**不含**以下何种结构
   A. 干酪样坏死
   B. 类上皮细胞
   C. 异物巨细胞
   D. 淋巴细胞和单核细胞
   E. 嗜酸性粒细胞

7. 肺吸虫的中间宿主为
   A. 蟹
   B. 鱼
   C. 猪
   D. 狗
   E. 牛

8. 最常见的肠外阿米巴病是
   A. 阿米巴脑脓肿
   B. 阿米巴肝脓肿
   C. 阿米巴肺脓肿
   D. 阴道阿米巴病
   E. 膈下阿米巴脓肿

9. 肠阿米巴病的病变部位最常发生在
   A. 回肠下端
   B. 降结肠

C. 盲肠和升结肠
D. 乙状结肠和直肠
E. 横结肠

10. 阿米巴病的病变特点是
    A. 浆液性炎
    B. 坏死性炎
    C. 增生性炎
    D. 出血性炎
    E. 纤维素性炎

11. 引起血吸虫病感染的是
    A. 虫卵
    B. 毛蚴
    C. 母胞蚴
    D. 子胞蚴
    E. 尾蚴

12. 下列哪项**不是**肠阿米巴病的并发症
    A. 阑尾炎
    B. 肠出血
    C. 肠穿孔
    D. 肠癌
    E. 肛瘘

13. 下列哪项**不是**慢性肠阿米巴病的病变特点
    A. 黏膜溃疡反复出现
    B. 肠壁肉芽组织增生
    C. 黏膜有增生形成息肉
    D. 易误诊为癌
    E. 可恶变

14. 下列哪一项是血吸虫成虫所引起的病变
    A. 虫卵结节
    B. 皮炎
    C. 肺组织充血、水肿
    D. 单核巨噬细胞增生
    E. 假结核结节

15. 好发于右半结肠的炎性病变是
    A. 菌痢
    B. 结肠阿米巴
    C. 肠血吸虫病
    D. 肠伤寒
    E. 肠结核

16. 肠阿米巴病所形成的肠溃疡呈
    A. 火山口状
    B. 烧瓶状

C. 椭圆形，长轴与肠长轴平行
D. 环形
E. 匐行形

17. 关于血吸虫病的描述，下列哪项是正确的
A. 晚期急性虫卵结节出现多量类上皮细胞
B. 慢性虫卵结节的虫卵内毛蚴仍存活
C. 急性虫卵结节内大量中性粒细胞浸润
D. 慢性虫卵结节内大量淋巴细胞浸润
E. 肺内无虫卵结节形成

18. 血吸虫病时，引起机体损害最严重的是
A. 尾蚴
B. 童虫
C. 成虫
D. 死亡虫体
E. 虫卵

19. 阿米巴病的肠道病变特点有
A. 主要累及回肠末端
B. 形成烧瓶状溃疡
C. 大量纤维素渗出
D. 溃疡周围可见滋养体
E. 溃疡口大底小

【X 型题】

1. 肠阿米巴病时，最易在哪些部位找到阿米巴大滋养体
A. 溃疡底坏死组织
B. 肠壁小静脉内
C. 肠壁肌层内
D. 肠壁坏死组织与正常组织交界处

2. 阿米巴痢疾病变是
A. 组织液化性坏死
B. 渗出炎症反应轻微
C. 烧瓶状溃疡
D. 地图状溃疡

3. 血吸虫病之急性虫卵结节组成是
A. 嗜酸性粒细胞
B. 成熟虫卵

C. 干酪样坏死
D. Charcot-Leyden 结晶

4. 关于肠慢性血吸虫病的叙述正确的是
A. 肠壁增厚变硬
B. 少数可肠腔狭窄、肠梗阻
C. 少数可并发结肠癌
D. 多发性小息肉

5. 血吸虫病主要累及的器官有
A. 肠
B. 肝
C. 脑
D. 肺

6. 下列关于华支睾吸虫的说法哪些是正确的
A. 淡水鱼或虾是第二宿主
B. 可引起胆管细胞癌
C. 主要是由虫卵造成的机械学损伤
D. 肝内胆管扩张是其最突出的病变

7. 肺吸虫病可引起
A. 纤维素性胸膜炎
B. 浆液纤维素性腹膜炎
C. 脑囊肿
D. 肺囊肿

8. 下列有关包虫病叙述错误的是
A. 寄生于人体的包虫主要有两种
B. 包虫主要侵犯肺部，肝次之
C. 基本病变是形成包虫囊
D. 临床常进行穿刺诊断

9. 血吸虫病的基本病理变化有
A. 急性虫卵结节
B. 慢性虫卵结节
C. 尾蚴性皮炎
D. 肝脾大

10. 急性血吸虫卵结节的病理变化有
A. 上皮样细胞增生
B. 异物巨细胞形成
C. 嗜酸性粒细胞浸润
D. 卵壳附有放射状棒状体

三、问答题

1. 简述肠阿米巴的病理特点。
2. 血吸虫病主要侵犯哪些器官？为什么？
3. 简述华支睾吸虫病的病理变化。

4. 就你所知道的寄生虫病，哪些能引起肠道的损害，简述其病理变化特点。

5. 可以导致或易误诊为肝癌的寄生虫病有哪些？简述其病变特征。

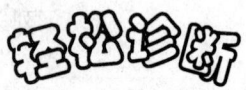
选择题参考答案

A 型题：

1. D　　2. E　　3. B　　4. A　　5. D　　6. A　　7. A　　8. B　　9. C　　10. B

11. E　　12. D　　13. E　　14. D　　15. B　　16. B　　17. A　　18. E　　19. B

X 型题：

1. ABD　　2. ABC　　3. ABD　　4. ABCD　　5. ABCD　　6. ABD　　7. ABCD

8. BD　　9. ABCD　　10. CD

轻松诊断

病例摘要

患者，男，40岁，湘阴县人，农民。

主诉：腹部逐渐胀大2年，症状加重2个月，于1990年2月入院治疗。

现病史：10年前患者曾在滨湖区工作，下水打湖草后，双腿发痒，出现小红点，数天后消退，当时无明显不适。2个月后曾有畏寒，发热；伴腹痛、腹泻及脓血便，服药后消失，以后间隔腹泻一两天。2年前渐感腹胀、消瘦、贫血、劳动力减退。

既往史：无饮酒嗜好及慢性肝炎、黄疸病史。

查体：慢性病容，贫血貌，消瘦，体重45kg，神志清，体温37.2℃，脉搏95次/分，呼吸30次/分，血压120/80mmHg，腹部膨隆，腹围100cm，腹壁浅静脉怒张，有移动性浊音，脾在左肋缘下4指，肝触诊不满意。

实验室检查：RBC 3.06×10^{12}/L，Hb 80g/L，PLT 60×10^9/L，WBC 4.2×10^9/L，分类：N 0.70，嗜酸性粒细胞（E）0.10，L 0.20。

粪便检查：未发现血吸虫卵；乙状结肠镜检：肠黏膜有多个息肉及瘢痕。

入院后经护肝治疗，给低盐饮食、利尿、抽腹水。5天后，患者突然感觉心慌、头晕、手足冰凉、呕出鲜血700ml，经大量输血，止血后，病情好转。

讨论题

1. 根据病史，作出何种诊断？诊断依据有哪些？

2. 推测有哪些器官病变？如何解释其体征及症状？

3. 试比较门脉性肝硬化及血吸虫病性肝硬化的异同。

病例分析

1. 诊断：

血吸虫病

血吸虫性肝硬化伴腹水

贫血

诊断依据：①居住地为血吸虫疫区；②现病史；③体检：慢性病容，腹水征阳性，脾大，腹壁浅静脉怒张；④实验室检查：RBC 3.06×10^{12}/L，Hb 80g/L，PLT 60×10^9/L，嗜酸性粒细胞

0.10；⑤乙状结肠镜检：肠黏膜有多个息肉及瘢痕。

2. 器官病变及表现：

（1）结肠：直肠、乙状结肠的病变最明显。急性期，肠黏膜可形成大小不等的溃疡，大便中可查见虫卵。镜下肠壁各层均有急性虫卵结节形成，以黏膜下层为明显。临床表现为腹痛、腹泻和血便等症状。

慢性期，黏膜及黏膜下层形成慢性虫卵结节。肠黏膜反复发生溃疡、修复，最终纤维化，导致肠壁增厚变硬或息肉状增生。一些慢性病例可并发管状或绒毛状腺瘤甚至腺癌。

（2）肝：急性期：肝左叶病变较为明显。肝表面及切面见许多灰白或灰黄色小结节。镜下见汇管区附近有较多急性虫卵结节；肝细胞变质萎缩；Kupffer 细胞增生，胞浆内常见吞噬的血吸虫色素。

慢性期：可出现血吸虫性肝硬化，肝切面可见门静脉分支周围纤维组织增生呈树枝状分布，又称为干线型肝硬化；镜下，汇管区内可见较多的慢性虫卵肉芽肿，伴有多量纤维组织增生及慢性炎症细胞浸润，不形成假小叶。

临床表现：门静脉高压出现早且严重，较早出现腹水、巨脾和食管下端静脉曲张等体征。

（3）脾晚期增大，质地坚硬。切面可见含铁小结。

临床病理联系：十年前接触疫水感染了尾蚴性皮炎，出现双腿发痒，小红点。尾蚴钻入接触疫水者的皮肤，发育为童虫，继而进入小血管或淋巴管内，到达门静脉系统，发育为成虫，交配产卵，虫卵可进入肝或沉积于肠壁。

急性期虫卵沉积在肠黏膜及黏膜下层，形成急性虫卵结节并向黏膜表面破溃，肠黏膜可形成大小不等的溃疡，大便中可查见虫卵。所以患者 2 个月后曾有畏寒，发热；伴腹痛、腹泻及脓血便。慢性期，黏膜及黏膜下层形成慢性虫卵结节。肠黏膜反复发生溃疡、修复，最终纤维化，导致肠壁增厚变硬或息肉状增生。继而患者转为慢性，间隔一两天腹泻。乙状结肠镜检：肠黏膜有多个息肉及瘢痕。

虫卵在肝汇管区附近沉积，形成慢性虫卵肉芽肿，形成肝硬化，引起窦后性门静脉高压，所以患者 2 年前渐感腹胀、消瘦、贫血、劳动力减退，检查腹部膨隆，腹围 100cm，腹壁浅静脉怒张，有移动性浊音。

贫血与脾大，脾功能亢进有关。

寄生虫感染可引起中性粒细胞增高。

3. 门脉性肝硬化及血吸虫病性肝硬化的比较：

	血吸虫病性肝硬化	门脉性肝硬化
病因	血吸虫感染	肝炎病毒感染
虫卵结节	有	无
假小叶	无	有
肝结节	不明显	明显
干线型特点	有	无
门静脉高压	窦前性	窦后性
脾变化	增大	增大
其他名称	干线型或管道型肝硬化	小结节性门静脉肝硬化

（刘玉婷）

第18章 病理学常用技术的原理及应用

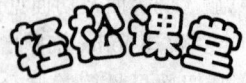

科学技术的不断进步带动了病理学技术的发展，从而推动了病理学研究和诊断的更加深入，更加精确。病理学除了最基本、最传统的研究方法和技术外，一些分子生物学技术已经应用于病理诊断和研究中。

☞**轻松提示** 本章内容在介绍病理学传统研究手段的基础上，介绍了多种前沿技术的原理和应用。这也是病理学的发展方向，越来越受到人们的重视。

第一节 大体、组织和细胞病理学技术

	观察对象	方法	应用	作用
大体观察	大体标本形状（形状、颜色、大小、质地、界限、表面、切面、与周围关系等）	肉眼、放大镜、量尺、磅秤等	临床诊断和科学研究，需结合其他技术完成诊断	直观，是病理医师的基本功和正确诊断的第一步
组织病理学观察	肉眼确定的病变组织	组织经固定、包埋、切片、染色后用光学显微镜观察	诊断和研究。不能作出诊断或需要进一步研究时需结合其他方法	目前诊断和研究疾病最基本和最常用的方法
细胞病理学观察	直接采集的病变处细胞，如直接采集脱落细胞、采集自然分泌物、排泄物或通过内镜、细针穿刺采集细胞	涂片、染色后观察、诊断	诊断、肿瘤的普查，为其他检查提供标本。确诊需要进一步经活检证实	方法设备简单、操作简便，患者易于接受的诊断手段

第二节 组织化学与免疫组织（细胞）化学技术

（一）组织化学（histochemistry）

定义：又称为特殊染色。显色剂＋组织/细胞的化学成分──▶显示、定位目的成分

举例：PAS 特殊染色——→过碘酸 Schiff 显示细胞内糖原

苏丹Ⅲ染色显示细胞内脂肪滴

磷钨酸苏木素染色显示横纹肌肉瘤细胞的横纹

（二）免疫组织化学（immunohistochemistry，IHC）与免疫细胞化学（immunocytochemistry）

定义：利用抗原与抗体特异性结合反应检测和定位组织/细胞内某种化学成分。

意义：是将形态学与功能变化相结合的技术方法。

1. 免疫组化染色方法和检测系统

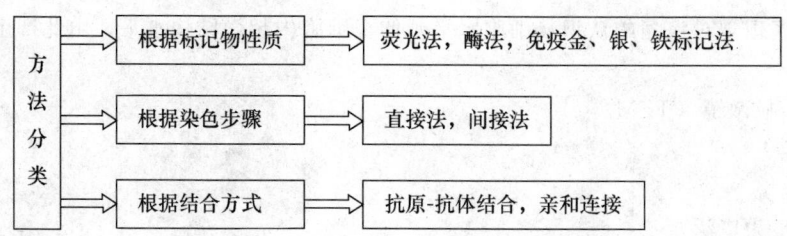

● 其中，抗原–抗体结合法中标记的葡聚糖聚合物法（LDP）及亲和连接法中标记的链亲和素–生物素法（LSAB）最常用。

常用检测显示系统：辣根过氧化物酶（HRP）–二甲基联苯胺（DAB）系统，阳性信号为棕黄色颗粒。

2. IHC 染色的反应结果和质量控制

IHC 染色的反应结果 { 细胞膜线性阳性：如 CD20、CD3 等
细胞质阳性：如细胞角蛋白（CK）、CD15、CD30 等
细胞核阳性：如 Ki67、雌激素受体（ER）、孕激素受体（PR）等

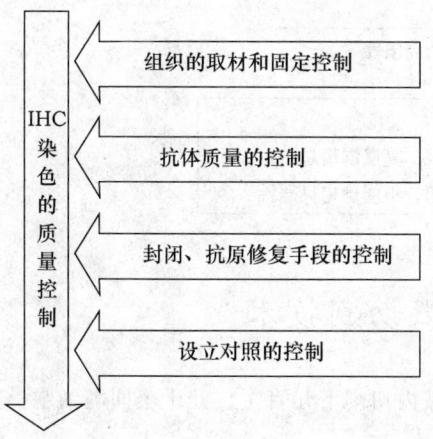

☞**轻松提示**　染色质量控制不好可出现假阳性或假阴性结果，导致诊断错误。

3．IHC 染色技术的应用
- 蛋白质或肽类表达水平的检测
- 淋巴细胞的免疫表型分析
- 细胞属性的判断
- 细胞增殖和凋亡的研究
- 细胞周期和信号转导的研究
- 激素受体和耐药基因蛋白表达的检测

第三节 电子显微镜技术

电子显微镜技术使病理学对疾病的认识从细胞水平延伸至细胞内超微结构水平，由此产生了超微结构病理学。

电镜类型
- 透射电子显微镜（TEM）
- 扫描电镜
- 超高压电镜

其中透射电镜应用最为广泛。

电镜样本制备与常规病理制片的不同

组织要求更新鲜：选择有代表性的小块多点取材

双重组织固定：锇酸、醛类、高锰酸钾

包埋剂：环氧树脂

半薄切片经染色组织定位后再制成超薄切片

重金属盐染色：醋酸铀、枸橼酸铅

电镜技术的应用

生命科学领域：胚胎、组织发生观察研究

临床医学：疾病亚细胞结构病变观察诊断，如肾小球疾病、肌病

判定疑难肿瘤的组织来源和细胞属性

电镜技术的局限性

设备昂贵，制作过程复杂

样本取材少，观察范围局限，易遗漏信息

只能辅助判断肿瘤组织来源，不能确定良恶性

第四节 显微切割技术

定义：能够从组织切片或细胞涂片上任一区域内切割下几百个、几十个同类细胞，甚至单个细胞的一门技术。

| 显微切割的切片要求 |
| 切片：冷冻切片、石蜡切片、细胞涂片
切片厚度：4~10μm
冷冻切片需甲醛或乙醇固定
切片必须染色定位目标细胞 |

| 显微切割的方法类型 |
| 手工操作法
激光捕获显微切割法（LCM） |

| 显微切割技术的特点 |
| 从构成复杂的组织中获得某一特定的同类细胞或单个细胞
尤其适用于肿瘤的分子生物学研究 |

| 显微切割的局限性 |
| 手工操作法技术难度大
LCM需特殊设备，激光器造价高 |

第五节　激光扫描共聚焦显微技术

定义：激光扫描共聚焦显微镜（LSCM）是将光学显微镜、激光扫描技术和计算机图像处理技术相结合而形成的高技术设备。

| LSCM的主要功能 |
| 细胞、组织光学切片断层扫描
三维立体空间结构重建
活细胞的长时间观察
细胞内酸碱度及细胞离子的定量测定
荧光漂白恢复技术
细胞间通讯研究
细胞膜流动性测定和光活化技术 |

| LSCM对样本的要求及其局限性 |
| 样本要求：培养的细胞、冷冻组织切片
使用技术：直接/间接免疫荧光染色、荧光原位杂交技术
局限性：对荧光标记探针和抗体质量要求高 |

第六节　核酸原位杂交技术

定义：原位杂交（in situ hybridization，ISH）是用标记了的已知序列的核苷酸片段作为探针（probe），通过杂交直接在组织切片、细胞涂片或培养细胞爬片上检测和定位某一特定靶 DNA 或 RNA 的存在的技术。

（一）探针的选择和标记

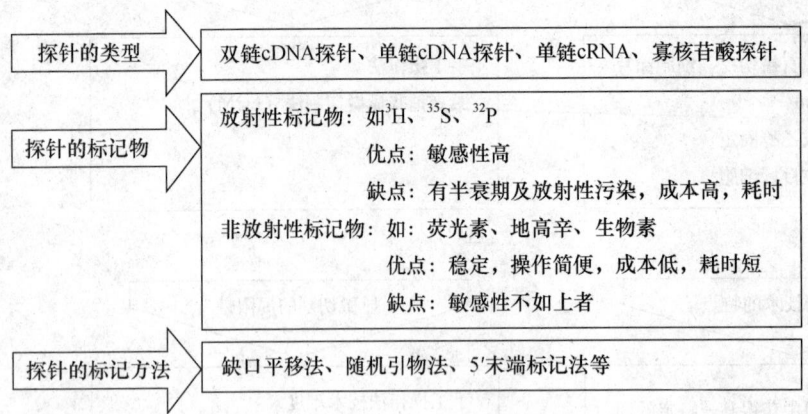

探针的类型 ⟹ 双链cDNA探针、单链cDNA探针、单链cRNA、寡核苷酸探针

探针的标记物 ⟹ 放射性标记物：如^{3}H、^{35}S、^{32}P
　　　　　　　　　　优点：敏感性高
　　　　　　　　　　缺点：有半衰期及放射性污染，成本高，耗时
　　　　　　　　非放射性标记物：如：荧光素、地高辛、生物素
　　　　　　　　　　优点：稳定，操作简便，成本低，耗时短
　　　　　　　　　　缺点：敏感性不如上者

探针的标记方法 ⟹ 缺口平移法、随机引物法、5′末端标记法等

（二）原位杂交的主要程序

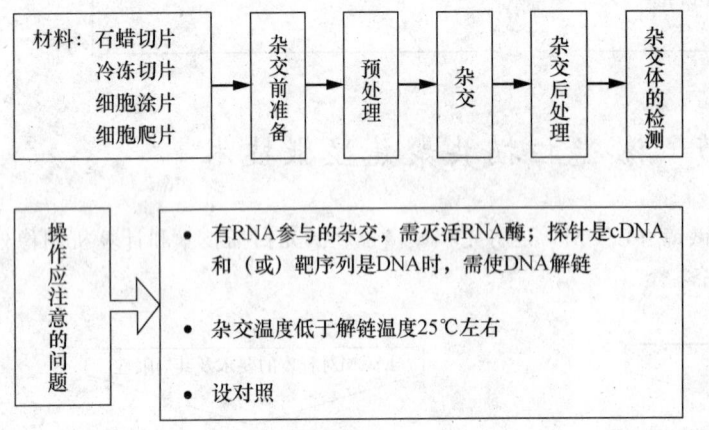

材料：石蜡切片
　　　冷冻切片　→　杂交前准备　→　预处理　→　杂交　→　杂交后处理　→　杂交体的检测
　　　细胞涂片
　　　细胞爬片

操作应注意的问题 ⟹
- 有RNA参与的杂交，需灭活RNA酶；探针是cDNA和（或）靶序列是DNA时，需使DNA解链
- 杂交温度低于解链温度25℃左右
- 设对照

（三）荧光原位杂交（fluorescence in situ hybridization，FISH）

　由荧光素标记探针进行的原位杂交
　实验材料：间期细胞、分裂中期染色体或者是冷冻石蜡切片
　方法 ｛直接法：荧光素直接标记 DNA 探针
　　　　　间接法：以非荧光标记物标记 DNA 探针，再桥连一个荧光标记的抗体

（四）原位杂交技术的应用

原位杂交技术的应用 ｛
细胞特异性 mRNA 转录定位
病毒 DNA/RNA 的检测和定位
基因转录水平的检测
基因在染色体上的定位
染色体变化的检测
分裂间期细胞遗传学研究

第七节　原位聚合酶链反应技术

定义：原位聚合酶链反应技术（in situ PCR）是将聚合酶链反应（polymerase chain reaction，PCR）高效扩增与原位杂交的细胞和组织学定位结合的技术。

（一）原位 PCR 技术方法

in situ PCR 种类 {
直接法
间接法：应用最为广泛，操作步骤包括：组织固定——→预处理——→原位扩增——→扩增产物原位杂交和检测
原位反转录
原位再生式序列复制反应

（二）原位 PCR 技术的应用及存在的问题

应用 {
低拷贝内源基因的检测和定位，如基因突变，基因重排
外源基因检测和定位，常用于感染性疾病病源基因的检测，如 HPV、EBV 等

缺点 {
特异性不高，假阳性
技术操作复杂
需特殊设备，价格昂贵

第八节　流式细胞术

定义：流式细胞术（flow cytometry，FCM）是利用流式细胞仪进行单细胞分析和分选的技术。

（一）流式细胞仪的基本结构和工作原理

| 构成 | 传感系统 + 计算机系统 + 电路、光路、水路系统 |

原理　液流推动装置 ——荧光标记的细胞——→ 样品池 ——光信号——→ 荧光探测器

可分析的图像 ←—————— 计算机 ←—— 电信号

（二）样本制备的基本原则

{
保持样本的新鲜
适当处理去除样本杂质
新鲜组织用物理、化学分散方法获得单细胞悬液
石蜡切片先脱蜡至水化再制备单细胞悬液
悬液中单细胞数量应大于 10^6

（三）流式细胞术的应用

$\left\{\begin{array}{l}\text{测定细胞内 DNA 变异系数最小}\\ \text{准确分析 DNA 倍体}\\ \text{定量研究细胞内蛋白质和核酸}\\ \text{快速细胞分选和收集}\end{array}\right.$

☞**轻松提示** 单细胞悬液质量是影响 FCM 检测结果的关键。

第九节 图像采集和分析技术

（一）病理图像采集

定义：数字切片（digital slides）又称虚拟切片（virtual slides），指系统通过计算机控制自动显微镜移动，并对观察到的病理切片（或图像）进行全自动聚焦扫描，逐幅自动采集数字化的显微图像，高精度多视野无缝隙自动拼图，拼接成一幅完整切片的数字图像。

1. 数字切片制作的原理

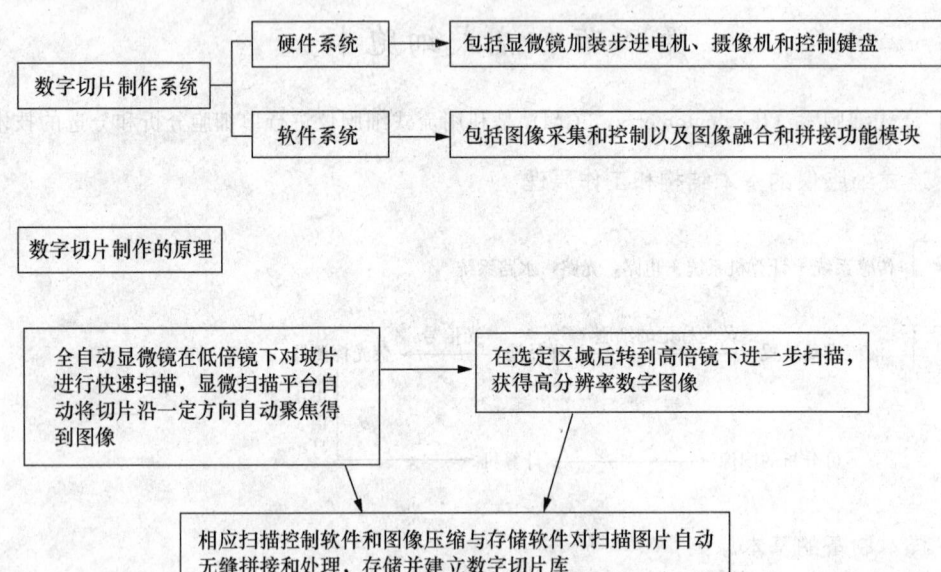

2．数字切片的优点与应用

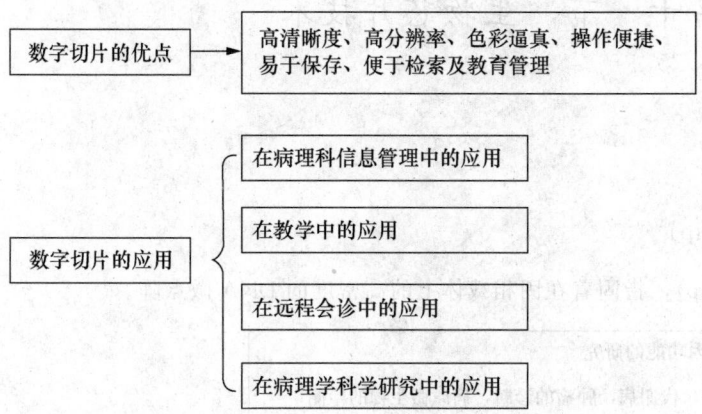

（二）病理图像分析

病理图像分析（image analysis）是对组织染色图片进行形态定量的技术，包括定性和定量两个方面。在临床肿瘤病理诊断及实验病理中有广泛的应用。

第十节　比较基因组杂交技术

1．定义：比较基因组杂交（comparative genomic hybridization，CGH）是通过单一的一次杂交对某一肿瘤全基因组的染色体拷贝数的量的变化进行检测。

2．原理

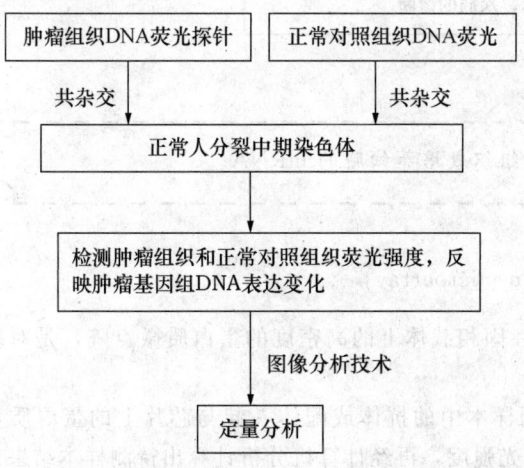

3．CGH 技术的特点

优点 {
需要 DNA 量少
除新鲜组织外也适用于石蜡包埋组织
}

缺点 {
检测的 DNA 最小值为 3～5Mb，低于此水平会造成漏检
不能检测平行的染色体易位
}

第十一节 生物芯片技术

类型 { 基因芯片
蛋白质芯片
组织芯片

（一）基因芯片（gene chip）

又称 DNA 芯片（DNA chip），指固着在固相载体上的高密度的 DNA 微点阵。

分类
- 表达谱基因芯片→基因功能的研究
- 诊断芯片 }
- 检测芯片 } →遗传病、代谢病、肿瘤的诊断、病原微生物的检测

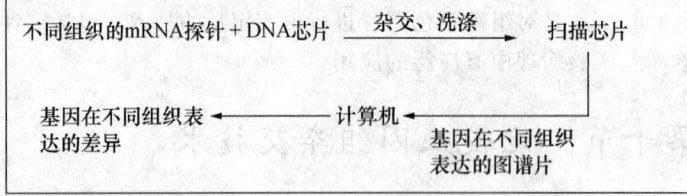

工作原理

不同组织的mRNA探针 + DNA芯片 —杂交、洗涤→ 扫描芯片

基因在不同组织表达的差异 ←计算机— 基因在不同组织表达的图谱片

基因芯片的应用
- 基础研究：基因表达谱分析、肿瘤基因分析、基因突变检测、寻找新基因等研究
- 临床研究：抗生素及抗肿瘤药物的筛选，疾病的诊断

☞**轻松提示** 基因芯片的实验材料要求新鲜组织或培养细胞的 mRNA。

（二）蛋白质芯片（protein chip，protein microarray）

- 蛋白质芯片（蛋白质微阵列）：指固着在固相载体上的高密度的蛋白质微点阵，是对基因功能产物表达水平检测的技术。
- 工作原理：通过已知抗体或配体与待测样本中的抗体或配体一起与芯片上的蛋白质竞争结合，利用荧光扫描仪测定芯片上各点阵的荧光强度，再经计算机分析计算出待测样本结果。

（三）组织芯片（tissue chip，tissue microarray）

- 组织芯片是将多个组织片排列在载体上而成的微缩组织切片。
- 组织芯片具有体积小、容量大的特点，能高效、快速、低消耗地进行各种组织学原位研究和观察；可以和基因芯片联合应用，研究基因及其蛋白质产物的分析和基因功能的研究。

第十二节　生物信息学技术

定义：是一门研究生物系统中信息现象的新兴交叉科学，涉及生物学、数学、物理学、计算机科学和信息科学等多个领域。

构成：生物信息学是以计算机、网络为工具，以数据库为载体，利用数学和信息科学的理论、方法和技术研究生物大分子，建立各种计算模型，从而揭示科学规律。

任务 { 生物信息收集、存储、管理和提供
{ 生物学数据的处理和分析

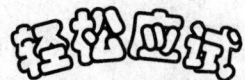

一、名词解释

1. ABC 法
2. biopsy
3. 免疫组织化学
4. 蛋白质组学
5. PCR
6. 原位杂交（in situ hybridization，ISH）
7. 流式细胞术（flow cytometry）
8. 基因芯片（gene chip）
9. 组织芯片（tissue chip）
10. 组织化学（histochemistry）
11. 显微切割技术（microdissection）
12. FISH（fluorescence in situ hybridization）
13. 探针（probe）
14. 图像分析技术（image analysis）
15. 蛋白质芯片（protein chip）

二、选择题

【A 型题】

1. 关于尸体解剖，下列描述中哪项是**错误**的
   A. 是病理学的基本研究方法之一
   B. 常可以帮助查明病因，提高临床工作质量
   C. 可以有利于解决医疗纠纷或与医疗相关的法律纠纷
   D. 是指对机体的组织器官进行检验的一种方法
   E. 通过尸体解剖，能够积累科研素材，促进医学科学的发展

2. 蓄积于细胞质内的脂肪可被下列哪种染色染成红色
   A. 刚果红染色
   B. 苏丹Ⅲ染色
   C. 甲基紫染色

   D. PAS 染色
   E. 锇酸染色

3. 下列哪项**不属于**特殊染色的范畴
   A. HE 染色
   B. 苏丹Ⅲ染色
   C. 锇酸染色
   D. PAS 染色
   E. 刚果红染色

4. 可使 DNA 和 RNA 呈现不同种颜色的特殊染色是
   A. 锇酸染色
   B. 苏丹Ⅲ染色
   C. 甲基紫染色
   D. 甲绿-派郎宁染色
   E. 刚果红染色

5. 电镜观察样品需要的超薄切片应该达到的基本要求中有**错误**的是

A. 切片的厚度应在 50nm 左右

B. 切片的厚度越小越好

C. 切片应能耐受电子束的强烈照射

D. 细胞超微结构应保持良好

E. 切片应不易发生破裂、变形

6. 关于原位 PCR 叙述**错误**的是

A. 原位 PCR 是 PCR 技术的一部分

B. 它将 PCR 的高效扩增与原位杂交的细胞及组织学定位结合起来

C. 原位 PCR 技术可分为直接法原位 PCR、间接法原位 PCR 等方法

D. 原位 PCR 有较高的敏感性和基因的细胞内定位功能

E. 原位 PCR 有较高的特异性

7. **不属于**原位杂交的检测标本范畴的是

A. 石蜡包埋切片

B. 活检组织块

C. 冰冻切片

D. 细胞涂片

E. 培养细胞

8. 下列有关荧光原位杂交（FISH）**错误**的是

A. 可供核型分析

B. 可提供更加丰富详尽的细胞遗传学信息

C. 可确定标记染色体的来源

D. 检测微小的染色体易位

E. 不能用于肿瘤细胞染色体分析

9. 下列关于显微切割技术**不正确**的是

A. 不能进行单个细胞的切割

B. 将所要研究的细胞从组织三维构造中分离出来

C. 可从复杂的组织中获得某种特定的细胞

D. 尤其适用于肿瘤的分子生物学研究

E. 可分为手工操作和仪器操作两大类

10. **不属于**流式细胞仪工作范围的是

A. 细胞分选

B. 细胞周期的测定

C. DNA 抽提

D. 细胞凋亡研究

E. 细胞膜通透性测定

三、问答题

1. 常用的肿瘤病理诊断方法有哪些？请做介绍并讨论其优缺点。

2. 试述原位 PCR 技术的应用及存在的问题。

3. 简介生物芯片技术种类及各自特点。

4. 简述激光扫描共聚焦显微镜的应用。

5. 简述流式细胞术的主要功能。

6. 简述荧光原位杂交技术的原理及应用。

7. 试述大体、组织、细胞病理学技术观察范围、方法及其优缺点。

8. 试列举免疫组织化学染色的常用方法及各自的优缺点。

9. 简述免疫组织化学中常见的抗原表达模式。

10. 简述影响免疫组织化学染色质量的因素。

11. 试述免疫组织化学染色技术的应用范围。

12. 简述电子显微镜技术的样本制备与常规病理切片的差异。

13. 试述电子显微镜技术的应用范围。

14. 试述纤维切割技术的工作原理。

15. 试述激光扫描共聚焦显微镜技术对样本的要求及其局限性。

16. 试述原位杂交技术的工作原理及其探针选择的要求。

17. 简述原位杂交技术的应用范围。

18. 试述聚合酶链反应（PCR）技术的工作原理。

19. 试述流式细胞术对样本制备的基本原则。

20. 简述比较基因组杂交（CGH）技术的基本原理及其优点。

选择题参考答案

A 型题：

1. D　　2. B　　3. A　　4. D　　5. B　　6. E　　7. B　　8. E　　9. A　　10. C

（袁　远）